中医科学导言

阴阳五行藏象

陈道纯◎编著

海峡出版发行集团 THE STRAITS PUBLISHING & DISTRIBUTING GROUP | 福建科学技术出版社 FUJIAN SCIENCE & TECHNOLOGY PUBLISHING HOUSE

图书在版编目（CIP）数据

中医科学导言. 阴阳五行藏象 / 陈道纯编著 . —福州：福建科学技术出版社，2017.3（2025.6 重印）
ISBN 978-7-5335-5210-7

Ⅰ.①中… Ⅱ.①陈… Ⅲ.①中医学②阴阳五行说 Ⅳ.①R2②B227

中国版本图书馆 CIP 数据核字（2017）第 001352 号

书　　名　**中医科学导言·阴阳五行藏象**
编　　著　陈道纯
出版发行　海峡出版发行集团
　　　　　　福建科学技术出版社
社　　址　福州市东水路 76 号（邮编 350001）
网　　址　www. fjstp. com
经　　销　福建新华发行（集团）有限责任公司
印　　刷　北京兰星球彩色印刷有限公司
开　　本　700 毫米×1000 毫米　1/16
印　　张　15. 75
字　　数　230 千字
版　　次　2017 年 3 月第 1 版
印　　次　2025 年 6 月第 2 次印刷
书　　号　ISBN 978-7-5335-5210-7
定　　价　58. 00 元

傳统情结与現代
精神之融的思考

道沌医師雅正

陈可冀
二〇一五年北京

陳可冀

序

以现代语言解读中医，让中医发展走上现代科学的快车道，是我国中医界百年来的梦想。20世纪三四十年代，有上海陆渊雷先生，高举中医科学化旗帜，著《伤寒论今释》《金匮今释》诸书，就中医理论的科学解释做了系统性尝试。他的理论阐释未被后来的中医界所认同，但他的探索精神值得崇敬。只有一代代人挖山不止的努力，才能为中医发展开辟坦途。而他以伤寒、金匮为基点培养学生的方法则卓有成效，为后来的中医界准备了大批人才。我的父亲陈达山先生，早年毕业于集美师范学校，后来成为陆先生众多弟子中的一个。20世纪五六十年代他在龙岩卫生学校负责中医教学，编有《伤寒论讲义》，现以百岁身躯见证中医奇迹*。我小时并无从医之志，仅对自然和社会科学有广泛兴趣。1968年下乡后，自己和家人面临各种健康问题，于是开始浏览家藏的各种医学书刊，在获取初步医学知识的同时也产生了最初的灵感。1972年底我有幸成为家乡的赤脚医生，获得了中西医临床实践机会。1977年我考取福建医科大学医学系本科时，在阴阳、五行、藏象、基本体质等方面已有一系列新的认识。毕业后的设想是先充分体验现代医学的临床实践，再以中医理论的现代认识为专攻的方向。但这一过程曲折而漫长，当我感觉终于可以动笔之时，却已临近退休年龄。计划中的《中医科学导言》包括以下部分：①科学的定义，②中医与科学，③阴阳五行藏象，④基本体质，⑤外感疾病，⑥经方启示。若没有社会的支持，要完成全部工作是不可能的。因而按急缓次序，拟先完成《阴阳五行藏象》部分并争取支持，后逐步完成其他各部分。若能完成连续数辑，则可合并为完整的“导言”全书。那时，或可为中医科学坦途的筑路大军踩出一条细小的山间引道，这是本书取名“导言”的考虑。

唐代王冰说得好：没有路径，怎能登临岱岳；没有航船，怎能远渡扶桑？

* 注：本文作于2012年2月，当时家父健在，105岁。

（王冰次注《素问》序：“将升岱岳，非迳奚为，欲诣扶桑，无舟莫适。”）中医理论，就是中医实践的路径与航船。数千年前，中华祖先观察生物圈物理现象，悟出了阴阳五行的普遍规律，在此基础上建立了中医学的理论实践体系。这是建立在自然界普遍物理规律基础上的医学体系，因而具有强大的生命力。已经进行的探讨表明，阴阳和五行都是具有物理意义的概念，它们反映了热力学第一、第二定律中隐含的自然界三对矛盾及其相互关联，反映了物质存在和物质运动的基本规律，因而对包括人体在内的自然事物有决定性的影响。阴阳五行的规律与已知的热力学定律相一致，并很可能提示了未知的规律。以阴阳五行认识人体，为人类医学展开了独特的视野，使人们得以应用热力学规律来调整人体状态、治疗人体疾病，是其他医学体系所难以替代的。了解阴阳五行的物理意义，让我们可以进一步了解藏象的现代自然科学意义，从而把历代医学家一直试图建立而尚未完整建立的“证”的体系完整地建立起来，为中医学的快速发展开辟通路。当我们在现代科学的基点上理解了古代理论的含义，古代理论不仅不会被抛弃，而且会发展得更充分、更完善、更富生命力。中医科学的探讨过程，很可能成为中华古典文明、现代自然科学、辩证唯物主义哲学相互印证、互为启发、共同发展的过程。

中医学是一门发展中的科学，处在相对早期的发展阶段，开放性的讨论即百家争鸣是中医发展的必由之路。本人作为一名普通的医生，所作的探讨只是为广泛进行的讨论提供一个先导，而广泛参与是中医科学发展的必要条件。每一位参与者，从学术精英到业余爱好者，不管来自何方，都有可能为中医科学的发展做出决定性的贡献。希望我们抛出的砖块，能引来无数珍宝。中医科学的发展历程一定是理论和实践的反复淘洗过程，可以最终为证的应当是一个个被救起的生命、一例例被解除的病痛，以及人类医学从抗生素困局的明显解脱。望中医科学宝库的大门从此逐层打开。

陈道纯

2012 年 2 月 27 日

前　　言

“中医”的产生只有百年左右时间。此前称为“医学”，如“医学启源”“医学源流论”等。在“医学”之外，来了“西医”或“西洋医”，此后“西医”变为“医学”，原来的“医学”变为“中医”。而“中医不科学”的声音，随之而起，至今仍是起起伏伏。

“中医不科学”的提法，很容易被证明是不科学的。因为中医是个很大的体系，这个体系的相当一部分内容，尤其是其中客观记载的部分，如《本草纲目》等，很容易证明是科学的。因而“中医不科学”的提法并不科学，至少是不严谨。

科学界人士对中医的质疑或批评中，相对严谨的提法是：中医的核心理论——阴阳五行等，未能被证明是科学的，因而中医理论从总体上看是不科学的。其中如有“迄今”“可能”等字样，或许就更严谨了。

阴阳五行及与之相关的藏象的确是中医理论的核心。要使中医被现代科学所认识，要使中医在现代科学的轨道上快速发展，解读阴阳五行藏象的现代科学含义是必须的一环。

100 年前，中医已面对同样的质疑；100 年前，有关阴阳五行的思考已经开始。100 年过去了，问题仍是问题。

问题在哪里？

《内经》已指明，阴阳五行表达的是自然界最基本的要素和规律。要解决阴阳五行的问题，把眼光局限在医学范围内是无法实现的。我们不能不把眼光扩展到物理学、生物学、哲学等更广阔的领域。虽然时光流逝，但古代学者和现代科学家面对的基本是同一个自然界。古代从自然界观察和概括的规律，在今天的自然界一定能找到对应的东西。答案一定有。

然而，发展是科学的重要特征。不管古代和现代，只要是科学的认识，一定处在发展过程中。先进无比的现代科学，也只是科学长河的一段，不一定为古代的科学认识提供了完全现成的汇合点。古代认识的现代解读，很可能要在现代科学的探索与发展中来解决。我们需要在莽莽荒原中踩出一条通路，其间还有悬崖峭壁。这是解读阴阳五行藏象的困难所在。

今天，我们已经完成了初步的探索。结果表明，阴阳五行是古代对自然界基本要素和基本规律的认识，阴阳反映物质与能量的关系，五行反映物质与能量、有序与无序、封闭与开放的紧密关联，反映热力学系统从低度有序到高度有序、从有序到无序、再从无序回返有序的完整规律与过程。藏象则是以自然界基本规律（即阴阳五行规律）认识人体而建立的生命物理模型。产生于至少3000年前的阴阳五行理论，具有极高的科学性和先进性，不仅包含了近现代对热力学基本规律的认识，而且很可能提示了迄今未明的规律。而建立生命物理模型则是多位诺贝尔奖获得者试图趋近的目标。

当我们了解了阴阳五行藏象的现代科学含义，我们会惊叹3000年前祖先的伟大，惊叹在那时条件下何以能产生如此的洞察力。

至此我深信我们已经走通全程。莽莽荒原中，已留下一串散乱的脚印；原先看似不可攀越的峭壁，如今已在身后。但我们踩出的还只是一条羊肠小道，还要靠千军万马把它辟为通衢大道。我们的思考与讨论，需要有各相关领域的读者去了解、去分析、去批判、去推进。我们的思考或许幼稚，或许荒谬，但思路是崭新的，学术界的智慧会把它变为正面的进展。

然而，困局或许才刚开始。百年难题的解决，听起来更像天方夜谭。多学科的广泛讨论，哪里像人们熟知的科研？中医界见过够多的新花样，对各种“解读”或已不感兴趣。学者书生忙于自己的学术方向，或已无暇顾及；中医读者认为是物理学、哲学的讨论，物理学、哲学的读者认为只是讨论中医问题；专家认为是科普作品，普通读者认为是学术专著。于是，书在店中暂居一隅，而后恭敬退出。让中医进入科学发展流程的梦想，就这样成为了纯粹的“梦想”。

不过这应当只是一场惊梦。阴阳五行的问题已困扰中医界百年时间，每位中医界人士应该都愿了解究竟，不会永远等待子孙的智慧。物质、能量、信息、精神的关系以辩证法思维逐一理清，自然界三对矛盾让辩证法成为解决物理问题的钥匙，哲学界应当不会对此毫无兴趣；五行提示了热力学演化的全景规律，为热力学第二定律之后的一串谜团提示了解决的方向，物理学界应当不会对此完全忽视；以物理规律分析生命过程、解决医学问题，正是现代医学的缺项，生物医学领域的学者或愿有所了解；宇宙大爆炸后的混沌无序中，生命有序性何以产生，科技爱好者或愿共同探讨。阴阳五行藏象的深刻含义揭示了我国古代科学思维的辉煌，每位炎黄子孙岂能无动于衷？跨学科的讨论由问题的性质所决定，不管在哪个时代解决这一问题，都将走同样的路。水自雪山来，任百转千折，终将入大海。

当我们的思考由学术界的智慧所接续，困扰中医界、物理界、哲学界、生物医学界的诸多难题可望一同解决。它或许将成为“中国梦”的组成部分，给时代留下记忆。

著名医学家陈可冀院士惠赐题词，为本书注入生命活力，作者的敬意和感激之心难以言表。在本工作准备的数十年中，在本工作进行的数年中，作者得到很多领导、老师、亲友的关照，在此一并致谢。

陈道纯

2014 年 7 月 25 日

目录 CONTENTS

概　　述

本书是计划中的《中医科学导言》的组成部分，旨在对阴阳、五行、藏象的现代科学含义做系统的分析论证。

阴阳五行藏象是中医理论的核心，是古代科学家高度智慧的结晶，具有高度的科学性和先进性。

阐明阴阳五行藏象的现代科学含义，将使源自《内经》的中医理论体系加快成为严密、完善的体系，并与现代自然科学接轨。

阴阳五行藏象关联着现代科学的一系列有待解决的问题，这是本项研究的困难所在。而阴阳五行藏象的解读过程，同时也就是对于现代科学的一系列重要问题进行分析、探讨、解决的过程。本书就此做了尽可能的尝试，而这项工作的最终完成将有赖于各方人士的参与和推进。

本书内容按照由浅入深认识事物的顺序阐述，其中包含对相关背景知识的介绍，也遗留下探讨过程中思路变化的痕迹。为了百忙中的读者较为便捷地了解本书主要内容与结论，以下对各章主要结论及各节内容做一概述。对于愿意深入了解有关内容的读者，建议从本书第一章开始，和作者一起做循序渐进的探讨。

一、阴阳

阴阳反映物质与能量的关系。阴是其中的物质方面，阳是其中的能量方面。

《内经》阐述了阴阳的基本定位："阴阳者，天地之道也，万物之纲纪，变化之父母，生杀之本始，神明之府也。"这表明，阴阳是整个自然界普遍存在的、最基本的要素和力量，决定着一切自然事物发生、发展、变化的过程。或者说，阴阳是整个自然界最基本的矛盾。

《内经》又概括了阴阳的基本特征："阴静阳躁""阳化气，阴成形"。在这里，"躁"是激烈的运动，是对静止方向的远离，让我们用"躁动"来表达；“静”是运动的和缓，是朝静止方向的靠近，包含静止而不限于静止，让我们用“静守”来表达。“化气”表达了物质从聚集到离散的变化，例如水随温度的升高由固态的冰化为液态的水再化为气态的蒸汽；“成形”表达了物质从离散到聚集的变化，例如水随温度的降低从气态的蒸汽凝为液态的水再结为固态的冰。以上可概括为：阴使事物朝静守、聚集的方向变化，阳使事物朝躁动、离散的方向变化。各种自然事物的阴阳属性划分，都可由此找到源头。

那么，是什么构成了自然界最基本的矛盾，而又具有“阴静阳躁”，“阳化气，阴成形”这样具体而鲜明的特征呢？是物质与能量。

物质是自然万物的构建材料，具有万有引力、电磁力、强力、弱力等相互作用。各种相互作用在物质之间形成联结，使物质的分布趋向于聚集（“成形”）；同时限制了物质之间相对运动的范围，使物质的运动趋向于和缓（静守）。

能量是物质运动的能力及其量度。能量驱动物质的运动，使物质的运动趋向于激化（躁动）；进而摆脱相互作用的束缚，使物质的分布趋向于离散（“化气”）。

研究表明，物质与能量在存在方式上既有同一性又有差异性，在作用方向上既有对立性又有协同性，由此成为自然界最基本的矛盾关系，决定着一切自然事物发生、发展、变化的过程。阴阳学说所关注的，正是物质与能量的这种既对立又统一的关系及其对自然万物的影响。哲学的物质概念（精神意识外的一切，包括能量在内）是基于物质与能量的同一性，物理学的物质概念（与能量既相区别又相关联）是基于物质与能量的差异性，两者都具有科学性，但含义有不同。阴阳所关联的是物理学的物质能量概念，并有其特定的应用范围。

当我们明确了阴阳与物质能量的关系，历史上对事物阴阳属性的划分就会显出条理：在对立统一的两方面中，处在物质、材料、器质、形体方面者属于阴，处在能量、动力、功能、能力方面者属于阳；能量欠缺、动力弱小、运动缓和、功能衰退者属于阴，能量充实、动力强劲、运动激烈、功能亢进者属于阳；物质充裕、聚集、浓缩、成形者属于阴，物质欠缺、离散、稀释、化气者属于阳；阻挡能量、阻碍运动者属于阴，传递能量、便利运动者属于阳；有利于物质聚集、成形者属于阴，有利于物质离散、化气者属于阳。

更重要的是，当我们明确了阴阳与物质能量的关系，五行科学含义的解读不再是难题。

对阴阳现代科学含义的探讨关联到物理学、哲学等领域的一系列问题。本书以辩证法为指导，以自然界基本事实和已知物理规律为依据做了系统的分析讨论。

在“阴阳”章第一节，我们回顾了能量概念的来源，对能量的含义做了分析讨论；分析了万有引力等物质相互作用对物质世界稳定性、规律性、实在性的意义，及其与哲学上物质概念的关联。

“阴阳”第二节讨论了物质能量与阴阳的关联。

“阴阳”第三节分析了物质与能量之间的对立统一关系，在此基础上讨论了物理学的物质概念与哲学的物质概念之间的关联与区别，确定阴阳所关联的是物理学的物质能量概念。

“阴阳”第四节讨论了物质能量与信息、精神的关系，指出信息不是与物质能量处在同一水平的要素，它是物质的存在和运动达到一定复杂程度的产物，又与物质存在和物质运动的有序性密切相关；而精神意识是物质世界发展到更高复杂程度的产物；信息具有回顾性，精神意识则具有回顾性和前瞻性。

“阴阳”第五节讨论了物质能量的对立统一关系对自然万物发展演化的影响，指出无论高度离散（阳的方向）或高度聚集（阴的方向），物质的结构和种类都趋向简单化；只有在阴阳相对平衡的气-液-固态区域，物质可以保持复杂的分子结构，在物质种类上形成极度的多样性，直至产生生命；因此阴阳平衡与偏移问题是生命过程最重要的问题。

“阴阳”第六节讨论了事物的阴阳属性划分，以物质能量关系为出发点可形成五项区分标准，并讨论了区分本质联系与非本质联系的必要性。

“阴阳”第七节讨论阴阳学说的医学意义，讨论了阴阳与人体内某些具体对立统一组合的关联与区别、阴阳与哲学上矛盾概念的区别、阴阳与物理学的物质能量概念的关联与区别；指出阴阳学说是古代学者的重大领悟，隐含了能量转化与守恒的思想和统一场论等思想，是观察、探讨自然和人体物理规律的指南针；回顾了《内经》在医学各领域对阴阳的应用。

“阴阳”第八节为本章小结。

二、五行

五行是阴阳的深化，是物质与能量对立统一关系的展开。它反映热力学系统循环演化的完整规律，同时也是自然界物质存在和物质运动的基本规律。

物质与能量的转移、转化，带动了自然事物的发展演化，使事物在演化过程中呈现低能量、能量上升、高能量、能量下降四个环节、四种状态，例如一年之中的冬、春、夏、秋。以阴阳来表达即阴中之阴、阴中之阳、阳中之阳、阳中之阴。在热力学系统（如热机、生物圈、人体）的循环演化中，阳中之阳的环节因热力学第二定律而自发地展开，成为有序和无序两个环节，合起来成为五个环节、五种状态，在中华古典文明中分别用水、木、火、土、金来表示，就构成五行（见图 0-1）。

五行中包含了自然界的物质与能量、有序与无序、封闭与开放三对矛盾。它们是由热力学第一、第二定律引出的矛盾关系。

五行的水与火反映了物质与能量的关系。

水为阴中之阴，标志热力学系统在引入外来能量之前的基础状态，是一种相对低能量的状态，静守、聚集的阴性特征突出显示的状态。“水曰润下”，“润”（水对物体的附着）缘于电磁相互作用，“下”（水往低处流）缘于万有引力，提示物质相互作用使事物处于静守、聚集的稳定状态，物质的性质突出显示。

火为阳中之阳，标志热力学系统随能量释放而呈现的运动激化状态，是一种相对高能量的状态，躁动、离散的阳性特征突出显示的状态。“火曰炎上”，“炎”（温度增高）缘于热能（无序能量）释放，“上”（上冲的动力）缘于做功的能量（有序能量）释放，提示能量的驱动使事物处于躁动、离散的活跃状态，能量的性质突出显示。

五行的木与土反映了有序与无序的关系。

木为阴中之阳，标志热力学系统随着外来能量的引入而实现能量的累积与增长，与此同时在能量支持下实现了有序性（“负熵”）的增长。“木曰曲直”（能实现弯曲伸直的变化），缘于植物具有有序的纤维结构，提示在能量引入与增长的同时，在事物内部形成了有序的结构和功能联系，有序性特征突出显示。

土为阳中之阳的延续，标志热力学系统在能量释放、运动激化基础上进一步发生的改变。按照热力学第二定律，此时热力学系统从有序向无序转化。无序化是旧有序过程的结束，系统将向新有序过程的原点回归。无序化的、等概率分布的物质与能量具有容纳、缓冲等作用，为热力学系统的连续有序过程构建背景平台，对此《尚书》表达为“土爰稼穑”。

封闭与开放的关系在五行中由金与火来表达。

金为阳中之阴，标志热力学系统的能量由强向弱回归，这只能通过经边界的能量释出来实现，与此同时系统边界的封闭性增强，系统由无序化向有序过程的原点回归。“金曰从革”，是随身的皮革或铠甲，是具有保护、隔离作用的边界屏障，对系统与外界的物质能量交流起限制和调节的作用，边界及其封闭性特征突出显示。

开放性随能量的释放和运动的激化而出现。因此在热力学系统的循环演化中开放性与能量释放同属于阳中之阳、火的环节。

在热机（蒸汽机、汽车发动机等）、生物圈、人体等热力学系统的循环演化中，显示了共同的规律，即以系统的低能量基础状态（阴中之阴，水）为起点，获取能量使系统的能量水平和有序化程度提高（阴中之阳，木），释放能量实现有序的运动变化（阳中之阳，火），而后自发地向无序转化（阳中之阳的展开，土），再以透过边界释出无序化能量（散热）的方式使系统的能量水平降低（阳中之阴，金），回归基础状态，如此周而复始，使有序过程得到持续。在此过程中物质与能量、有序与无序、封闭与开放形成紧密的关联和同步的变化，物质、有序、能量（与开放）、无序、边界及其封闭性依序展现其突出的性质，表现在阴阳关系上是完成了从阴到阳、从阳到阴的循环演化，在五行中就表达为水生木，木生火，火生土，土生金，金生水，即五行的“相生”（见图 0-1）。“相生”的单向性是由热力学第二定律决定的。

五行的“相克”则反映了物质与能量、有序与无序、封闭与开放以及能量引入与能量排出的对应关系（见图 0-1）。尚未发现“相克”单向性的依据。

综合而言，五行表达了以热力学第二定律为导向的热力学系统循环演化的完整规律，可以看做是对热力学第二定律的广义、完整的认识。其中的“火生土”正面反映热力学第二定律，“水生木”完整体现耗散结构。这一规律展示了自然界的物质与能量、有序与无序、封闭与开放三对矛盾的紧密关联和同步变化，构成自然界物质存在和物质运动的基本规律。它使物质世界不断演化发展，而不会终止于无序或“热寂”。

五行现代科学含义的探讨主要涉及热力学和统计物理学领域，也与哲学有较密切的关联。对于牵涉到的各种问题，本书以自然界基本事实和已知物理规律为依据做了尽可能的分析、讨论。

“五行”第一节讨论了从阴阳到阴中之阴、阴中之阳、阳中之阳、阳中之阴的发展演变及其与五行的关系。

“五行”第二节以物质能量的转移转化为线索分析了生物圈中水、木、火、土的内在关联。

“五行”第三节进一步讨论了以上过程中质的变化——由“水生木”实现的有序性增长与由“火生土”导致的无序化过程，讨论了有序与无序的关系以及热力学第二定律，讨论了无序化在自然事物发展演化中的重要作用。

“五行”第四节讨论了由热力学第二定律引出的封闭与开放的关系，讨论了系统边界与有序化、无序化的关联，指出所谓的“麦克斯韦妖”实际上提供了一种以选择性通透的边界为基础以消耗一定能量为条件高效获得有序性的模型，对生物有序性的产生与发展有重要意义。最后讨论了五行的“金”与系统边界及其封闭性的关联。

“五行”第五节以“宇宙热寂”为线索展开讨论，指出热力学第二定律的驱动力量是处于释放状态（驱动物质粒子运动的状态）的能量，而相反地导致有序、非平衡和非均匀分布的力量是物质相互作用，因此有序与无序的决定因素是物质能量的关系（阴阳关系），而经边界的能量释出是改变阴阳关系，实现从无序向有序回归的必经环节。后半节我们从根源上讨论了能量加入实现有序性增长的问题：物质与能量的协同，使有序性呈现多元、多层次的状况，使生物圈、生命等高层次有序性的产生成为可能。

“五行”第六节讨论了热力学系统循环演化的完整路径与历程，由此阐明五行及其“相生”“相克”的科学含义。热力学系统的有序的运动变化须通过物质与能量的流入和释出来实现，能熵相关而非能熵竞争。物质与能量的流入和释出带动有序与无序的变化，也带动封闭与开放的变化，物质、有序、能量（与开放）、无序、封闭依序展现其突出的性质，形成了由热力学第二定律驱动的单向的循环演化，就构成五行。其中讨论了能量引入带动有序性增长的规律、能量排出与边界封闭性的关联、自然界三对矛盾对热力学规律的提示、熵概念和“负熵”概念可能存在的局限性与补充的方向等问题。

“五行”第七节以自然界三对矛盾及其关联为线索对水火木金土分别的特

征及相互之间的关系做了分析概括，讨论了用五行来分析自然事物发展演化的问题，对“六气”做了分析并提出校正意见，初步讨论了五行在医学中的应用。

“五行”第八节为本章小结。

三、藏象

藏象是以自然界基本规律（即阴阳五行规律）认识人体而建立的生命物理模型。它反映了人体热力学演化的完整路径与历程，反映了物质与能量、有序与无序、封闭与开放这三对矛盾在生命过程中形成的紧密关联。藏象的“象”，是脏腑功能对应的自然界阴阳演化之象。藏象学说是从自然界的阴阳演化入手，以阴阳五行规律为指导研究人体生理、病理、诊疗规律的学术体系。

藏象把人的生命看成一个统一整体，它与地球上的冬、春、夏、秋一样完成着阴中之阴、阴中之阳、阳中之阳、阳中之阴（也就是水、木、火、土、金）的循环演化，实现着周而复始的连续有序过程，肾、肝、心、脾、肺就是这一过程中代表性的功能结构（见图 0-1）。

肾是具有阴中之阴本质特征的藏象器官，属于水，代表自然界三对矛盾的物质方面，是与人体物质基础的产生和物质稳定的维护密切关联的各种生命结构的总和。它对应于人体热力学演化的低能量起点环节，并与人体物质基础的特异与稳定相关联，因而为“主蛰，封藏之本，精之处”。

肝是具有阴中之阳本质特征的藏象器官，属于木，代表自然界三对矛盾的有序性方面，是与人体有序结构和有序功能联系的建立、行使及维护密切关联的各种生命结构的总和。它使人体形成高度的有序统一，能完成力量高度集中的体力活动，能形成高度灵敏的感觉（例如眼睛的视觉），能对外来的刺激或侵扰产生灵敏的反应，因而为“罢极之本，魂之居”。

心是具有阳中之阳本质特征的藏象器官，属于火，代表自然界三对矛盾的能量与开放，是与人体能量释放和能量驱动的功能活动密切关联的各种生命结构的总和。它使人体显示充沛的生命活力，能从事复杂灵敏的精神思维等活动，这种生命活力在古代称为“神”或“神明”，因而心为“生之本，神之变”，“主神明”。

脾是处于阳中之阳延伸环节的藏象器官，属于土，代表自然界三对矛盾的无序性方面，是与人体主动或被动的无序化处理以及无序化产物的容纳缓冲密切关联的各种生命结构的总和。这是人体对旧的有序过程进行清理，为新的有序过程准备条件的环节，有如部队凯旋，需在营地进行休整，补充给养，因而为“仓廪之本，营之居”。

肺是具有阳中之阴本质特征的藏象器官，属于金，代表自然界三对矛盾的边界及其封闭性，是与人体独立性完整性的保持以及人体和外界的物质能量交流密切关联的各种生命结构的总和。它是位于人体表层与大气直接接触和交流的器官，并对人体独立性完整性的保持起决定作用，因而为“气之本，魄之处”。

藏象的肾、肝、心、脾、肺作为物质、有序、能量、无序、封闭等基本热力学要素在人体的代表，具有某种虚拟的性质，其踪迹是遍布于人体每个系统、器官、组织、细胞的。但在人体各层次水平上，又都有某些具体的物质、结构、功能与它们分别形成最为密切的关联。

围绕人体物质基础的产生及其稳定性、特异性的保持，藏象的肾与蛋白质、DNA、细胞核、干细胞及其微环境、生殖系统以及来自内分泌系统的生长激素系列和胰岛素等形成最为密切的关联，从而与人的生殖、生长、发育、成熟、修复、衰老等过程密切关联。实体肾脏由于参与蛋白质活性环境的维持，因而与藏象的肾也有一定关联。

围绕人体有序结构的形成、有序功能联系的建立、协调统一能力的行使与应急能力的保持，藏象的肝与内质网、高尔基复合体、细胞骨架、细胞通讯体系、以肌肉为主的运动系统、神经系统的运动感觉应急等功能以及来自内分泌系统的儿茶酚胺激素等形成最为密切的关联。实体肝脏在整体的有序统一中起重要作用，因此与藏象的肝也有密切的关联。

围绕人体能量的代谢转化以及能量驱动的功能活动，围绕人体生命活力的产生与维系，藏象的心与ATP、线粒体、循环系统、中枢神经系统尤其是大脑皮层的精神思维功能以及来自内分泌系统的甲状腺激素等形成最为密切的关联。其中，实体的心脏和大脑自然而然地处于最核心的地位。

围绕人体对外来的或废弃的有序性物质进行无序化处理，围绕无序化产物的容纳、缓冲与清理，藏象的脾与溶酶体、泛素-蛋白酶体、过氧化物酶体、消化系统、脂肪组织、体液内环境以及来自内分泌系统的糖皮质激素等形成最为密切的关联。实体脾脏因参与对老化红细胞的无序化处理而与藏象的脾也有一定关联。

围绕人体的边界屏障，围绕人体独立性完整性的保持以及人体与外界的物质能量交流，藏象的肺与细胞膜、呼吸系统、皮肤、消化道黏膜、泌尿系统以及免疫系统等形成最为密切的关联。实体的肺脏显然在其中起核心的作用。

肾、肝、心、脾、肺在功能上前后衔接，密切配合，使人体得以实现周而复始的热力学演化，实现有序过程的持续与循环。人体热力学演化从DNA遗传信息和体内基础物质开始（阴中之阴，肾，水），在能量支持下建立并发展有序的结构和功能联系（阴中之阳，肝，木），在此基础上能量释放驱动有序的运动变化，彰显生命活力（阳中之阳，心，火），而后进入自发或主动的无序化过程（阳中之阳的延伸，脾，土），废弃的无序化产物经边界排出，人体所需的基础物质和能源物质由边界进入（阳中之阴，肺，金），回到阴中之阴的起点状态，开启新一轮的有序过程，由此形成循环（见图0-1）。

由于肾、肝、心、脾、肺是水、木、火、土、金在人体的代表，因此五行的“生克”关系也会在肾、肝、心、脾、肺的关系上有所体现，它通过肾、肝、心、脾、肺的功能产物——血、阴、精、气、阳表现出来。中医经常讲的寒、热、燥、湿以及血虚、气虚、阴虚、阳虚等，就体现着这样的关系。这将成为我们的下一个探讨项目——“基本体质”的讨论内容。

与藏象关系较密切的现代科学领域是生物物理学和理论生物学。

“藏象”第一节对《内经》中“藏象”的含义作了考证。

“藏象”第二节讨论了从阴阳到五行、从五行到藏象的逐步演进，讨论了人体生命过程和自然界三对矛盾即五行的关联，进而讨论了各藏象器官的本质特征与功能定位。

“藏象”第三至第七节讨论藏象的肾、肝、心、脾、肺与人体各层次水平上具体物质、结构、功能的关联，在此过程中对各亚细胞结构、各系统器官在人体热力学演化中的作用作了分析探讨。

“藏象”第八节对前五节的内容做了概括和补充，着重讨论了人体热力学演化的构成环节、完整过程、各环节的特点，以及实体结构在各热力学环节的分工与配合等问题。

“藏象”第九节回到中医理论中藏象相关问题的讨论，着重讨论了肾、肝、心、脾、肺在人体热力学演化中的定位特征、功能要点，以及相互之间形成的承接、协同、拮抗等关系，进而讨论了中医所特有的基于热力学基本规律的医学发展路径等问题。

“藏象”第十节为本章小结。

人体生命过程与物理、化学、生物、社会诸因素相关联。由于社会历史的原因，中医在化学和生物学角度上没有达到与西方起源的现代医学同样的认识深度，而以自然界普遍物理规律来认识人体，建立起诊断治疗的体系，则是中医从发展早期开始就着重遵循的路线，也是现代医学必将发展的一个方向。当我们用热力学的眼光认识了中医，认识了人体，中医将成为人类医学的重要组成部分，行驶在现代自然科学的快车道上。

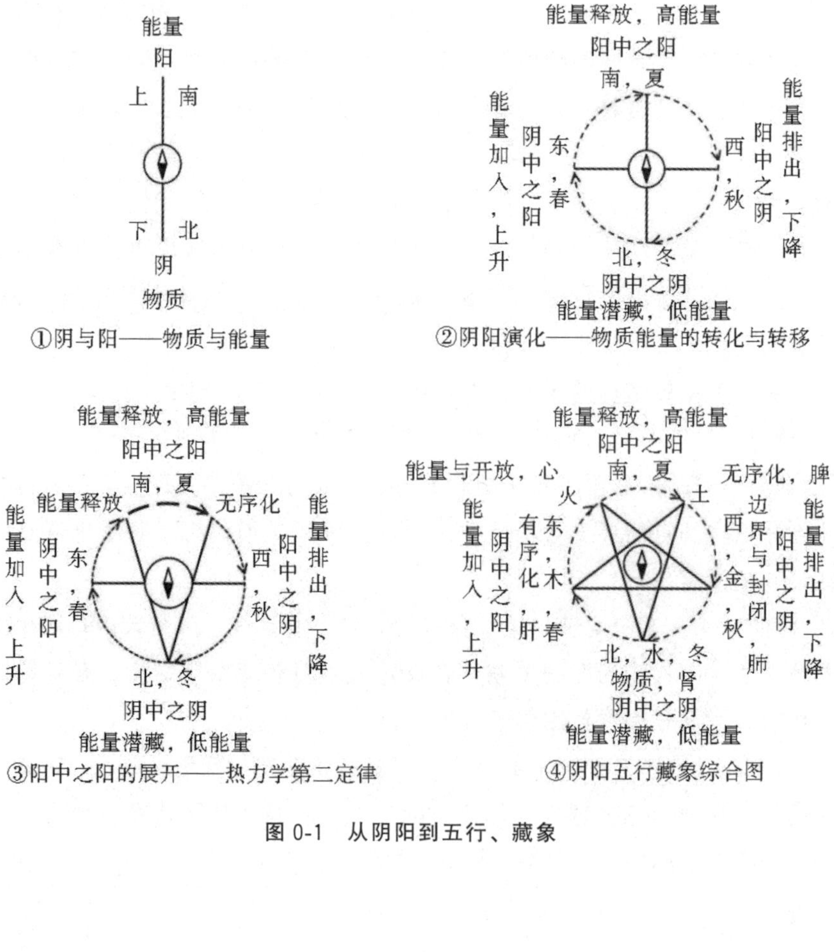

图 0-1 从阴阳到五行、藏象

第一章　物质与能量——阴阳

阴阳、五行、藏象，是中医理论体系的核心。由阴阳推导出五行，由五行推导出藏象，进而区分各种“证”，好比用指南针指明南北，继而确定东西南北中，再画出某一地域内各城市乡村之间的方位图和交通图。在中医临床上，这样的方位图可以帮助确定患者在疾病过程中所处的状态，趋利避害，以求痊愈，这种方法称为辨证论治。抛开阴阳或抛开五行、藏象，中医学都将成为无源之水、无本之木。

近百年来，在现代科学迅猛发展的同时，古老的阴阳、五行、藏象学说由于未能用现代科学语言来解释，而受到广泛的怀疑直至否定。其中五行所受的攻击最为突出，而对阴阳的批评相对为少。人们把阴阳和哲学上的“矛盾”概念联系起来，认为阴阳是一种对立统一的组合；或者把阴阳与人体内具体的对立统一组合联系起来，认为与 cAMP、cGMP 相关联等等。但《内经》的阐述表明，阴阳是一种广泛影响自然进程的力量，因此它不是一种哲学上的概念，也不局限于人体内具体的组合。

本章将说明，阴阳是具有物理意义的概念，它反映了物质与能量之间既对立又统一的关系，是自然界普遍存在的一对矛盾，同时又是一对具体的矛盾。探索阴阳的物理意义，将使我们能够进一步阐明五行和藏象的科学本质，使我们对中医科学的认识步步深入。

由于对阴阳的探讨涉及物质与能量的关系问题，而这是自然界最基本的矛盾关系，许多相关的问题在物理学和哲学上尚未充分阐明，有些问题数百年来争论不休，历史上著名的科学家往往选择回避这些讨论，因而我们前面呈现一座高耸的雪山，它不易跨越但又无可回避。作为一个临床医生而要介入这样的讨论完全是件不得已的事，作者也为此经历了数十年的准备与周折，今天我深信：我们能够越过这座雪山。

第一节　物质与能量

运动的转移转化与“能量”的概念

我们的世界上，一切事物都在运动着。

斗转星移，日月穿梭，人类自诞生之日起就感受着天体的运动。卫星、行星、恒星，还有其他宇宙物质，通过自转、公转和其他运动，形成了浩瀚宇宙的各个层次。

沿着下降的阶梯，在我们肉眼不能及的微观领域，分子和其他微粒不停地做着热运动，电子围绕原子核飞速运动而形成“电子云”，各种基本粒子都以特有的运动形式构筑着物质世界的不同层次。各种辐射穿越微观与宏观，构成了遥远宇宙相互联结的纽带。

人类所在的地球生物圈，物理的、化学的、生物的，各种运动形式更是令人目不暇接。即使看来亘古不变的那些事物，实际也在运动变化中。喜马拉雅山从深海崛起，印证了沧海桑田的巨变。

为此，辩证唯物主义做了概括性的阐述：运动是物质的固有属性。

然而，事物的运动又不是千篇一律和一成不变的。事物运动的形式多种多样，运动的激烈程度千差万别。一事物可以从运动激烈的状态转变到运动缓和或相对静止的状态，也可以从相对静止或运动缓和的状态转变到运动激烈的状态。通过碰撞或其他形式的相互作用，运动可以在事物之间传递，或者说运动的能力在事物之间转移，作用的一方运动减少，另一方运动增强。事物的运动形式也是可变的，可以从机械运动转化为热运动，也可以从热运动转化为机械运动，等等。

为了对运动的转移、转化做更深入的研究，近代物理学引入了“能量”的概念，把它作为物质运动能力的量度，进而确立了能量守恒和转化定律。“能量”概念的引入解决了自然科学和人类生活中极其广泛的问题，因此在人们的心目中“能量”不仅仅是科学研究中引入的概念，而且是客观世界中确确实实存在的东西，是世界上一切物质运动的推动力量。“能量”从“物质”概念中分离出来，成为与“物质”并列的概念。物质—能量，能量—物质，把物质与能量相提并论的做法，已为现代人类广泛接受。物质和能量在一起，成为构建整个世界、影响世界一切进程的要素。

关于能量，有一种说法，认为它是物质运动的量度。我们认为能量是物质运动的能力及其量度，而非物质运动本身的量度。这首先是因为，物质运动的内涵是多方面的，有速度、加速度、动量、角动量、方位等多种要素，能量只是其中一个要素，它代表物质运动所显现的和潜在的能力，决定着物质运动已经达到或可能达到的激烈程度；其次，能量可以处于静止、贮存的状态（例如水库里水的重力势能），成为一种潜在的运动能力，而不一定表现为正在进行的运动；第三，物质运动可以从一种形式转化为另一种形式，不同质的运动无法进行量的对比，只有物质运动的能力在转化前后不变而显示恒定的量。物理学上把能量表达为“做功的本领”，与“运动的能力”意思相近。但前者着重强调能量可以通过转移、转化，最终以“做功”的形式表现出来；后者着重强调能量是物质所具备的一种能力，即使没有转移转化，没有表现为“做功”，这种能力也客观地存在于物质之中。根据热力学第二和第三定律，热能是不可能全部转化为功的*，因此采用“运动能力的量度”应当更符合实际，“运动”可以是做功的机械运动，也可以是热、电、光等其他形式的运动。

物质的稳定性与物质相互作用

探讨物质和能量之间的关系，可以得知：物质具有一种来自自身的力量，能使物质世界的组成部分之间在空间关系上相对稳定，改变这种稳定状态需要能量的推动。这是物质世界得以保持一定的稳定性、规律性和实在性的内在原因。

机械运动是一种最简单的运动。在机械运动中，相对静止的物体如果不受到外力的作用，就保持原来的相对静止状态不变；匀速直线运动的物体如果不受到外力的作用，就保持原来的匀速直线运动不变。物体的这种保持原来的存在和运动状态不变的属性，物理学上称为“惯性”。物理学研究表明，惯性与物体的质量成正比。质量，一般来说就是物体所含物质的量。质量越大，含有物质的量越多，物体保持原来状态不变的能力就越强。这表明，物

* 注：按照热力学第二定律，如果低温热源为绝对温度零度，热能有可能全部转化为功。但热力学第三定律指出绝对零度在现实中不可能到达，因此在现实中热能不可能全部转化为功。

体的内部存在一种保持原来的存在和运动状态不变的力量，它的大小与物体所含物质的量直接相关，它是来自物质自身的力量。

水往低处流，苹果熟透落向地面，把重物提到高处需要用力……已成为地球上人所共知的事实。导致这些事实的背后力量是万有引力，它使物质世界的组成部分之间相互靠拢，处于空间位置最稳定、最不容易自由运动、同时也是能量（势能）最低的状态。改变这种稳定状态需要能量的推动。万有引力的大小也与质量成正比。

电子围绕原子核运动，遵循着类似的规律。它总是先填满靠近原子核的能量最低的轨道，而后依次填充较外层的能量较高的轨道，称为能量最低原理。让电子“跃迁”至较外层的能量较高的轨道需要能量的加入，更大的能量可使电子摆脱原子核的束缚成为自由电子，有如火箭在巨大能量推动下摆脱地球引力进入太空。使原子核周围的电子遵循能量最低原理的是与万有引力并存的另一种相互作用——电磁相互作用，其大小与物质粒子所带的电荷相关。

物质世界除万有引力和电磁相互作用外，目前所知还有强、弱两种相互作用。其中的强相互作用维系着原子核结构的稳定，改变原子核结构需要巨大的能量，例如加速器高能粒子的轰击。而弱相互作用则与物质的放射性衰变相关联。

以上表明，物质通过多种机制和多种相互作用，形成一种内在的力量，使物质世界的组成部分之间得以保持空间关系的稳定。改变这种稳定状态是需要能量的过程。

这种来自物质自身的稳定力量，是物质世界能保持一定的稳定性、规律性和实在性的根本原因。我们周围的万物之所以由各种元素组成，之所以具有稳定的原子结构，是因为有强相互作用维系着原子核结构的稳定，同时通过电磁相互作用把原子核和它周围的电子联结在一起。我们周围的万物之所以能保持相对稳定的分子结构并形成各种有形物体，是因为有电磁相互作用在原子之间、分子之间形成联结。随着物体质量的增大，万有引力在物质结构的稳定中起着越来越大的作用。我们的地球之所以围绕太阳运行而不远离，太阳系有序运转了数十亿年，其中万有引力的作用不可或缺。水之所以往低处流，苹果熟透之所以落地，运动物体之所以遵循惯性定律……世界万物的运动和演化之所以具有规律性，归根到底都因为有物质内在的稳定力量在起作用。物质的性质千条万条，具有内在的稳定力量是最基本最重要的一条。现代物理学引入了“暗物质”的概念，用以解释星系团之间缺少足够的已知物质却能保持相对稳定的空间关系而不远离的情况。这里，“暗物质”唯一确定的性质，就是具有内在的稳定力量，能维系星系团之间空间关系的相对稳定。由此可见，具有内在的稳定力量已在物理学上被视为物质唯一必备的性质。

稳定性和规律性是实在性的前提。我们说周围世界是实在的，那是因为这个世界的存在具有稳定性，它由许多相对稳定的物质成分构成，形成着许多相对稳定的物体或其他事物，我们可以重复地观察它、确定它；这个世界上各种事物的运动和演化是有规律的，我们可以遵循一定的规律性来认识它、确证它。如果世界万物没有任何稳定的结构，其运动和演化没有任何规律性，那么我们何以能判断它的实在性呢?

辩证唯物主义认为，物质是人们意识之外的客观实在。本文分析表明，物质的实在性是以物质内在的稳定力量为基础的。因此从自然科学角度看，物质是世界万物的构建材料，它具有一种来自自身的力量，能维系世界万物空间关系的相对稳定，使世界万物的存在和演化具有稳定性、规律性和实在性。

于是，我们看到两种相互对立的力量：物质维系着客观世界各个组成部分之间的空间关系，使事物保持稳定的存在状态；能量促成着客观世界各个组成部分之间空间关系的变动，使事物进入激烈的运动和变化过程中。世界需要存在状态的稳定，使万物的运动和演化具有规律性和实在性；世界也需要运动和变化，使万物的存在状态生意盎然。在我们的地球上诞生了物质的最高组织形式——生命，它就是由能量和物质两者共同构建和维系的。

物质与能量，既对立又统一，构成整个自然界最基本的一对矛盾。而中医阴阳学说，实质上就是以物质能量的对立统一关系为出发点探讨自然事物发生发展变化规律的学说，它的建立为中医学的纵深发展打下了基础。

第二节 阴与阳

《内经》对阴阳的阐述

像“能量”这样的现代科学术语，古时候尚未产生。但古代和现代科学家面对的是同一个自然界，他们可以针对相同的自然事物进行研究和阐述，尽管语言不同。我们可以把古代的阐述与现代科学的实质内容作比较，了解古代阐述的内容是什么。

《内经》* 汇集了我国汉以前各家的医学思想，成为千百年来中医理论的源泉。要了解中医理论中“阴阳”是什么，须从《内经》找答案。而《内经》关于阴阳基本特征的阐述，又主要集中于《素问》第二卷的《阴阳应象大论》《阴阳离合论》《阴阳别论》诸篇。

《素问·阴阳应象大论篇第五》说：“阴阳者，天地之道也，万物之纲纪，变化之父母，生杀之本始，神明之府也。”又说：“阴阳者，万物之能始也。”这表明：阴阳是整个自然界广泛存在的具有决定性的要素，它关系着一切自然事物发生发展变化的过程，也是一切自然规律的发生之源。用辩证法的语言，可以说，阴阳是整个自然界广泛存在的最基本的一对矛盾。

与此同时，阴阳又是一对具体的矛盾，有其特定的本质特征。《素问·阴阳应象大论篇第五》指出：“阴静阳躁，阳生阴长，阳杀阴藏。阳化气，阴成形。”又说：“水为阴，火为阳”；“水火者，阴阳之征兆也”。《素问·阴阳别论篇第七》说：“静者为阴，动者为阳。”阴阳所反映的是静与动、水与火、化气与成形这种特定的关系，“阴”总是指向静守、成形这个方向，“阳”总是指向躁动、化气这个方向，提示阴阳是一对具有鲜明特征的具体矛盾，与“矛盾”一词本身作为一种普遍适用的哲学概念有着本质的区别。

阴是物质，阳是能量

“阴静阳躁”，“静者为阴，动者为阳”——“阴”使事物趋向于静守稳定，“阳”使事物趋向于激烈变动，这正是我们在上一节分析的物质与能量关系的特征。现代科学告诉我们，物质运动有多种形式——固态物体的机械运动，液体和气体的流动，还有光、电、热、声等等，各种运动形式可以互相转化，运动的能力也可以在事物之间转移，转化转移前后能量不增加也不减少。这就是能量守恒和转化定律，它把物质世界的各种运动形式联结在一起。

---

* 注：《黄帝内经》包括《黄帝内经素问》和《灵枢经》，本书分别简称为《内经》《素问》《灵枢》。

而在中医阴阳学说中，“阳”的“动”与“躁”，也是与物质运动的各种形式相联系的。在阴阳属性划分的实践中，温暖的、光明的、强劲有力的、快速流动的、声音洪亮的……都属于阳，相反的状态则属于阴，反映了“动”的广义性。热能、光能、声能、机械能等各种形式的能量，由“阳”的“动”与“躁”而统一在一起。反之，“阴”的“静”，也表达了各种运动形式下的相对静止与稳定。不管何种运动形式，当能量强劲、运动激烈时，就显示阳的特征，当能量不足、运动衰退时，就显示阴的特征；从物质角度看，当物质的稳定作用居于上风，事物偏于静守，就显示阴的特征，当这种稳定作用趋于削弱，事物偏于躁动，就显示阳的特征。“静”与“躁”，体现了物质的阴性作用和能量的阳性作用对事物运动状态的影响。

“阳化气，阴成形”——水在低温下结成固态的冰，在常温下保持为液态的水，在高温下化为气态的水蒸气；通过能量的增减，地球上众多物质都呈现类似的变化，这是自古以来可以广泛观察到的。因此，“阳化气，阴成形”已成为自古以来人类的常识。在这个常识背后的是一种更深层次的规律。一切自然事物内部都存在阴阳两种相互对抗的力量。阴性力量来自物质的相互作用，它使物质粒子受到的束缚增加，运动的自由度减少，物质静守、聚集，密度增大，趋向于成为有形而稳定的物体。阳性力量来自能量，它使物质的运动能力增大，摆脱各种相互作用束缚的力量加大，运动自由度增加，物质躁动、离散，密度减小，趋向于成为无形而善变的液体、气体等物质形态。在广阔的宇宙中，当阳性力量超越了阴性力量，物质趋向于离散，不仅可以从固态转化为液态，从液态转化为气态，还可以进一步转化为等离子态、辐射场态；相反，当阴性力量超越了阳性力量，物质趋向于聚集，不仅可以从固态转化为液态，从液态转化为固态，还可以进一步转化为中子星态、黑洞态。“化气”与“成形”，体现了物质的阴性作用和能量的阳性作用对事物存在状态的影响。

“水为阴，火为阳”，“水火者，阴阳之征兆也”——水，清凉、滋润、有向下流动的自然趋势，是生命的产生、保持与发展不可缺少的基础物质，当没有外来能量（风能、热能等）推动时，水是静止、成形（结冰）的，因而成为“阴”（物质）的典型代表；火，炎热、光明、有向上扩展的推动力量，善于促成运动、演变，能使有形物质化为无形，是热能、光能、化学能、机械能等多种能量释放的典型形式，因而成为“阳”（能量）的典型代表。水与火，显现了“阴静阳躁”“阳化气阴成形”的诸多特征，是物质与能量的对立统一关系在人类生活中的鲜活展示，因而被视为“阴阳之征兆”。

在阐述阴阳的基本特征时，《内经》把阴阳与天地日月的关系放在重要位置。《素问·阴阳应象大论篇第五》说：“积阳为天，积阴为地”，又说：“清阳为天，浊阴为地”。《素问·阴阳离合论篇第六》说：“天为阳，地为阴，日为阳，月为阴。”以阴为物质、阳为能量来分析，《内经》的阐述就很容易理解。从物质分布看，成形的、浊重的、液态和固态的物质聚集于地，化气的、清虚的、气态或虚空的物质分布于天，因而“天为阳、地为阴”，“清阳为天，浊阴为地”；从能量分布看，太阳辐射的能量强烈而月亮反射的能量微弱，因而“日为阳、月为阴”；把物质能量综合起来看，大地上浓集着固态、液态的物质，若没有来自太阳的能量就会黑暗而阴冷，天上是稀少的气体或虚空，而地球生命所需的能量全部来自天上的太阳，因而是“积阳为天，积阴为地”。我国自古以来把天上的红日称为“太阳”，把它看作“阳”的最高代表，它为地球带来温暖和光明，也为地球上水、大气和生物的运动提供动力，是生物圈能量的主要来源。我们又把太阳被云层遮蔽的天气称为“阴天”，此时由太阳投放到地面的能量减少，地面的温度减低，光照减弱，以光和热等形式呈现的物质运动减少。因此古代所阐述的阴阳关系，可以方便地用物质能量的关系来解读。

以上表明，阴阳是整个自然界广泛存在的最基本的矛盾，同时又是具有鲜明特征的一对具体矛盾。阴是存在于一切自然事物内部的一种力量，它使事物趋向于静守、稳定、聚集、成形，凸显其实在性；阳是存在于一切自然事物内部的另一种力量，它使事物趋向于躁动、易变、离散、化气，凸显其变动性。在我们的世界上，只有物质与能量成为整个自然界广泛存在的最基本的矛盾，同时又具有“阴静阳燥”“阳化气，阴成形”这样一些鲜明而具体的特征。因而可以确定：在阴阳这对矛盾中，阳就是能量，它是一切物质运动的推动力量，能改变物质世界各组成部分之间原有的空间关系，使事物进入更自由的存在状态和更激烈的运动过程中；阴就是物质，它是一切自然事物的构成材料，具有一种来自自身的力量，能保持物质世界的组成部分之间空间关系的相对稳定，使事物具有稳定性、规律性和实在性。

《素问·阴阳离合论篇第六》指出："阴阳者：数之可十，推之可百；数之可千，推之可万；万之大，不可胜数，然其要一也。"又说："阴阳之变，其在人者，亦数之可数。"是的，阴阳可以用来说明自然界千千万万的事物，也可以用来说明人体，可以涉及各种各样的情形，关系到事物的方方面面，可以层层推演，阴阳之中复有阴阳，但这千千万万的阴阳属性划分，却具有一个共同和唯一的出发点。这个出发点就是物质与能量的对立和统一。

只有紧紧把握这个唯一的出发点，我们才能逐层打开中医科学宝库的大门，获取人类健康的灵芝草。

第三节 物质与能量的对立和统一

对立统一规律是自然和社会的普遍规律，既对立又统一的关系是自然和社会中普遍存在的关系。然而当我们提到物质与能量的对立统一关系时，仍容易引发困惑和异议，因而需要进一步阐明。

物质与能量的同一性

前文提到，物质使事物静守稳定，能量使事物运动变化，两者在作用方向上呈现对立性。人们容易联想到奥运赛场上的两位剑客，各执一剑相对而立，你来我往一争高下。但物质和能量并非如此，它们不能成为相互分离的两个个体，而是永远形成着统一的整体。

我们来看看能量的各种存在方式。

物体在空间运动而具有动能。运动的天体、宏观物体、微粒、实物粒子，以及流动的液体和气体等，都是具有动能的实例。

物体因在万有引力场中的位置变化而具有重力势能。例如提到高处的物体、水库里的水等等。重力势能是因万有引力场的状态改变而具有的能量。

弹性物体被拉伸或压缩而具有弹性势能。弹性势能来自分子之间的相互作用力，是因分子之间电磁相互作用力场的改变而具有的能量。

大量微观粒子做无规则运动而具有的动能又称为热能。大量分子因分子间相互作用力（属电磁相互作用）的状态而具有势能，与热能一起构成热力学系统的内能。

带电粒子（电子、离子等）有序流动而产生电流，具有电能。带电粒子形成静电场而具有电势能，是因带电粒子的电磁相互作用力场的改变而具有的能量。磁性物质形成磁场而具有磁能，其背景也是电磁相互作用。

组成分子的各原子之间以各种结合键相结合，具有化学能，它是因原子间相互作用力（属电磁相互作用）的状态而具有的能量。

组成原子核的质子、中子之间通过强相互作用结合，而具有原子核能。它是因强相互作用力场的状态而具有的能量。

光子以波（电磁波）的方式运动而具有光能（电磁辐射能）。其能量大小与波的频率（反映光波运动的激烈程度）成正比。

综上可见，能量有多种形式，分别与不同的物质形态和不同的物质相互作用相关联。能量守恒和转化定律告诉我们，不同形式的能量是可以相互转化的，转化前后能量的总和不变。不同形式的能量经过转化都可以表现为物体在空间的运动（动能），因而物理学上用“做功的本领”来表述能量。这些不同形式的能量，可以概括为两个类型，一类与物质粒子或其群体在空间的运动直接相关，例如动能、热能、电能、光能等；另一类不表现为正在进行的运动，而是与物质粒子或其群体之间相互作用力场的状态直接相关，例如重力势能、弹性势能、电势能、化学能、原子核能等。可以看到，不管哪种形式的能量，都是由于物质在空间的运动或物质相互作用力场的改变而呈现的一种能力或属性，永远不存在离开物质的单独的能量。

反过来看，物质永远携带或储存着能量，物质的具体存在形式总与一定的能量水平相关联。现实世界中我们通常视为物质的那些事物，严格地说都是物质能量的统一体。当物质粒子或场发生某种形式的相互作用（例如撞击、吸引、排斥、化学反应、核反应等等）时，物质中携带或储存的能量就表现出来。静置于地面的物体似乎没有动能，但它跟随地球的自转和公转，相对于其他天体进行着大尺度的运动，由此也具有强大的动能。静置于地面上的物体似乎没有势能，但当它从深井的井口落下时，势能就表现出来了。与此同时，我们通常视为能量的那些事物，同样是物质能量的统一体。典型的例子是光。光子没有静止质量，以宇宙中最高的速度运动，可以转化出多种形式的能量，因而光成为最引人注目的能量形式，容易忽略其物质性。然而光是光子以波动形式进行的运动，作为运动主体的光子也是一种物质粒子，在一定条件下可与其他物质粒子（如正负电子）相互转化（湮灭，电子对形成）。公式 $E=nhv$（E，光的能量；n，光量子数；h，普朗克常数；v，光的频率）告诉我们，光的能量一方面与参与运动的光子的数量成正比，另一方面又与光的频率即光子运动的激烈程度成正比。这与机械运动中动能的情况相类似，后者也与参与运动的物质的量以及运动的激烈程度成正比。因此光的能量也是由于光子这种物质粒子的运动而呈现的一种能力或属性，光和其他自然事物一样是物质能量的统一体。在现实世界中，一切事物都是物质能量的统一体，离开物质的能量和不具有能量的物质都是不存在的。

物质与能量在存在状态上的这种同一性，成为中医阴阳学说中阴阳同一性（阴阳互根）理论的客观来源。中医认为，任何自然事物都是阴阳的统一体，具有阴和阳的双重属性，都不能以只阴不阳或只阳不阴的方式存在，“孤阴不生，孤阳不长”。把任何事物层层细分下去，“阴阳之中复有阴阳”。

物质与能量的差异性

然而，物质与能量、阴与阳之间，在具有同一性的同时，还具有差异性。这种差异性，在能量转移和转化的过程中明显表现出来。

足球从运动员脚下飞起，运动员对足球做了功，能量从运动员转移到足球。而在此过程中，构成运动员身体的物质成分并没有转移到足球。也就是说，能量是相对独立地从运动员转移到足球上的，可以不伴随物质的相应转移。

热从锅底传到锅内，直至把锅内食物烧熟，这一过程中锅底的物质成分也没有穿过锅体进入锅内的食物，能量从锅底向锅内的转移也是相对独立的。

再来看看能量的转化过程。水库的水从高处流下，带动发电机产生电流，电流经输送线路到达实验室的加热器，加热器的升温使器皿内的物质发生化学反应……这一过程中，水库的水没有流到电线里，更没有流到实验室的器皿里，但能量却发生了复杂的转化和转移，从重力势能转化为动能、电能、热能，直至转化为化学能。这进一步说明，能量的转化和转移具有相对的独立性。

类似的事例不胜枚举。

所有这些例子表明，尽管能量不能离开物质而单独存在，但可以相对独立地从一部分物质转移到另一部分物质，也可以相对独立地从一种能量形式转化为另一种能量形式，而不须伴随物质成分的相对应的转化和转移。

根据质能关系式 $E=mc^2$，物体随着能量的增加也会有质量的增加，但 c^2 是个巨大的数值，使微小的质量变化对应着巨大的能量变化，在常规运动下物体质量的变化极其微小而可以忽略。在能量转化转移的过程中，与质量相关的惯性力没有显著变化，而促使运动状态发生改变的能量则显著变化，于是物质的运动状态显著变化。这是我们的世界气象万千、绚丽多彩的根本原因。

物质与能量在存在状态上的这种差异性，成为中医理论中对阴阳差异性认识的客观来源。在中医看来，事物之间存在阴阳状态的区别，同一事物随着时间推移也发生着阴阳状态的变化。静态的足球和飞起的足球，都是物质能量的统一体，但飞起的足球上动能增加了，能量促使事物激烈运动的特性得以彰显。在中医看来，足球的状态从阴向阳发生了移动，足球的阳性属性增强了；静态的足球和飞起的足球相比较，前者偏向于阴性的一端，后者偏向于阳性的一端。我们可以通过对于能量转移转化的影响，人为地使事物的状态向阳的方向或阴的方向移动，从而达到最有利的状态，这是人类改造自然界的常用手段，也是中医治疗疾病的客观基础。

历史上的唯物主义者在强调“运动是物质的固有属性”，即强调物质能量同一性的同时，曾经忌谈其间的差异性。在牛顿力学产生的时候，就曾遇到当时一些唯物主义者的强烈反对。反对者认为，牛顿力学是把世界分为不肯运动的物质和推动物质运动的来源不明的“力”。如果物质的运动是由来源不明的“力”所推动，那么施加这些“力”的“第一次推动”又从何而来，难道来自上帝？这是唯物主义者断然不能接受的。在当时的唯物主义者看来，只有把运动作为物质本身的属性，把运动作为物质定义的组成部分，才能避免上帝的插手。今天，人类已经普遍接受了牛顿力学，还接受了更进一步的相对论。在今天看来，对于“力”以及进而对能量的研究并不一定导致上帝的插手，而把运动、能量等严格定义为物质的属性也不一定能排除上帝之手。即使通过这样的定义排除了“第一推动”的问题，那么还有“第一投放”的问题呢——信奉者可以坚持认为，是上帝对“包含了运动属性的物质”进行“第一次投放”。也就是说，否认与承认物质能量之间的差异性，并不成为唯物主义与唯心主义的分水岭。科学家在对自然界的客观规律进行认真探索时，实际上已经不把自然演变看作某种主观力量随意支配的结果，因而在事实上已经摆脱了唯心主义，实践了唯物主义。而承认物质与能量在具有同一性的同时还具有差异性，不仅符合客观事实，而且符合辩证法的普遍规律。牛顿在其力学研究中广泛地采用了在一个统一整体中分出两个对立方面（如：力的分解）的方法，他在事实上应用了辩证法，这是牛顿力学取得巨大成功的哲学原因之一。而当时反对他的某些唯物主义者却没有取得同样的成功，他们被僵化的思维所局限。

历史上的“唯能论”者也否定物质与能量的差异性，他们把物质在特定状态下呈现的质量、不可入性等具体性质混同于物质的根本性质，把特定情况下科学研究发现的质量、不可入性等具体性质的消减看成是物质的消灭，因而认为世界上只有能量存在着，世界统一于能量。本章第一节已经分析，物质的根本性质在于其客观实在性，这种实在性缘于物质具有一种来自自身的力量，能够维系物质世界各个组成部分之间空间关系的相对稳定，改变这种稳定状态是需要能量的过程。因此，物质与能量构成着一个统一整体的两个相互对立的方面，物质起着与能量不同的作用，是不能用能量来代替的，两者的差异性是客观存在的。质能关系式 $E=mc^2$ 并不意味着物质与能量的相互等同。在核反应中，只有极小部分质量丢失了，释放出巨大的能量，可以推动巨大质量的物质发生大幅度的运动变化，质量的改变与能量的改变是不相对称的。现代科学的巨大成功，就是建筑在既承认物质也承认能量，既研究物质也研究能量的基础上的。现代科学取得成功的哲学原因之一，就是在事实上应用了唯物辩证法。

物质与能量的对立性和协同性

物质和能量在存在状态上具有同一性和差异性，在作用方向上则具有对立性和协同性。

物质能量的对立性，本章第一节已作讨论。我们来看看运动物体的动能公式 $E_k=\frac{1}{2}mv^2$，E_k 是动能，m 是物体的质量，v 是运动速度。可以看到，物体的质量不变，动能越大，相对应的运动速度也越大，能量起到了加大物体运动速度的作用；动能不变，物体的质量越大，相对应的运动速度就越小，物体质量对运动速度的加大起制约作用；在以上过程中，能量和物质对物体运动速度的变化起了相反或对立的作用。我们再来看看重力势能公式 $E_p = mgh$，E_p 是重力势能，m 是物体的质量，g 是重力加速度，h 是高度（两个物体的距离）。可以看到，物体的质量不变，重力势能越大，物体抗拒万有引力所实现的位置改变（高度）也越大，能量起到了加大物体位置改变的作用；重力势能不变，物体的质量越大，物体抗拒万有引力所实现的位置改变（高度）就越小，物体质量对位置改变起限制作用；在以上过程中，能量和物质对万有引力下的物体位置改变起了相反或对立的作用。在其他相互作用和其他运动形式中，也可以看到类似的情形，除了物体的质量之外，电荷等物质的基本要素也起着相应的作用。由于物质与能量的对立性，自然事物呈现“阳消阴长，阴消阳长”的普遍规律，事物的发展呈现静守聚集和躁动离散两个方向。当来自能量的阳性力量超越了来自物质的阴性力量，事物的状态朝躁动离散的方向变化，能量的性质充分彰显，物质的性质趋于淡化。气体物质没有一定形状，却能在流动中显示力量，因而古代把“气”作为能量的象征，常常忽略了它的物质性。已知世界中极端的例子则是光辐射，物质高度分散，运动高度自由，静止质量消失，人们在关注其能量性的同时也往往忽略了其物质性。反之，当来自物质的阴性力量超越了来自能量的阳性力量，事物的状态朝静守聚集的方向变化，物质的性质充分彰显，能量的性质趋于淡化。地球上的固体和液体物质，是人们最为熟悉的物质形态，人们关注其物质性的同时往往忽略了其能量性。而已知世界中极端的例子则是黑洞，物质高度聚集，运动高度受限，连光子也不能逃脱其束缚。有学者认为黑洞不是物质，他们似乎忘了物质最基本最重要的性质就是其相互作用力，忘了黑洞由巨量物质聚集而来，具有已知天体中最集中的质量和最强大的引力，而具有强大的引力正是暗物质被归类为物质的原因。因此，虽然一切自然事物都是物质与能量的统一体，但物质与能量是其中的两种互相对立的要素，使事物的状态呈现为静守聚集和躁动离散两个方向。

反过来看，物质与能量之间又形成着紧密的协同关系。物质是能量的载体，能量只有依附于物质才能存在；能量的作用，必须通过物质在空间的运动或物质相互作用力场的改变表现出来。能量是物质的动力，物质必须在能量推动下实现其运动，在能量的承托下保持其一定的形态和层次性；物质的内在性质，必须通过能量所推动的运动变化显现出来。对此，《素问·阴阳应象大论篇第五》做了极其准确的表达："阴在内，阳之守也；阳在外，阴之使也。"从动能公式 $E_k = \frac{1}{2}mv^2$ 可以看到，物体运动速度不变，质量越大，动能也越大；这意味着物质在运动状态下具有承载和储存能量的作用，物质的含量越大，可以承载和储存的能量也越多。再来看看重力势能公式 $E_p = mgh$，可以看到，物体的高度（万有引力场中的位置关系）不变，质量越大，所对应的势能也越大；这意味着物质在相对静止状态下通过万有引力场的改变也起着承载和储存能量的作用，物质的含量越大，可以承载和储存的能量也越多。在其他运动形式和其他相互作用中，也可以看到类似的情形，物质的含量与能量的大小直接相关，物质成为能量的构成要件。而质能关系式 $E = mc^2$ 则告诉我们：当能量以核能、化学能等形式在物质中静态储存时，可以表现为物质质量的增长，能量越多，质量也越大，能量成为物质的构成要件。综合起来，在物质能量这对统一体中，能量可使物质动态变化，物质也可使能量静态潜藏。当物质在能量驱动下处于变化状态，物质为能量所用，成为能量的构成要件，物质的质量越大，承载的能量也越大；当能量在物质制约下处于潜藏状态，能量为物质所用，成为物质质量的构成要件，潜藏的能量越多，累积的质量也越大。而静态潜藏的能量可在一定条件下释放出来，回归动态；动态变化的物质可在一定条件下潜藏回去，回归静态。当煤炭投入锅炉，氢气进入恒星体内，物质就成了"能源"；当阳光闯入绿叶，光波摄入黑洞，能量就成为"物源"。因此，虽然物质与能量成为对立的双方，但两者又互为依存、互为构成要件，形成着相互协同的统一体。

物质与能量在存在方式上既有同一性，又有差异性，在作用方向上既有对立性，又有协同性，这是对立统一规律在物质与能量关系的具体反映，它沐浴着辩证唯物主义普遍真理的阳光。

两种物质概念

由于物质与能量的同一性，我们可以把两者看成一个统一的整体，这个整体的名称是物质。世界上只有物质存在着，运动是物质的基本存在方式和固有属性，能量则是由于物质的运动而产生的概念。这就是历史上的唯物主义者关于物质和能量的观点，它符合物质能量具有同一性这一客观事实，具有科学性。历史上还出现过一种“唯能论”。从表面上看，既然物质与能量形成着不可分离的统一体，那么把它贴上“物质”或“能量”的标签并没有本质的差别。然而从能量这一概念的来源看，它是由于物质的运动而显现的一种属性，物质是运动的主体，没有主体的运动是逻辑上不成立、现实中不存在的。而“唯能论”在关注能量的某些具体形式时忽略了能量的本来含义，在肯定运动的同时否定了运动的主体，由此导致了逻辑的混乱和现实的背离，因此不具有科学性。

由于物质与能量的差异性，我们也可以把两者看成两个不同的要素，一方称为物质，一方称为能量，两者存在密切的相互关联。这是物理学和相关自然科学对物质、能量的认识，它符合物质、能量具有差异性这一客观事实，也具有科学性*。能量永远不能离开物质而单独存在，但却可以相对独立地在物质世界的组成部分之间转移和转化，这提示了能量与物质的差异性，提示能量是一种有别于物质的相对独立的要素，它客观地存在着。如果把能量看作人们脑子里产生的概念，那么这种概念不是凭空产生的，它是客观实际在人们脑子里的反映。

于是，我们看到了两种存在区别的物质含义。物理学上，物质是与能量相互区别又相互关联的要素，而哲学上的物质则是包括了物理学的物质和能量在内的统一体。中医阴阳学说所涉及的，是物理学上的与能量既区别又关联的物质，是一种物理概念。在我们进一步分析物质含义的多重性后，这一概念会更加明晰。

第四节 “物质”的多重含义

人们熟知的“物质”一词，实际上具有多重含义，但不常为人们所注意，有待深入分析和阐明。

在上一节中，我们已提到物理学和哲学上“物质”含义的差别。物理学的“物质”是与能量既相区别又相关联的要素，而哲学的“物质”则是包括

---

* 注：哲学家说：象是一个整体；物理学家说：象有腿和鼻子，腿能走路，鼻子能卷树枝。他们都说对了。但如果哲学家说：象是一个整体，不容许有相互区别的腿和鼻子；物理学家说：象的腿和鼻子形态功能不同，不可能构成一个整体。那么他们都错了。

了物理学的物质和能量在内的统一体。本节将讨论：除了物理学的物质和能量，还有其他要素会加入“物质”的阵营，使“物质”呈现更复杂的层次性。

信息与物质能量

让我们看看“信息”这一要素。现代社会是信息社会，“信息”一词可谓家喻户晓。科技文章往往把物质、能量、信息并列，视为自然界三大要素。那么物质、能量、信息三者真是处在同一水平线的三大要素吗？让我们从信息的本质及其产生过程来寻找答案。

信息，在本质上是物质的存在状态和运动状态的反映和记录，可以传递、保存、加工和再现。物质世界是由众多的层次和无数个具体组成部分构成的，这些具体的组成部分称为“事物”。事物是物质世界的局部的、具体的组成部分，是物质在局部范围的具体化。如人们所知，物质世界的不同组成部分之间，或者说不同事物之间，在构成成分、含量、各构成成分间的关系以及与外界的关系等方面都可能各不相同，从而使不同事物的存在状态千差万异。与此同时，事物内部各构成部分之间的关系、事物与其他事物之间的关系都在不断变化中，这种变化过程，也就是运动过程，在不同事物之间可以各不相同，从而使不同事物的运动状态千差万别。随着时间的推移，同一事物的存在状态和运动状态也是在不断变化的，或者说同一事物在不同时间点上也可以呈现存在状态和运动状态的差异。正是这些差异性，带来了整个世界的丰富多彩、生机勃勃。也正因为这些差异性，使各具体事物的存在状态和运动状态的反映与记录具有实际价值，这种反映与记录就是信息。信息可以从一事物传递给另一事物，也可以从一事物传递给众多事物（传播）。信息可以保存，特别是可以经过传递在信息发生源之外的事物中保存，包括在多环节、多部位复制和保存。信息在传递和保存等环节中还可以被加工：可以因“噪音”的干扰而弱化，也可以经过加工减少或去除“噪音”；可以经过加工去除一些内容，也可以经过加工掺入一些内容，等等。最后，信息还可以使事物的存在和运动状态以一定方式得到再现，可以模拟事物原始的存在和运动状态，也可以表现为经过加工处理的变异的存在和运动状态。信息在再现过程中显示了改变世界的威力，从而成为影响世界的一大要素。而传递、保存、加工等则是使信息得以产生实际影响的中间环节。

信息是在物质与能量的基础之上产生的。它在本质上是物质的存在状态与运动状态的记录，而它的传递、保存、加工、再现都是以物质为载体在能量驱动下实现的。没有物质与能量，就没有信息。

与此同时，信息又是物质的存在和运动达到一定复杂程度的产物。只有当众多的事物存在，其间存在交流和比较，并且事物的存在状态和运动状态具有相当的复杂性，不同事物的存在状态和运动状态具有明显差异时，对于事物的存在状态和运动状态的记录、传递、保存、加工、再现等才有了可能，并具有了影响世界的实际意义。而信息的传递、保存、加工、再现等等，也意味着众多因素的参与。因而极简单的、孤立的事物不涉及信息的产生，或者说其信息量为最极小。

信息又与物质存在和物质运动的有序性密切相关。即使是众多个体的存在和运动，也不一定都具有信息的意义。物理学研究表明，物质的存在和运动呈现有序和无序两个方向，物质系统的无序程度可以用“熵”来表达，熵的增大意味着系统的无序或混乱程度增加，熵的减少意味着系统的无序程度减少；反之，系统的有序程度则与“负熵”相关联，负熵增加意味着系统的有序程度增加，负熵减少意味着系统的有序程度减少。而信息论认为，信息相等于物理系统中熵的减少或负熵的增加，或者说信息可以转换为负熵。因此，信息随着系统有序程度的增加而增加，随着系统无序程度的增加而减少。完全无序的状态下熵最大，负熵或信息量最小，也就是不产生信息。

以上分析表明，信息不是与物质能量处在同一水平的要素。与信息相比，物质与能量处在更为基础的位置，信息是在物质与能量的基础之上产生的，是物质的存在和运动达到一定复杂程度的产物，又与物质存在和物质运动的有序性密切相关。

在上一节我们讨论了物质与能量的对立统一关系，现在信息这一要素出来了，它面临同样的问题。与信息形成对立统一关系的还是物质，不过这时的物质是由物理学上的物质与能量构成的统一体。在需要特别区分时，让我们暂且称为“实在物质”，与具有虚拟特征的信息相对应。而物理学上的与能量既相区别又相关联的物质，让我们暂且称为“物理物质”。

我们来看看信息与物质的同一性。信息的初始形态，是作为信息来源的事物本身的存在状态和运动状态。事物的存在和运动状态作为信息所记录的内容，进入了传递和其后的过程。信息向其他事物的传递和传播，也是通过物质及其运动进行的。例如音频信息的传递，是通过气体、液体或固体物质的音频振动来进行的；视频或无线电等信息的传递，是通过光子的波动进行的，等等。信息的保存，也是以物质的状态变化来完成的。例如，生物的遗传信息以脱氧核糖核酸的结构变化来保存，电脑信息通过磁盘磁性物质的结构变化来保存，等等。信息的加工过程，是通过物质及其运动来完成的，例如磁盘信息的改变，要通过电脑中的电流等改变来完成，而加工的主体和加工的对象都是物质；信息的再现，就是使原来事物的存在和运动状态再次呈现，也就是以物质存在和物质运动的形式再次表现出来。因此，信息在产生、传递、保存、加工、再现的全过程中，都以物质及其运动为存在形式，永远不能离开物质而独立存在。

然而，信息与物质之间又具有差异性。信息是物质存在和物质运动的反映和记录，但不是物质存在和物质运动本身。当信息离开原来事物向他处转移时，原来事物的存在和运动并没有随之转移。尽管信息在任何情况下不能离开物质而独立存在，但却可以相对独立地从一部分物质转移到另一部分物质。当信息踏上传递之路时，就像胎儿离开母体，开始了相对独立的发展进程。在信息的传递、保存、加工、再现等过程中，信息可以一次次离开原来的载体而进入新的载体，一次次离开原来的运动形式而进入新的运动形式，但同时又保存着原来的内容。这好比一封信，上了汽车上飞机，中途几易信使，而信的内容不因信使而改变。物质是信使、信封、信纸，而信息是信纸上书写的内容。信的内容不能离开信纸、信封、信使而独立传送，但信的内容显然有别于信纸、信封、信使。信息在再现的过程中，展现了作为改变世界的独立要素的威力。同样由蛋白质、核酸、糖、脂等构成的人体，由于导入的基因信息的不同，就成为形态、气质各异的个体，在成长过程中再引入不同的社会信息，就导致了从士兵到将军的更大差异。

可以认为，信息是在物质世界高度发展的基础上产生的一种要素，它与物质既存在同一性，又存在差异性。它是一种升华的物质存在和物质运动形式，呈现出有别于一般物质存在和物质运动的一系列特性。

信息在空间上具有微缩性和远达性等特性。微缩性是指在微小的空间里可以存储来自大范围事物的大量信息，例如在微小的细胞核内保存了来自整个生物体的遗传信息，在小小的计算机硬盘中可以存储来自整个地球的物理、化学、生物、社会等各方面的大量信息，等等。远达性是指信息可以离开其发生之源，跨越遥远的空间到另外的位置保存、加工、再现，例如来自北京的声音可以通过无线电波传遍全国各地，来自数亿光年外遥远天体的信息通过宇宙辐射传递到地球上，等等。

信息在时间上具有凝固性和后续性等特性。凝固性是指事物在某一时间点或时间段的存在和运动状态可以通过信息的方式固定保存下来。例如照片可以把被拍摄对象在快门打开那一刻的影像信息凝固并保存下来，心电图可以把记录期间患者的心电活动信息凝固并保存下来，等等。后续性是指事物的存在和运动状态转化为信息后，可以在漫长时间里继续传递、保存、加工和再现。例如2000多年前汉代的政治、军事、经济、文化等信息，可以通过《史记》等记载而长期传递和保存，直至为现代人类所知晓，远古时代动植物的生存信息通过化石等保存下来成为科学家的研究材料等等。

信息在物质能量方面具有浓集性和高效性等特性，可以用极少量物质、消耗极少量能量而对来自极大范围事物的复杂信息进行传递、保存与加工。例如在极小的脱氧核糖核酸分子中可以保存来自整个人体的形态、功能等各方面遗传信息，在计算机中消耗极少的电能可对来自整个城市的大量信息进行处理等等。

信息所反映的是事物的存在和运动状态，但与所反映的事物本身相比又有不少区别，具有虚拟性、选择性、变异性等特性。当信息产生和传递后，它成为原事物以外的空间中对原事物的模拟，它已经不是原事物本身，它具有虚拟性。例如镜子中的影像是在照镜者以外的空间中呈现的对照镜者外观形象的模拟等等。信息具有选择性，例如镜子中的影像只反映照镜者的外观形象，而照镜者在其他方面的存在和运动状态则未能被涵盖。信息还具有变异性，例如镜子里的影像与真人相比发生了镜面对称的变异，与他人用肉眼看到的形象比是左右相反的。

或许可以这样来理解信息与物质能量的关系：物质能量是父母，信息是他们的孩子；孩子受到比父母更多的教育，掌握比父母更多的本领，直至成为父母所在城市的领导，在文化水平和社会地位上处于比父母更高的层次；但孩子归根到底是父母所生，传承着父母的基因，在父母的哺育下成长。物质能量又好比一块地基，信息是其上竖起的高楼；高楼富丽堂皇，但要有地基它才能巍然耸立。物质能量又好比母校，信息是母校培养的学生；学生纵横四海，使母校为世人所瞩目，但一切都得益于母校的培养。

于是我们看到，信息是在物质存在和物质运动基础上产生的，并且在传递、保存、加工、再现等全过程中始终保持着物质存在和物质运动的形态，在任何时候都不能离开物质而单独存在。因此我们可以把信息看作物质的一种存在和运动方式，看作是物质由于其存在和运动状态的复杂化而呈现的一种属性。辩证唯物主义哲学把精神以外的客观存在都概括为物质，因此哲学上的物质概念是包括物质能量和信息在内的*。信息与物质的同一性为此提供了客观依据。与此同时，信息又不是在物质的一切存在和运动状态下都产生的，它是物质的存在和运动达到一定复杂程度的产物，并且与物质存在和运动的有序性密切关联。信息作为物质存在和运动方式的升华，呈现出在时间、空间、物质能量等方面的一系列特有性质。信息虽然不能离开物质而单独存在，却可以相对独立地从一部分物质转移到另一部分物质。在信息的传递、保存等过程中，信息是物质中承载的内容，而物质是承载信息的载体。在信息再现的过程中，展现了作为改变世界的独立要素的威力。在自然科学领域，长期以来把信息作为有别于物质能量的一种独立要素进行研究，信息与物质的差异性为此提供了客观依据。

可以看到，哲学上的包括了信息在内的“物质”，和自然科学领域没有把信息包括在内的“物质”，具有内涵的差异。在需要特别区分时，让我们暂且把哲学上的物质称为“客观物质”，而与具有主观特征的精神意识相对应。

精神与物质能量信息

信息是物质世界到达相当复杂程度的产物，而精神意识则是物质世界发展到更高、更复杂程度的产物。精神具有信息的全部特性，它是信息的一种经过升华的形态，它伴随着已知最复杂最高级的物质形式——生命的诞生而诞生，没有生命就没有精神。它具有一般信息不能具有的一些特性。例如，

* 注：列宁讨论物质概念时，自然科学领域尚未把信息提到突出的位置，因而与信息的关系不易被突出考虑。当强调物质是精神意识外的一切时，必定包含了信息；当强调物质是一种客观实在时，有可能不包含信息。

我们说信息在时间上具有后续性的特性，能把物质存在和运动状态的情况保存和传递到遥远的未来，凭借信息可以回顾很久之前发生的事件；而精神不但具有后续性或回顾性，还能具有预见性或前瞻性，即对于尚未发生的事件进行分析、得出预见。这是由于智慧生物的主观能动性而产生的特性。

精神与物质构成着既对立又统一的关系，这时的物质是包括了物理物质、能量、信息在内的客观物质，是除了精神意识以外世界上的一切。精神是在生命物质的基础上产生的，任何时候都不能离开物质而单独存在，因而与物质具有同一性；精神具有信息的各种特性，精神还具备特有的预见性等特性，精神在认识世界和改变世界上展现了一般物质运动和一般信息不能达到的巨大威力，呈现为一种有别于一般物质的要素。正是在这一背景下，哲学上长期以来都把精神看作一种有别于物质的独立要素，精神与物质的关系问题成为哲学领域长久讨论的基本问题，精神与物质形成了哲学上最高层次的对立统一关系。在物质与精神的关系中，物质先于精神而存在，精神是物质世界发展到充分复杂程度的产物，显然物质是第一性的，精神是第二性的。

物质、能量、信息、精神，在现实世界中构成着不可分离的统一体。我们永远不能找到离开物质而单独存在的能量、信息、精神。物质好比一条绳子，绳子抖动起来就具有了能量，绳子按一定的图案抖动就具有了信息，绳子按某位艺术大师设计的图案抖动就融入了精神。因而在现实世界中，物理物质、实在物质、客观物质是同一个物质，能量、信息、精神都是物质具有的属性，只要一个统一的物质概念就足以概括一切，这是由物质与能量、物质与信息、物质与精神的同一性决定的。物质、能量、信息、精神，从科学研究的角度看，用抽象的方法来分析，又显示了内容和含义的差异，从而使能量、信息、精神成为科学领域被分别研究的独立的要素，也使物理物质、实在物质、客观物质成为处在不同层次、具有不同含义的物质概念。这好比上面那条绳子，对抖动的能量、图案中的信息、设计时注入的精神作为独立要素分别进行研究，可让我们大大加深对相关领域的认识。从科学研究角度可以进行不同层次物质概念的区分，是由物质与能量、物质与信息、物质与精神的差异性决定的。

实物、场、化学物质

从物理学的物质概念往下看，物质又呈现多个层次。

在古代人们的印象中，物质都是占据空间的不可侵入的实体。随着近代物理学对物质之间相互作用的日渐深入的研究，“场”的概念出现了，它与空间融为一体，不具有“不可入”性，它把物质的相互作用跨越空间进行传递。与“场”相对应的是“实物”，它占据空间，具有不可入性，相当于古代认识中的物质。现代物理学认为，构成物质的基本粒子有两大类：费米子和波色子。费米子占据空间，具有“不可入”的特点，由它们构成了质子、中子等实物粒子；波色子不占据空间，不具有“不可入”特点，参与各种场力的传递。关于实物的“不可入性”，我们的认识也应有所更新。我们知道原子和原子之间、分子和分子之间都具有“不可入性”。但现代科学告诉我们，原子内部并非由更小的粒子所填满，而是由一个极其微小的原子核以及若干更微小的电子构成的，这些粒子按静态体积只占据原子内的极小部分空间，整个原子内部几乎是空的；然而电子以难以想象的极高速度在一定轨道区做不规则运动，形成一层“电子云”，通过电子云所携电磁场的作用，使原子和原子之间、分子和分子之间保持一定的距离，造成了原子和分子的“不可入性”。由此看来，实物粒子的“不可入性”，也是由场力来介导的。因此，有关实物和场的概念，很可能会不断发展或更新。

化学物质是人类所熟悉的一类实物。化学物质能保持一定的化学性质是因为具有相对完整的原子和分子结构。像中子星等星体上由于巨大的压力使物质的原子结构被破坏，这时的物质尽管也是实物，但不具有化学物质的特点。因此化学物质并不等同于实物，实物是包括了化学物质和非化学物质在内的。

至此，可以给物质的含义做一个小结（表 1-4-1）：

表 1-4-1 “物质”的多重含义

区分	层次	学科	对立统一关系	包含
客观物质	最高	哲学	物质对精神	物理物质、能量、信息
实在物质			物质对信息	物理物质、能量
物理物质	基本	物理	物质对能量	物理物质（实物、场）
实物			实物对场	化学物质，非化学物质
化学物质	附加	化学		无机物，有机物

中医阴阳学说所涉及的物质，是物理学上探讨的与能量形成对立统一关系的物质，也就是物理物质，它不涉及物质与信息、物质与精神的对立统一关系问题。同时，也不涉及物质的各种化学性质的差异。物理学上的物质具有多方面的具体性质，例如能量、方位、动量、角动量等等，而阴阳学说所关注的只是由于物质能量的对立统一关系而带来的自然事物的演化。明确了这一点，我们就可以摆脱众多复杂问题的困扰，集中探讨由物质能量所带来的自然界阴阳演化。

第五节　自然界的阴阳演化

物质作为自然万物的构成材料，具有一种内在的力量，能维系自然万物空间关系的稳定，使自然万物的存在和运动具有稳定性、规律性和实在性；能量作为物质运动的推动力量，能改变自然万物的空间关系，使世界变化万千、生意盎然、绚丽多彩。由此形成阴阳两种既对立又统一的力量，决定着自然万物的存在和运动、演化与发展。

静守、聚集与躁动、离散

物质与能量的对立统一，使自然万物的发展演化呈现两个不同的方向：静守聚集的阴性方向和躁动离散的阳性方向。让我们从静止和运动的关系入手，来探讨这一问题。

运动是物体在空间移动，静止是物体在空间不移动。但空间没有刻度，物体在空间是否移动，只能通过与其他物体的相对关系来判断。因此，运动是相对的，是物体相对于其他物体的空间关系的变动；静止也是相对的，是物体相对于其他物体的空间关系的保持。如果空间中只有一个物体，由于没有其他物体做对照，就不存在运动与静止的区分。如果空间中有两个物体，那么通过它们的互为对照，可以判断两个物体是互为运动或互为静止的，但不能判断其中一个为运动而另一个为静止。实际的物质世界存在着众多层次和无数的物质个体，物体的运动可以通过大量物质个体的互为参照来判断。热运动是大量微观粒子的激烈而复杂的相对位置变动，大量的微观粒子可以互为运动与静止的参照，这种情况下运动是体系中所有粒子的相对位置的变动，静止也是体系中所有粒子的相对位置的稳定。对于太阳系这样的天文结构，其各个组成部分之间也是相对运动的，但如果把太阳看成整个太阳系中最核心和最基本的参照物，太阳系的其他天体围绕太阳运动，则可以使太阳系所有天体的运动得到最系统最简明的描述和解释，因而把太阳看作太阳系中心的“日心说”得到科学界的认同。于是太阳被看作太阳系中相对静止的中心和太阳系天体运动的共同参照物，太阳系其他天体的运动被看成是相对于太阳进行的。在对于银河系、星系团等更高层次宇宙结构的观察中，也呈现同样的情形。同样，地球也成为地球表面及地球附近其他物体的共同的参照物，当它们相对地球的位置在移动时，我们说这些物体在运动；当它们相对地球的位置不变时，我们说这些物体是静止的。这种情况并没有改变运动和静止都是相对的这一基本事实，人们确定一个相对静止的参照物只是为了观察、描述和解释的便利。

在静止和运动的基础上，我们来讨论“静守”和“躁动”的问题，它来自中医理论中“阴静阳躁”的阐述。躁动是激烈的运动，静守则是运动相对缓和、向静止方向逼近的状态，它们代表着事物运动状态的两个方向。静守不一定是静止，但和激烈运动相比，静守更靠近于静止这个方向。在热运动的情形下，躁动和静守的方向性区别十分明确。躁动是微观粒子的激烈运动，在宏观上表现为温度增高；静守是微观粒子的运动相对和缓，在宏观上表现为温度的降低。当温度降低至绝对零度，微观粒子的相对运动完全停止，处于静止状态。但根据热力学第三定律，绝对零度在现实中不能到达，因此绝对静止也是不能到达的。绝对零度和绝对静止只是一个方向，可以逼近，不能到达。反之，温度的增高也是一个方向，没有尽头。因此在热运动的情形下，躁动和静守是相对的，代表着两个相反的方向。我们可以观察事物的状态是向躁动方向变化，还是向静守方向变化；也可以对不同的事物进行比较，观察其中哪个事物更接近于躁动的状态，哪个事物更接近于静守的状态。在机械运动的情形下，静守和躁动的区别可通过速度、加速度等表现出来。速度的下限是零，上限是光速，在此范围内可以进行事物运动状态的对比。电子在最低能量的轨道上绕原子核运动时，它不是静止的，但却是一种相对静守的状态。当它获得能量向外层轨道跃迁或离开轨道成为自由电子时，它向躁动的方向靠近。当电子或离子的运动形成电流时，电流越大，躁动的趋向越明显。地球围绕太阳的公转，虽然明显是一种运动状态而非静止状态，但这种运动是沿着确定的轨道稳定地进行，因此是一种相对静守的状态。光子的运动也存在躁动与静守的方向性区分，光子运动的激烈程度是通过频率与波长表现出来的，频率越高，波长越短，光子的运动就越激烈，越靠近于躁动的方向，反之就靠近于静守的方向。从以上各种形式的运动中可以看到，虽然运动是相对的，静止也是相对的，但运动和静止使事物的状态呈现两个方向——躁动的方向和静守的方向。这样就为我们观察事物状态的变化、了解事物状态的区别提供了方向性指标。

太阳、地球、热运动，以及其他各种运动的例子都告诉我们，躁动和静守都不是随意呈现的，它们背后有物质能量的身影，静守来自物质相互作用对运动、变化的制约，躁动来自能量对运动、变化的推动。放置于地面的物体，它与地球的空间关系保持不变，它是静守的，静守是因为物体和地球之间存在万有引力，万有引力在物体和地球之间起着相互吸引、相互聚集的作用，静守就是由于万有引力的聚集作用而呈现的结果。把质子、中子结合成原子核的强相互作用力、把原子结合成分子以及把分子联结为液态固态物质的电磁相互作用力，都和万有引力一样起着使物质个体聚集的作用，同时起着使物质个体位置变动受限的作用，即静守的作用。在热运动的情形下，随着温度降低，气体凝结为液体，液体凝结为固体，这一过程中分子间的电磁相互作用力使分子相互聚集，同时也使分子间的相对运动减缓，分子的相对位置趋向于固定，呈现为静守的态势。因此在自然过程中，静守和聚集是两种紧密关联的状态，共同体现着物质相互作用对运动变化的制约。反过来看，能量是事物运动的能力及其量度，事物的运动、变化可以认为是在能量驱动下实现的。通过能量的转化转移，可以对事物追加能量，使事物从静止状态进入运动状态，从运动缓和到运动激烈，从相对激烈的运动到更为激烈的运动。运动的激化，是在能量驱动下在不同程度上摆脱了物质相互作用的制约而实现的。能量使事物在不同程度上摆脱物质相互作用的制约，不仅可促成运动状态的激化，还可促使物质的个体之间发生从聚集到远离的改变，起着使物质离散的作用。停留于地面的物体，在万有引力作用下与地球保持聚集状态，物体相对于地球处于静守状态。往物体追加能量，例如给火箭点火，物体从静守状态进入相对激烈的运动状态，同时在物体和地球之间也获得了从聚集到远离的动力，火箭于是升空，逐渐远离地球，火箭与地球呈现离散状态。原子表层的电子获得能量后，运动能力增强，运动激烈程度增加，摆脱电子与原子核之间电磁相互作用束缚的能力也增强，于是远离原子表层成为自由电子，在电子和原子核之间呈现了离散的效应。在热运动的情形下，随着热运动能量的增高，组成物质整体的微观粒子从静止到运动，从相对和缓的运动到激烈运动，在宏观上表现为温度的增高。而随着运动的激化和温度的增高，微观粒子之间出现渐次增强的离散趋势，在宏观上表现为物质形态由固体到液体、由液体到气体、由气体到等离子体的变化。因此在自然过程中，躁动和离散也是两种紧密关联的状态，共同体现着能量对运动变化的驱动。

当能量对运动变化的驱动减弱，或者物质对事物状态的稳定作用增强，事物向静守、聚集的阴性方向变化；当能量对运动变化的驱动增强，或者物质对事物状态的稳定作用减弱，事物向躁动、离散的阳性方向变化。物质与能量关系的改变，可以直接表现为事物运动激烈程度的减低或增加，例如速度、加速度、震荡幅度、温度、电流、亮度等的减低或增加，在《内经》中表达为“阴静阳躁”，即静守与躁动的关系。物质与能量关系的改变，也可以不直接表现为运动激烈程度的改变，而是表现为场的改变、物质相对关系的改变、物质存在的稳定性或自由度的改变等等，在《内经》中表达为“阳化气，阴成形”，即聚集与离散的关系。例如地球上的物体，其能量的增加可以是动能的增加，表现为运动的速度加快；也可以是势能的增加，表现为物体的位置提高。物体的位置提高，意味着物体与地球之间万有引力场的改变，在万有引力场中储藏的势能增加了。物体的位置提高，意味着物体与地球之间相对关系的改变，两者之间的距离增加了。物体的位置提高，还意味着物体的稳定性发生变化，当物体在地面的时候最稳定，随着其位置的提高越来越容易在万有引力的作用下落回地面，其状态发生急剧的变化。物体位置的提高，也意味着物体的自由度发生改变，在离开地面一定的临界距离后便可摆脱地球引力成为相对自由的物体。又如，围绕原子核的电子在获得能量后可跃迁至能级较高的轨道，此时储藏在电磁场中的能量增加，电子与原子核的距离加大，电子的稳定性减小，其运动的自由度加大，只要再加入较少能量就可摆脱原子核的束缚成为自由电子。再看看热运动的情形，系统的内能增加，可以表现为分子间碰撞增加、温度提高，也可以表现为系统膨胀、扩张，此时分子之间距离加大、分子间相对位置改变、分子运动的自由度增大。从总体上看，当能量增加时，系统中的物质呈离散的趋势，其存在稳定性减小而运动自由度增大；当物质内在的稳定力量增加时，系统中的物质呈聚集趋势，其存在稳定性增加而运动自由度减小。

在宇宙的演化中，可以出现的一种情形，是宇宙物质的聚集与运动激化同在，宇宙物质的离散与运动减缓相连。当弥散的宇宙物质逐渐聚拢成为恒星，或者当恒星坍缩形成中子星或黑洞，宇宙物质发生了从离散到聚集的改变，而由于物质是能量的载体，能量随物质而聚集，可以使聚集的中心呈现能量的集中和运动的激化。但这是物质相互作用使宇宙物质聚集的结果，归根结底是一种朝着阴性方向的变化。反之，当天体发生爆炸或膨胀，宇宙物质发生了由聚集到离散的变化，此时能量也随之由集中到分散，呈现运动的减缓，而这是由于能量对物质运动的驱动而产生的结果，因此是一种朝着阳性方向的变化。归结起来，阴与阳的最终效应是聚集与离散。反映在物理学上，则是把宇宙中尚未明确的聚集力量称为暗物质，而把宇宙中尚未明确的离散力量称为暗能量。

自然万物的发展演化，归根到底是物质与能量的变化，或者说阴与阳的变化，它必须通过物质与能量的转化转移来实现。能量可以从一部分物质转移到另一部分物质，可以从一种形式转化为另一种形式，可以发生释放与潜藏的变化，从而使系统中的阳性力量发生改变。物质也可从一个区域转移到另一个区域，从一种形式转化为另一种形式，可以发生聚集与离散的变化，从而使系统中的阴性力量发生改变。其中，能量的潜藏与释放是物质与能量对立统一关系的重要表现形式，对现实的自然界有着重大的影响。能量以物质结构改变的方式静态地潜藏下来，成为物质结构中静态的化学能、核能等等，而不表现为正在进行的运动，反映了物质对能量的制约，使事物向阴性方向变化。而当物质结构中潜藏的核能、化学能等释放出来，就可以直接成为物质运动的驱动力量，或者在宏观尺度上带来物质空间关系的改变，反映了能量对物质的驱动，使事物向阳性方向变化。一切自然事物都是物质与能量的对立统一体，物质与能量的转移和转化时时处处进行着，事物静守聚集或躁动离散的变化也时时处处进行着，为我们展示了一幅幅异彩纷呈的阴阳演化的景象。

宇宙物质的阴阳演化

现代科学告诉我们，我们所生存的这部分宇宙起源于138亿年前的一次大爆炸。宇宙物质经过聚散离合，形成了我们今天看到的由恒星、星系、星系团等逐级构建的广袤宇宙。由恒星及所属的行星、小行星、彗星、卫星以及其他宇宙物质形成的恒星系，可以看成宇宙的细胞或基本单元。

像太阳这样的恒星，从地球角度看，是一个巨大而炽热的火球，不断喷射光和热，成为取之不尽、用之不竭的能量源泉，属于阳之极端。然而太阳和自然界一切事物一样，是物质能量的对立统一体，有阴阳两种力量在共同作用着。恒星内部进行着剧烈而持久的热核反应，使能量由潜藏状态转化为释放状态，发出巨量的光和热，形成一股巨大的阳性力量，促使恒星物质向外喷发。如果有阳无阴，即使像太阳这样巨大的火球也会在瞬间喷发殆尽，消散得无影无踪。然而在恒星内部还存在以万有引力为代表的阴性力量，限制物质向外离散，促使物质向内聚集。阴阳两种力量的相互作用与平衡，使太阳这样的恒星得以在漫长的时间里保持体积基本不变，并且缓慢释放能量，历经数十亿载而仍值盛年。在恒星演化的晚期，当热核燃料消耗殆尽，恒星内部的阴性力量会使恒星向内坍缩，物质高度浓集，形成白矮星、中子星甚至黑洞。

在恒星系及所属物质的演化过程中，物质依聚散程度不同，呈现为多种不同的态：辐射场态、等离子态、气态、液态、固态、中子星态*、黑洞态。在气态、液态、固态下，物质可以保持完整的原子和分子结构，只是分子之间联结的紧密程度有不同。在等离子态下，原子外围的电子被剥离，电子和原子核分别自由运动，形成等离子体。在辐射场态下，物质高度离散，不再具有原子核和电子结构，而是以光子一级的微粒自由运动。朝着另一方向，在中子星态下，电子被挤入原子核，物质的密度大大增加，运动的自由度减少。而在黑洞态下，物质极度密集，运动自由度极度减少，连光子也不能逃

---

* 注：介于固态和中子星态之间还有超固态，电子离开正常轨道被压向原子核而未并入原子核内。

脱其束缚。可以看到，往气态、等离子态、辐射场态发展，物质的离散程度增加且运动自由度增加，以阴阳学说来分析是阳性增强而阴性减弱；在辐射场态下物质高度离散而运动高度自由，成为已知物质运动形态的阳性极端。往固态、中子星态、黑洞态发展，物质的聚集程度增加而运动自由度减少，以阴阳学说来分析是阴性增强而阳性减弱；在黑洞态下物质高度聚集而运动高度受限，成为已知物质运动形态的阴性极端。以液态为中心的这个区域，则是物质与能量之间，阴阳之间，实现某种平衡与协调的区域，物质与运动的复杂性和多样性在这个区域得到了最充分的体现。

可以看到，无论高度离散还是高度聚集，物质的结构和种类都趋向简单化。无论在等离子态还是中子星态下，物质都不能保持完整的原子结构，更不可能形成复杂的化合物分子。在辐射场态和黑洞态下，物质结构进一步简单化，成为光子一级微粒的匀浆。只有在以液态为中心的这个区域，物质可以保持复杂的分子结构，在物质种类上形成极度的多样性，并能以分子结构为基础形成更为复杂的物质结构，直至产生迄今所知最高级、最复杂的物质结构形式——生命。可以认为，物质结构的复杂化，物质结构的多样性，直至生命的产生，是宇宙中的阴阳两种力量在一定范围内实现相对平衡与协调的结果。

人类曾把自己居住的地球看作宇宙的中心，这个观点为天文学家哥白尼所否定。今天看来，地球、太阳、银河都不是宇宙的中心，它们只是某个宇宙区域的核心。宇宙是由许多区域逐级形成的，迄今的天文学还没有发现宇宙的整体在结构上存在中心。但从另一个角度看，人类把自己的居所看作宇宙的中心，并非没有道理。迄今只有地球这个地方被证实出现了物质结构的高度复杂化和多样性，出现了生命和智慧。地球虽然不是宇宙结构的核心，但却是物质结构复杂化、多样化的中心，是生命和智慧的中心，是宇宙物质实现阴阳平衡与协调的中心。所遗憾的是，对于财富的追逐正使地球环境遭受破坏，地球成了可能倾覆的一叶小舟，不仅要成为人类之痛，而且将是宇宙之痛！

生物圈的阴阳演化

阴阳演化在宇宙中时时处处都在进行。然而正是在物质结构高度复杂化和多样化的地球上，在诞生了生命和智慧的地球上，在阴阳两种力量形成了高度协调与平衡的地球上，阴阳的演化展现得最为丰富多彩。同时也正是地球上的阴阳演化，与医学形成了最密切的关联，需要我们着重来探讨。

我们来看看地球上的物质与能量。

地球是一个接近球形的大小适中的坚固星球，其表面有由岩石、土壤组成的固体圈，由广阔的海洋以及江河湖泊组成的水圈，还有一层大气圈。地球上有元素周期表中的近百种天然元素，其中包括大量的碳、氢、氧、氮、磷、硫等生命所需的主要元素。这些元素构成了种类各异的单质和化合物分子，多以固态、液态、气态存在。其中尤以大量的水、二氧化碳、氧气以及含氮物质等的存在，为生命的产生和发展提供了极为有利的物质保障。

除了地热、潮汐与核能外，地球上的能量基本来自太阳，与生命相关的能量更是如此。地球处在离太阳不近不远的距离上，使来自太阳的能量保持在相对适宜的水平。地球的大气圈、水圈以及地表的植被能对来自太阳的能量进行利用与调节，使地球上的温度等条件保持在相对稳定的水平。适宜的温度等条件使地球表面的水主要以液态存在，为生命的产生和发展提供了最适宜的条件。地球的大气圈和电磁场还形成一层保护层，使地球上的生物免受太阳风和宇宙粒子的侵害。

可以认为，生命和智慧之所以在地球上产生，是因为地球具备最有利的物质和能量条件，阴阳两种力量在地球生物圈达到了最佳的平衡与和谐。然而，地球的物质和能量状况又不是固定不变的，阴阳两种力量在平衡点附近呈现这样那样的偏移，使生物圈环境呈现多样化，也屡屡使生命面临相对不利的局面，成为医学上必须研究和解决的问题。

影响地球环境阴阳平衡的众多因素中，地心的万有引力、水和地面物质对能量的吸收、大气圈对太阳辐射能量的阻挡等等，构成了地球上的阴性力量，而来自太阳辐射的能量则是最重要的阳性力量，水和空气温度的保持、水的蒸发和雨的形成、风的产生等等都与太阳能量直接相关。投射到大地表面的太阳能量的变化，成为影响地面环境阴阳平衡与偏移的最重要因素。其中阴晴、昼夜、四季的变化，自古以来给人们留下了最深刻的印象。

云层对阳光的阻挡带来了阴晴等气象的变化。阴雨连绵与阳光灿烂，形成了极为鲜明的气象反差。艳阳天，温暖、光明，地面的人们充分感受到太阳能量的投放；阴雨天，阴凉、潮湿，人们感受到能量的减少和水分等物质的蓄积。或许就是阴晴的气象变化，为我们的祖先带来了最初的对于阴阳的灵感。

除两极以外，地球上大部分地区随地球的自转出现昼夜的变化。清晨太阳升起，大地迎来温暖与光明。正午烈日当空，给大地带来炎热。傍晚太阳落下，大地回归清凉。深夜大地背对太阳，成为一天中黑暗与寒凉的时刻。从阴阳学说来分析，中午大地上得到太阳的能量最多，是一天中阳气最盛的时刻；深夜大地上得到太阳的能量最少，是一天中阴气最盛的时刻；在两者之间，有一个从阴向阳和从阳向阴逐渐转化的过程。《素问·金匮真言论篇第四》有这样的阐述："阴中有阴，阳中有阳。平旦至日中，天之阳，阳中之阳也；日中至黄昏，天之阳，阳中之阴也；合夜至鸡鸣，天之阴，阴中之阴也；鸡鸣至平旦，天之阴，阴中之阳也。"在这里，《内经》首先指出："阴中有阴，阳中有阳"，或者说"阴阳之中复有阴阳"，然后告诉我们事物在阴阳演化中可以呈现阴中之阳、阳中之阳、阳中之阴、阴中之阴等各种状态。具体的划分可以这样来理解：白天阳光照耀大地，光明而温暖，属于阳，这种光明而温暖的状态在上午越来越强烈并向着顶点（中午）靠近因而属于"阳中之阳"，在下午则逐渐减退并朝阴的方向（日落）靠近因而属于"阳中之阴"；夜里太阳落山，黑暗而寒凉，属于阴，这种黑暗而寒凉的状态在日落以后越来越强烈并向顶点（深夜）靠近因而属于阴中之阴，清晨光明渐现并朝着阳（日出）的方向靠近因而属于阴中之阳。如果从一天中阴阳消长的状况看，也可以考虑另一种划分，即每天的3～9时为阴中之阳，是阴渐退而阳渐盛的阶段；9～15时为阳中之阳，为阳气鼎盛的阶段；15～21时为阳中之阴，是阳渐退而阴渐盛的阶段；21～3时为阴中之阴，是阴气最盛的阶段。这样，一天中的晨、午、晚、夜四阶段就与一年中的春、夏、秋、冬四季形成对应。

地球上的大部分地方随地球的公转而出现春夏秋冬四季的变化。春天，从太阳投向大地的能量渐增，气候由寒转暖，是一年中从阴向阳转化的季节，具有阴中之阳的气象；夏天，从太阳投向大地的能量达到一年中的顶点，气候炎热，是一年中阳气最盛的季节，具有阳中之阳的气象；秋天，从太阳投向地球的能量由多趋少，气候由热转凉，是一年中从阳向阴转化的季节，具有阳中之阴的气象；冬天，从太阳投向地球的能量处于一年中的低点，气候寒冷，是一年中阳气最弱而阴气最盛的季节，具有阴中之阴的气象。《素问·六节藏象论篇第九》是这样阐述的："心者……为阳中之太阳，通于夏气。肺者……为阳中之太阴，通于秋气。肾者……为阴中之少阴，通于冬气。肝者……为阳中之少阳，通于春气。"这就告诉我们，春天的气象是阴中之阳，夏天的气象是阳中之阳，秋天的气象是阳中之阴，冬天的气象是阴中之阴，它们代表了一年中阴阳消长的阶段性。这里所说的气象，是自然界的阴阳演化之象。

从更大的时间范围看，地球的气候也在变化着，有总体偏暖的时期，也有总体偏冷的时期；曾出现多次的冰河时期，也曾一再出现气候过热。这是一种更大时间范围的阴阳演化。这些变化，有时给地球生命带来相当不利的局面，甚至曾经带来物种的大灭绝；然而气候的演化也曾引起物种的大发展、大变迁。

此外，地之南北高低、背阴向阳、近水缺水等等，都给地球生命的生存环境带来物质与能量、阴与阳状态的差异和演化，成为与医学相关的重要环境因素。

生命的阴阳演化

生命是在以液态为中心的固、液、气态环境中产生的，是物质形态高度复杂化、多样化的产物，是自然界的阴阳两种力量达到高度平衡与和谐的结果。生命是已知世界中物质的最高组织形式，它以分子形态的物质为基础进一步构成生物大分子、细胞器、细胞，并在更复杂的生命形式中进一步形成组织、器官、生物个体，直至组成生物群体乃至社会。生命代表了物质世界最高程度的阴阳平衡与和谐，这种平衡与和谐在多种因素的影响下也会出现一定范围的变动与偏离，它是在新陈代谢等复杂过程中动态地调节和保持的。生命过程从某种角度看就是以新陈代谢为契机不断维持阴阳平衡与和谐的过程，是在各种因素导致阴阳偏离之时一再修复平衡与和谐的过程。

生命的物质来自地球。以长期进化形成的遗传物质为模板，吸取地球物质的碳、氢、氧、氮、磷、硫诸元素，合成生物大分子，直至形成复杂完整的生物体。水是生命的重要物质，各种生物的细胞液、多细胞生物的细胞外液、动物的血液等等，都是以水为主要溶剂的液体。只有在液态水的内环境中，各种化学反应才能顺畅地进行，使生命保持活力。核酸是生命的主要遗传物质，蛋白质是维持各种生命活动的核心物质，糖、脂、蛋白质还起着储存与提供能量的作用。

生命的能量来自太阳。植物的叶绿体把来自太阳的光能转化为三磷腺苷（ATP）中的化学能，最终合成糖、脂、蛋白质等储存能量的物质，以及其他生命物质。动物通过素食、肉食而直接或间接地获取来自植物的太阳能量以及其他营养，真菌、细菌、病毒等则从动物、植物体内获取能量和其他营养。经过食物链，由太阳光能转化的化学能最终到达所有生物体内，成为所有生物体内的能源，用于各种生命物质的合成，支持生物体的各种功能代谢活动。

生命由物质组成，物质是生命的基础。以核酸为模板合成的蛋白质，是构建生命的核心材料。还有糖、脂、水、氧、钠、钾、钙、磷等众多物质，共同构建生命的本体。生命结构的构建、更新与修复，是在细胞核、内质网等特有物质结构的基础上完成的。生命的运动、应激等能力，是在生物体内各种活性物质以及微丝、微管、肌肉、神经等特殊结构的基础上产生的。生命获取物质与能量营养的过程，适应外在环境、抵御外来侵袭的过程，都以生命特有的物质结构为基础。在生命内部进行着复杂的化学反应，这些反应是在具有催化活性的特殊蛋白质——酶的作用下进行的，是在电解质、酸碱度达到某种平衡的条件下在液态水的内环境中进行的。生命的保持是通过新陈代谢来实现的，而新陈代谢就是由酶催化的复杂的物质转化过程。总之，各种生命特有的功能活动，都是在生命特有的物质结构的基础上来实现的。

生命由能量驱动，能量是生命的动力。生命的构建、生长和修复需要能量。生命展现其运动、应急等生理功能需要能量。生命获取各种营养物质与能源的过程需要能量。生命适应外在环境、抵御外来侵袭的过程需要能量。生命活动常常通过大量的由酶催化的化学反应来实现，这些化学反应一般是需要能量的过程。

因此，生命是由物质与能量共同维系的。在生命进程中，物质与能量起着协同作用。所有的生命活动，都是在生命特有的物质结构基础上，在能量的驱动下完成的。在简单的物质系统中，能量最低状态是最稳定的状态。一块石头落了地，处于地面上的能量最低状态，石头就稳定了。但生命不同，对生命来说不是能量越低越稳定，而是物质与能量、阴与阳之间达到充分平衡与协调之时最稳定，这种稳定需要通过新陈代谢等机制动态地保持。无论是物质的过度积蓄或过度缺失，也无论是能量所推进的各种活动过度激化或过度消沉，都可能使生命偏离所需的平衡区域，出现疾病甚至导致死亡。

与此同时，生命进程中的物质方面与能量方面，同样存在对立性。生命进程中之所以需要消耗大量能量，其根本原因还在于物质内部存在着保持原来状态不变的阴性力量，改变物质的状态必须消耗能量，这在有生命的世界和无生命的世界中都是一样的。而生命的特点之一，就在于它汇集了大量的、连续不断的、相互关联的物质变化。能量所驱动的各种生命活动的活跃，必然带来物质状态改变的加快与物质消耗的增加；而物质变化与物质消耗的减缓，又对应着各种生命活动的迟滞。因此，物质与能量之间既对立又统一的关系，在生命进程中同样存在着。

于是，在生命进程中就形成了阴阳两种不同的力量，面对不同的方向。能量释放的增加、各种生理活动的活跃、运动变化的加快、物质消耗的增加、物质储存的减少、物质更新的加快等等，构成了生命进程中阳性的方向；而能量释放的减少、各种生理活动的迟滞、运动变化的减缓、物质消耗的减少、物质滞留的增加、物质更新的减慢等等，构成了生命进程中阴性的方向。

把生命进程引向阳性方向的是能量。机械能、热能、电能、光能、化学能等等，是生命活动通常涉及的能量形式，它们的初始来源是太阳的光能。生物体在万有引力场中保持站立姿势、从低处向高处移动、克服各种阻力完成的位置移动、生物体内克服万有引力和各种阻力完成的物质运输等等，都涉及机械能的释放。生物体保持一定的体内温度、抵御外界寒冷的环境等等，涉及热能。生物体内各种跨膜的电活动、高级生物的神经系统活动等等，涉及电能。生物体可产生红外线等辐射，涉及光能。生物体内进行着极为活跃的化学反应，涉及化学能。

把生命进程引向阴性方向的是物质固有的相互作用力。在生命领域，惯性力和万有引力仍然作为一种重要的阴性力量在起作用。生物体的站立和运动，生物体内的物质运输等等，必须消耗能量以克服万有引力和惯性力的制约。但对于生命来说，影响更大、更广泛的是分子内、分子间的相互作用力，它们在本质上属于电磁相互作用。生物体内各种物质的合成与分解、活性物质的递送、离子的跨膜移动等等，都与电磁相互作用密切相关，为了克服电磁相互作用的制约需要消耗能量。众多生物体之所以需要释放热能以维持一定体温，其意义也在于克服电磁相互作用在分子间形成的约束，使分子间的相对运动处于一定的活跃水平。

如前所说，生命是物质世界中阴阳两种力量处于基本平衡状态的产物，生命在阴阳基本平衡的状态下才能生存。影响生命进程阴阳平衡的因素来自两方面，一是生物体内部的调节机制，二是环境的影响。

生物体是高度复杂而精密的个体。在细胞这样的层次上，就有众多活性物质形成复杂的生理活动调节体系，其中包括阴阳偏移与平衡的调节。这些活性物质的一部分，如 cAMP、cGMP 等，成为阴阳调节的重要信使。在人体这样高层次的生物体中，则有专业化的神经系统和内分泌系统担负着整体的生理调节任务，其中包括阴阳偏移与平衡的调节。通过这些调节体系，能调整能量的释放与运动的活跃，调整物质的摄取与排出等等，从而改变阴阳的偏移与平衡状态。这样的调整，首先是为了生理活动的需要。例如生物体在生长发育的过程中，在运动应急的过程中，都需要往运动活跃的方向即阳性方向调整，以顺利地完成这些功能活动；而在另一些情况下，例如运动应急的间歇，又需要向阴性方向调整以减少物质能量消耗，增加物质能量储存。这种调整的另一作用，是适应变化的环境。在幽深的山谷里，植物会踊跃地向上伸展枝叶，以获取阳光。在干渴的沙地上，植物会顽强地向下穿扎根须，以汲取水分。这是生命特有的调整努力，以适应环境中阳气或阴分的不足。当严冬来临，许多动物进入相对暖和的洞穴，降低体温，减少代谢，进入冬眠，以和环境的阴性偏移相适应；候鸟展开翅膀，向温暖而适宜生存的地方飞去；地面上的恒温动物也提前加厚皮毛，积累脂肪，躲入洞穴，减少活动，以减少和外界的阴阳阶差；人类有烤火、添衣、入屋等多种御寒手段，必要时通过生理调节增加体内产热。到了盛夏，人和许多动物都可以躲到相对阴凉的地方，经皮肤和呼吸增加水分的蒸发以带走多余的热量，还可以通过出汗来增加散热，以避免因外界的炎热而引起体内的阴阳失衡。

我们看到，随着地球环境的阴阳演化，地球上的生物世界也发生着相应的演化。草木在春天发出新芽，夏天枝繁叶茂，秋天硕果累累，冬天落叶静养以待来年。多数动物夜间入睡，白天活动；冬天蛰伏，春夏活跃。人类日出而作，日落而息。如《素问·四气调神大论篇第二》所说："春三月，此谓发陈，天地俱生，万物以荣，夜卧早起，广步于庭，被发缓形，以使志生，生而勿杀，予而勿夺，赏而勿罚，此春气之应，养生之道也。逆之则伤肝，夏为寒变，奉长者少。夏三月，此谓蕃秀，天地气交，万物华实，夜卧早起，无厌于日，使志无怒，使华英成秀，使气得泄。若所爱在外，此夏气之应，养长之道也。逆之则伤心，秋为痎疟，奉收者少，冬至重病。秋三月，此谓容平，天气以急，地气以明，早卧早起，与鸡俱兴，使志安宁，以缓秋刑，收敛神气，使秋气平，无外其志，使肺气清，此秋气之应，养收之道也。逆之则伤肺，冬为飧泄，奉藏者少。冬三月，此谓闭藏，水冰地坼，无扰乎阳，早卧晚起，必待日光，使志若伏若匿，若有私意，若已有得，去寒就温，无泄皮肤，使气亟夺，此冬气之应，养藏之道也。逆之则伤肾，春为痿厥，奉生者少。"周围的环境在演化着，人类在心理、生理上也要适应这样的演化，使人体的阴阳在动态中不断回归平衡，让生命获得持久的动力。

当生物体内部的调节机制出现障碍，或气候、饮食、生活活动状态、各种致病因子等的影响超出了生物体所能调节的范围，疾病就会降临，就需要通过医学力量来帮助生物体消除障碍，消除各种有害因素的影响，修复平衡，回返健康。

在数千年前，遥远的年代，人类还无法获得有关人体解剖、组织、生理、病理以及各种致病微生物的足够的知识，甚至像物质、能量这样的物理概念也还没有形成。我们的祖先以非凡的智慧，通过对自然现象的观察与思考，悟出了阴阳演化与平衡的道理，用以指导人类对疾病的斗争，创造了中国医药学的理论实践体系，为民族繁衍、为人类健康作出了无可比拟的贡献，至今天以至永远，我们都能享用这智慧的成果。

第六节 事物的阴阳属性划分

阴阳属性划分，来自一个共同的出发点

《内经》等中医经典著作对自然事物进行了广泛的阴阳属性划分，从天地日月、自然万物到人体生理、疾病状态、神色脉象、药物性味等等。

事物的阴阳属性划分，"数之可十，推之可百；数之可千，推之可万"，

涉及无数自然事物的各个层面，但都来自一个共同的出发点，遵循着一些基本的规律。

一组相互关联而又相互对应的事物中，处在物质、材料、器质、形体方面者属于阴，处在能量、动力、功能、能力方面者属于阳。因此，水为阴，火为阳；血为阴，气为阳；形体为阴，精神为阳；器质为阴，功能为阳；土壤为阴，阳光为阳；电线为阴，电流为阳；有形而稳定者皆为阴，无形而有力者皆为阳；等等。物质是自然万物的构成材料，构建着事物的器质、形体。能量是万物运动的推动力量，促成着事物的功能、能力。因此，材料、器质、形体，都与对应双方中的物质方面直接关联，属于阴；动力、功能、能力，都与对应双方中的能量方面直接关联，属于阳。

一组相互关联而又相互对应的事物中，能量欠缺、动力弱小、运动缓和、功能衰退者属于阴，能量充实、动力强劲、运动激烈、功能亢进者属于阳。因此，温暖的、明亮的、躁动的、兴奋的、迅速的、刚强有力的、声音洪亮的……都为阳；寒冷的、黑暗的、静守的、抑郁的、缓慢的、软弱无力的、声音低微的……都为阴。能量是物质运动的推动力量，能量增加意味着动力增强、运动激化、功能活跃，使事物向阳的方向演化；能量减少意味着动力减弱、运动减缓、功能低下，使事物向阴的方向演化。

一组相互关联而又相互对应的事物中，物质充裕、聚集、浓缩、成形者属于阴，物质欠缺、离散、稀释、化气者属于阳。所以，在下的、在里的、收敛的、凝聚的、潮湿的、重坠的、质实的……都为阴；在上的、在表的、开泄的、流散的、干燥的、轻浮的、空虚的……都为阳。物质作为自然万物的构成材料具有使事物稳定、聚集的内在力量，这种阴性力量的增强使事物向聚集、浓缩、成形的阴性方向演化；反之，阴性力量减弱而阳性力量增强则使事物向离散、稀释、化气的阳性方向演化。

一组相互关联而又相互对应的事物中，阻挡能量、阻碍运动者属于阴，传递能量、便利运动者属于阳。所以，多云的、遮阴的、混浊的、黏腻的、滞涩的、粗糙的……都为阴；晴朗的、旷阳的、清澈的、清爽的、流利的、光滑的……都属于阳。前者减少能量，减弱运动，使事物向阴性方向演化；后者增加能量，便利运动，使事物向阳性方向演化。

一组相互关联而又相互对应的事物中，有利于物质聚集、成形者属于阴，有利于物质离散、化气者属于阳。所以，凹陷的、封闭的、向里的、无风的、隐蔽的……都属于阴；隆起的、开放的、向外的、多风的、暴露的……都属于阳。前者有利于物质的聚集与稳定，使事物向阴性方向演化；后者有利于物质的离散和变动，使事物向阳性方向变化。

表 1-6-1 事物的阴阳属性划分

阴阳属性	物质与能量	能量消长	物质消长	影响于能量消长	影响于物质消长
属于阴	物质 材料 器质 形体	能量欠缺 动力弱小 运动缓和 功能衰退	物质{充裕 聚集 浓缩 成形}	阻挡能量 阻碍运动	有利于：物质 聚集成形
属于阳	能量 动力 功能 能力	能量充实 运动强劲 运动激烈 功能亢进	物质{欠缺 离散 稀释 化气}	传递能量 便利运动	有利于：物质 离散化气

前文已经分析：天为阳而地为阴，昼为阳而夜为阴，夏为阳而冬为阴，均与物质能量的分布和消长有直接的关联。上为阳，下为阴：上下的判断是以天在上、地在下为基准的，天为阳、地为阴，所以上为阳下为阴。从本质看在上者势能增大、物质离散程度增加、运动自由度加大而存在稳定性减小，因而属于阳；在下者势能减小、物质聚集程度增加、运动自由度减小而存在稳定性加大，因而属于阴。南方为阳，北方为阴：这是按照我国所处的地理位置来判断的，南方温热属于阳，北方寒凉属于阴，与接受太阳能量的多少有直接关联。在与阴阳学说相关的图示上，南方总是在上而北方总是在下，与我们现在习惯的地图画法有不同。如果创建阴阳学说的先哲居住在澳大利亚，那就很可能会以北方为阳而南方为阴了。山之南面为阳而北面为阴，因为南面面对太阳而北面背对太阳；河之南岸为阴而北岸为阳，因为南岸背对太阳而北岸面对太阳。男为阳而女为阴：古人在确定这一划分时可能综合了形体、体质等多方面因素；有一项本质的区分是，在繁育后代的过程中，女方直接赋予其形体，而男方则赋予其气质。

阴阳属性划分具有相对性。武汉对北京，武汉是南方，北京是北方；广州对武汉，广州是南方，武汉是北方。地面和空中比，地面为阴，空中为阳；地面和井底比，井底为阴，地面为阳。

阴阳之中复有阴阳。物质世界层层可分，阴阳属性也层层可分。世界有天地之分，大地有南北之分，北方有高低之分，低处有晴雨之分，等等，不可穷尽。正如《素问·天元纪大论篇第六十六》所说：“天有阴阳，地亦有阴阳。……阳中有阴，阴中有阳。”在生命的世界里，从整体到系统、器官、组织、细胞、细胞器……在各个层次上，也都存在阴阳的对立和统一。

事物由众多的方面、众多的矛盾组成，在分析事物的阴阳属性时，要看分析的是事物的哪一对具体矛盾。例如两个相互比较的球体，有大小、轻重、高低、运动快慢等不同的矛盾关系，可以形成不同角度的阴阳区分。又如，从机械运动状态而言，地球（还有其他行星）质轻而动速，处于外围属于阳；太阳质重而动缓，位于正中属于阴。但是从两者对于地球生物界的作用而言，地球是物质的府库，属于阴，太阳为能量的泉源，属于阳。

只有反映物质能量关系的组合，才具有阴阳属性划分的意义

在我们的世界上，在各个知识领域，存在着各种各样的事物、概念、范畴，其中大量形成着既对立又统一的组合。从自然科学角度看，只有那些从不同角度、在不同程度上反映物质能量关系的组合，才具有阴阳属性划分的意义，除此之外的矛盾组合都不具有阴阳划分的意义。

例如，纯属文学艺术领域的不反映物质能量关系的事物和概念，不具有阴阳划分的意义。中国的文学语言中有“阴暗”“阴森森”“阴谋诡计”等词语，这来自人们对黑暗、寒冷等能量缺乏的恶性环境的感受，是一种文学上的引申；还有“阳奉阴违”这样的文学用语，它是以“表为阳里为阴”为基础的文学引申。而像“阳光大道”这样的词语，则来自人们对温暖、光明环境的良性感受。它们是自然科学上的阴阳概念在文学艺术领域的延伸，具有文学艺术上的意义，而不具有自然科学上的意义。

在政治经济领域，地主与农奴、压迫与反抗、发展与衰退、盈利与亏损等等，都可以构成对立统一的组合，也可以赋予文学上的想象，但从自然科学角度看不具有阴阳属性划分的意义。股市把上涨称为“走阳”，下跌称为“走阴”，划出“阳线”“阴线”，这种“阴”“阳”也来自人们对温暖、光明前景的良性感受和寒冷、黑暗前景的不良感受，是一种想象和引申，不具有自然科学的意义。

哲学领域的许多概念、范畴，例如对立和统一、量变和质变、有限和无限等等，都形成矛盾组合，当它们不用于反映物质与能量的对立统一关系时，不具有阴阳划分的意义。

许多用于逻辑判断的概念和数学上的概念，例如“是、非”，“有、无”，“对、错”，“加、减”，“乘、除”，“0、1（电子计算机所用的数码）”，“奇、偶”等等，虽然也构成着对立统一的矛盾组合，但当它们未与具体事物相联系，未能反映物质能量间的对立统一关系时，不具有阴阳划分的意义。只有当它们和具体事物相联系，从而能从一定角度、一定程度上反映物质能量的对立统一关系时，才具有阴阳划分的意义。具体而言，“是”阳者阳性，“非”阳者阴性，“是”阴者阴性，“非”阴者阳性；“加”能量者阳性，“减”能量者阴性，“加”物质者阴性，“减”物质者阳性——相同的逻辑判断词与不同的具体事物相联系，将产生不同的判断结果。现代医学在报告体征或检验结果时，以“阳性”表示“有”“肯定”或“异常”，“阴性”表示“无”“否定”或“正常”，这是一种特定范围内的人为规定，与中医理论把阴阳作为一种自然科学概念不具等同性。《易经》以奇数为阳，偶数为阴，因而九为阳数之首，乾卦（天）是连续的“三”，坤卦（地）是中断的“三”，这也是一种特定范围的人为规定，在以阴阳五行为基础的中医理论体系中没有实质性的影响。根据“阳化气，阴成形”的阐述，天以中断的“三”象征化气，地以连续的“三”象征成形，才更有道理。

“虚”“实”也和“是”“否”“有”“无”一样，是一种用于逻辑判断的概念，在它还没有和一定的具体内容相联系的时候，是无法划分阴阳属性的；只有在和具体事物相联系的时候，它和阴阳的关联才显现出来。在一个系统内原来属于阳的东西，实则为阳，虚则为阴。例如：火盛属于阳，火衰属于阴；太阳富能量属阳，月亮乏能量属阴；人体内部，阳盛为阳，阳虚为阴。原来属于阴方面的事物，实则为阴，虚则为阳。例如：水泛为阴，水涸为阳；大地坚实致密为阴，大气清虚空旷为阳；人体内部，阴盛为阴，阴虚为阳。在前一类情况下，虚为阴、实为阳是可以成立的；而在后一类情况下，虚为阴、实为阳就恰好是错误的。

阴阳属性划分，须区分本质联系与非本质联系

属于自然领域的事物，通常具有物质能量方面的关联。阴阳属性的区分，有利于把具有共同发展趋势的事物联结在一起。例如，在地球的具体环境下，在上和在表具有相同的意义：从地面往上，就逐渐趋近地球大气的表层；从地面往下，就逐渐趋近地球的内核。在上者为清轻的大气，在下者为浊重的大地。生物的能量从天上来，生物的物质从地上来。这样，在上、在表、清轻、能量等等就由阳的共同属性联结在一起，在下、在里、浊重、物质等等就由阴的共同属性而联结在一起。

然而，在上、在表、清轻、能量等等并非总在同一阵线。例如，锅里的水和锅底的火，从上下关系看，应当在上者为阳、在下者为阴，然而从物质能量关系看，应当火为阳水为阴。同样，发生在人体下肢而有红肿热痛的急性炎症，应当因其在下而判断为阴证呢，还是因其红肿热痛而判断为阳证？这就提醒我们，事物是由众多矛盾组成的，在分析其阴阳属性时，应当注意哪些是正面反映物质能量关系的，哪些只是从一定侧面、一定角度上反映物质能量关系，哪些不反映物质能量关系。可以把阴阳属性看作物质能量的对立统一关系在自然界各层次、各事物、各角度的投影（图 1-6-1），正面反映物质能量关系者其阴阳属性划分的意义最强，侧面反映物质能量关系者随着角度的偏离而阴阳划分的意义减弱，不反映物质能量关系者不具有阴阳划分的意义。显然，锅里的水和锅底的火，虽然水在上而火在下，但水火之间的关系更直接地反映物质能量的关系，因此水为阴、火为阳具有更强的意义。同样，发生于人体下肢而有红肿热痛的急性炎症，不可因其位置在下而判其为阴证，因为实热和虚寒的区别更直接地反映着物质与能量之间的关系，具有

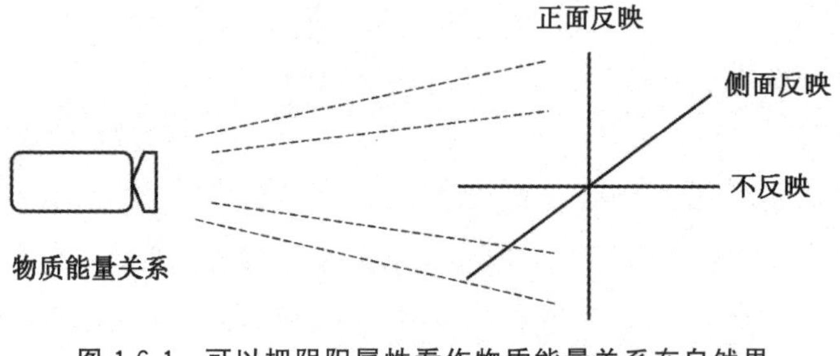

图 1-6-1　可以把阴阳属性看作物质能量关系在自然界各层次、各事物、各角度的投影

更强的医学上的意义。本节前文概括了事物阴阳属性的5个规律性的分类，其中前3类更直接地反映物质、能量的对立统一关系，因而和后两类相比具有更强的意义。

以上情况，正如《素问·阴阳离合论》所说，阴阳可以用来分析千千万万的事物，“然其要一也”。在探寻阴阳学说的医学意义时，我们应当紧紧把握物质、能量的对立统一关系这个共同的出发点。

第七节 阴阳学说的医学意义

阴阳的自然科学属性

阴阳是自然界普遍存在的最基本的矛盾，它关系着一切自然事物发生、发展、变化的过程。在人体内部，交感神经和迷走神经的关系、cAMP和cGMP的关系等等，都在一定范围、一定角度上具体诠释着阴阳关系，对它们的深入研究有利于增进我们对人体阴阳规律的了解，把中医学推向前进；但不能因此而忘了阴阳作为“天地之道”“万物之纲纪”“变化之父母”“生杀之本始”“神明之府”这样一些基本特征。当我们试图从现代科学的视角，以人体内的某些具体成分来探讨阴阳学说的医学意义时，不要忘了阴阳在自然界的普遍性。

然而，阴阳又是一对具体的矛盾，它反映的是物质与能量之间的对立统一关系，而不是其他任何对立统一关系。只有反映物质能量关系的事物、概念、范畴才具有阴阳属性划分的意义，具有阴阳研究的价值。属于文学、艺术、政治、经济、哲学、逻辑推理等领域的事物、概念、范畴，虽然在某些情况下可加以想象和引申，但从自然科学角度看不具有阴阳属性划分的价值，不具有阴阳研究的意义。因此阴阳是一组自然科学概念，而不是哲学概念。它与“矛盾”作为一切领域、一切事物、一切方面广泛适用的哲学概念不具等同性。当我们进行医学领域的阴阳学说研究时，不应把“阴阳”概念和哲学上的“矛盾”概念混同在一起。这种区分极为重要，如果把两者混同起来，不仅会使阴阳学说的研究失去方向，而且会使阴阳学说失去继续存在的价值。

阴阳的概念与物质能量的概念在核心内容上具有等同性，但延展的方向存在区别。物质的内在力量使自然万物具有稳定性、规律性和实在性，能量是推动自然万物运动变化的力量，这是物质和能量的本质的、核心的特征，与阴阳的含义具有等同性。但物质、能量的概念又涉及各种具体的物质、能量形态，涉及各种可以定量研究的特征，这是阴阳的概念所未涉及的。阴阳的概念以物质能量两大要素的对立统一关系为出发点，延展为阴阳两种力量、两种趋势、两种状态、两类属性，这又是物质能量的概念所未涉及的。因此阴阳的概念和物质能量的概念在具有共同性的同时，也具有差异性，不是在任何情况下都可以随意替代的。

阴阳是观察、探讨自然和人体物理规律的指南针

数千年前，我们的祖先发明了指南针，也创立了阴阳学说。指南针已成为国际公认的我国古代四大发明之首，而阴阳学说则是古代智者的重大领悟，是观察、探讨自然和人体物理规律的“指南针”。在能量守恒和转化定律发现之前数千年，我们的祖先以敏锐的观察和非凡的智慧察觉到了自然界各种运动形式之间的相互关联，从而在事实上认识到了能量的存在以及各种能量形式之间的相关性。同样，在惯性定律、万有引力定律以及电磁相互作用等等得以阐明之前数千年，我们的祖先已经察觉到一切自然事物内部存在一种固守和稳定的力量，它与促进运动变化的力量（阳，能量）形成着既对立又统一的关系，从而在事实上认识到了物质的某些本质特征。按照阴阳学说，自然界一切事物的发生、发展、变化过程，都是由阴、阳这两种普遍存在的力量决定的。阳是一种促进运动、变化的力量，凡是刚劲的、有力的、快速的、躁动的、奔流的、温热的、光明的、声音洪亮的、向上的、处在高位的……都属于阳，这样就把刚体运动、流体运动、热运动、光运动、声波运动等多种物质运动形式联结在一起，在动能、势能、热能、光能、声能等多种能量形式之间建立了内在联系，隐含了能量转化与守恒的思想。阴是一种固守、稳定的力量，凡是凝聚的、质实的、成形的、重坠的、不易推移的……都属于阴，这样就把万有引力、电磁相互作用力、惯性力等物质内在的稳定力量联结在一起，透过物质的各种具体表现形式而较深入地认识了物质的共同本质，隐含了统一场论的思想。在阴阳两种力量作用下，自然事物的发展呈现阴阳两个相反的方向：运动缓和的方向和运动激烈的方向、物质聚集的方向和物质离散的方向，也就是静与躁、成形与化气的方向。自然事物千变万化，其中最基本最核心的变化是阴阳的变化。观察事物的演变，观察其阴阳变化是最基本最不可缺少的内容。对比事物的状态，对比其阴阳状态同样是最基本的。阴阳学说的创立为古代科学家观察、探讨自然和人体的物理规律提供了重要的分析工具，为我国古代自然科学尤其医学的发展奠定了关键性的基础，它使中医学成为世界传统医学中最具生命力的一支，为东亚各民族的繁衍作出了巨大贡献，并且将为全人类作出贡献。

《内经》对阴阳的应用

《内经》把阴阳学说应用到与医学相关的各方面：

其一，观察、分析人类生存的自然环境。《素问·四气调神大论篇第二》说："四时阴阳者，万物之根本也。"《素问·阴阳应象大论篇第五》说："积阳为天，积阴为地。"又说："清阳为天，浊阴为地；地气上为云，天气下为雨；雨出地气，云出天气。""水为阴，火为阳。""天地者，万物之上下也；阴阳者，血气之男女也；左右者，阴阳之道路也；水火者，阴阳之征兆也；阴阳者，万物之能始也。" "阴在内，阳之守也；阳在外，阴之使也。"《素问·阴阳离合论篇第六》说："天为阳，地为阴，日为阳，月为阴。"《素问·金匮真言论篇第四》说："平旦至日中，天之阳，阳中之阳也；日中至黄昏，天之阳，阳中之阴也；合夜至鸡鸣，天之阴，阴中之阴也；鸡鸣至平旦，天之阴，阴中之阳也。"《素问·厥论篇第四十五》说："春夏则阳气多而阴气少，秋冬则阴气盛而阳气衰。"《素问·天元纪大论篇第六十六》说："寒暑燥湿风火，天之阴阳也，三阴三阳上奉之。木火土金水火，地之阴阳也，生长化收藏下应之。天以阳生阴长，地以阳杀阴藏。天有阴阳，地亦有阴阳。……阳中有阴，阴中有阳。"

其二，观察、分析人体生理规律，解释人体生理现象，建立人体生理分析系统。《素问·金匮真言论篇第四》说："夫言人之阴阳，则外为阳，内为阴。言人身之阴阳，则背为阳，腹为阴。言人身之脏腑中阴阳，则脏者为阴，腑者为阳。肝心脾肺肾五脏皆为阴，胆胃大肠小肠膀胱三焦六腑皆为阳。"又说："背为阳，阳中之阳，心也；背为阳，阳中之阴，肺也；腹为阴，阴中之阴，肾也；腹为阴，阴中之阳，肝也；腹为阴，阴中之至阴，脾也。此皆阴阳表里内外雌雄相输应也，故以应天之阴阳也。"《素问·生气通天论篇第三》

说："阳气者若天与日，失其所则折寿而不彰，故天运当以日光明。是故阳因而上，卫外者也。"又说："阳气者，一日而主外，平旦人气生，日中而阳气隆，日西而阳气已虚，气门乃闭。"《素问·阴阳应象大论篇第五》说："清阳出上窍，浊阴出下窍；清阳发腠理，浊阴走五脏；清阳实四肢，浊阴归六腑。""水为阴，火为阳，阳为气，阴为味。……阴味出下窍，阳气出上窍。""天不足西北，故西北方阴也，而人右耳目不如左明也。地不满东南，故东南方阳也，而人左手足不如右强也。"

其三，观察、分析环境与人体的关系，探讨人类对环境的适应。《素问·生气通天论篇第三》："夫自古通天者，生之本，本于阴阳。"《素问·上古天真论篇第一》说："法于阴阳，和于术数"；"提挈天地，把握阴阳"；"法则天地，象似日月，辨列星辰，逆从阴阳"。《素问·四气调神大论篇第二》说："圣人春夏养阳，秋冬养阴。"《素问·阴阳应象大论篇第五》说："清阳上天，浊阴归地，是故天地之动静，神明为之纲纪，故能以生长化收藏，终而复始。惟贤人上配天以养头，下象地以养足，中傍人事以养五脏。"

其四，探讨疾病发生、发展、变化的原因和规律，建立人体病理和诊断的分析系统。《素问·阴阳应象大论篇第五》说："阴胜则阳病，阳胜则阴病。阳胜则热，阴胜则寒。"《素问·调经论篇第六十二》说："夫邪之生也，或生于阴，或生于阳。其生于阳者，得之风雨寒暑。其生于阴者，得之饮食居处。""阳虚则外寒，阴虚则内热，阳盛则外热，阴盛则内寒。"《素问·生气通天论篇第三》说："阳气者，烦劳则张，精绝辟积，于夏使人煎厥。""阳气者，大怒则形气绝，则血菀于上，使人薄厥。""阳气者，精则养神，柔则养筋。""阴者，藏精而起亟也；阳者，卫外而为固也。阴不胜其阳，则脉流薄疾，并乃狂。阳不胜其阴，则五脏气争，九窍不通。是以圣人陈阴阳，筋脉和同，骨髓坚固，气血皆从。如是则内外调和，邪不能害，耳目聪明，气立如故。""凡阴阳之要，阳密乃固，两者不和，若春无秋，若冬无夏，因而和之，是谓圣度。故阳强不能密，阴气乃绝，阴平阳秘，精神乃治，阴阳离决，精气乃绝。""暴怒伤阴，暴喜伤阳。""重阴必阳，重阳必阴。""阳胜则身热，腠理闭，喘粗为之俯仰，汗不出而热，齿干以烦冤腹满死，能冬不能夏。阴胜则身寒汗出，身常清，数栗而寒，寒则厥，厥则腹满死，能夏不能冬。"《素问·金匮真言论篇第四》说："所以欲知阴中之阴、阳中之阳者何也？为冬病在阴，夏病在阳，春病在阴，秋病在阳，皆视其所在，为施针石也。”《素问·太阴阳明论篇第二十九》说：“阳者，天气也，主外；阴者，地气也，主内。故阳道实，阴道虚。故犯贼风虚邪者，阳受之；食饮不节起居不时者，阴受之。阳受之则入六腑，阴受之则入五脏。入六腑则身热不时卧，上为喘呼；入五脏则口满闭塞，下为飧泻，久为肠澼。”《素问·阳明脉解篇第三十》说：“四肢者诸阳之本也，阳盛则四肢实，实则能登高也。”《素问·评热病论篇第三十三》说：“邪之所凑，其气必虚，阴虚者阳必凑之，故少气时热而汗出也。”《素问·痹论篇第四十三》说：“其寒者，阳气少，阴气多，与病相益，故寒也。其热者，阳气多，阴气少，病气胜阳遭阴，故为痹热。其多汗而濡者，此其逢湿盛也，阳气少，阴气盛，两气相感，故汗出而濡也。”《素问·厥论篇第四十五》说：“阳气衰于下，则为寒厥；阴气衰于下，则为热厥。”“寒厥何失而然也？……阳气衰，不能渗营其经络，阳气日损，阴气独在，故手足为之寒也。”“热厥何如而然也？……肾气有衰，阳气独胜，故手足为之热也。”“阴气盛于上则下虚，下虚则腹胀满，阳气盛于上则下气重上而邪气逆，逆则阳气乱，阳气乱则不知人也。”《素问·脉解篇第四十九》说：“所谓强上引背者，阳气大上而争，故强上也。”“所谓耳鸣者，阳气万物盛上而跃，故耳鸣也。”“所谓甚则狂癫疾者，阳尽在上而阴气从下，下虚上实，故狂癫疾也。”“九月阳气尽而阴气甚，故心胁痛也。”“所谓胫肿而股不收者，是五月盛阳之阴也，阳者衰于五月，而一阴气上，与阳始争，故胫肿而股不收也。”“所谓上喘而为水者，阴气下而复上，上则邪客于脏腑间，故为水也。”“所谓胸痛少气者，水气在脏腑也，水者阴气也，阴气在中，故胸痛少气也。”“所谓盛则厥，恶人与火，闻木音则惕然而惊者，阳气与阴气相薄，水火相恶，故惕然而惊也。”“所谓欲独闭户牖而处者，阴阳相薄也，阳尽而阴盛，故欲独闭户牖而居。”“所谓病至则欲乘高而歌，弃衣而走者，阴阳复争，而外并于阳，故使之弃衣而走也。”“所谓呕咳上气喘者，阴气在下，阳气在上，诸阳气浮，无所依从，故咳呕上气喘也。”“所谓恐如人将捕之者，秋气万物未有毕去，阴气少，阳气入，阴阳相薄。故恐也。”

其五，探讨疾病诊断规律。《素问·阴阳应象大论篇第五》说：“善诊者，察色按脉，先别阴阳……”《素问·阴阳别论篇第七》说：“脉有阴阳，知阳者知阴，知阴者知阳。”“所谓阴者，真脏也，见则为败，败必死也。所谓阳者，胃脘之阳也。别于阳者，知病处；别于阴者，知死生之期。”“谨熟阴阳，无与众谋。”“所谓阴阳者，去者为阴，至者为阳；静者为阴，动者为阳；迟者为阴，数者为阳。”《素问·脉要精微论篇第十七》说：“声合五音，色合五行，脉合阴阳。是知阴盛则梦涉大水恐惧，阳盛则梦大火燔灼，阴阳俱盛则梦相杀毁伤……”“诸浮不躁者皆在阳，则为热；其有躁者在手。诸细而沉者皆在阴，则为骨痛；其有静者在足。”“诸过者切之，涩者阳气有余也，滑者阴气有余也。阳气有余为身热无汗，阴气有余为多汗身寒，阴阳有余则无汗而寒。”《素问·平人气象论篇第十八》说：“脉从阴阳，病易已；脉逆阴阳，病难已。”《素问·徵四失论篇第七十八》说：“诊不知阴阳逆从之理，此治之一失矣。”

其六，探讨药物治疗疾病的机理和规律。《素问·阴阳应象大论篇第五》说：“阳为气，阴为味……阴味出下窍，阳气出上窍。味厚者为阴，薄为阴之阳。气厚者为阳，薄为阳之阴。”“气味，辛甘发散为阳，酸苦涌泻为阴。”《素问·至真要大论篇第七十四》说：“辛甘发散为阳，酸苦涌泻为阴，咸味涌泻为阴，淡味渗泻为阳。六者或收或散，或缓或急，或燥或润，或软或坚，以所利而行之，调其气使其平也。”“调气之方，必别阴阳，定其中外，各守其乡，内者内治，外者外治，微者调之，其次平之，盛者夺之，汗之下之，寒热温凉，衰之以属，随其攸利，谨道如法，万举万全，气血正平，长有天命。”

其七，探讨疾病治疗的规律。《素问·四气调神大论篇第二》说：“从阴阳则生，逆之则死，从之则治，逆之则乱。……是故圣人不治已病治未病，不治已乱治未乱，此之谓也。”《素问·金匮真言论篇第四》说：“所以欲知阴中之阴、阳中之阳者何也？为冬病在阴，夏病在阳，春病在阴，秋病在阳，皆视其所在，为施针石也。”《素问·阴阳应象大论篇第五》说：“善用针者，从阴引阳，从阳引阴，以右治左，以左治右，以我知彼，以表知里，以观过与不及之理，见微得过，用之不殆。”“审其阴阳，以别刚柔，阳病治阴，阴病治阳，定其血气，各守其乡，血实宜决之，气虚宜掣引之。”《素问·骨空论篇第七十》说：“风从外入，令人振寒，汗出头痛，身重恶寒，治在风府，调其阴阳，不足则补，有余则泻……”《素问·疏五过论篇第七十七》说：“圣人之治病也，必知天地阴阳，四时经纪，五脏六腑，雌雄表里，刺灸砭石，毒药所主，从容人事，以明经道，贵贱贫富，各异品理，问年少长，勇怯之理，审于分部，知病本始，八正九候，诊必副矣。”

自然界的阴阳（物质、能量）两大要素，形成了静守、聚集和躁动、离散的阴阳两种力量，给事物带来运动缓和、物质聚集和运动激化、物质离散的阴阳两种趋势，在事物的各层面区分出阴阳两类属性。在人体生理中，阴阳又常常具体化为与精、神、气、血相关联的体质因素。《内经》提到的“阴阳”，有指阴阳两大要素，如“积阳为天，积阴为地”、“水为阴，火为阳”等等；有指阴阳两种力量，如“阴静阳燥”，“阳化气，阴成形”，“阴胜则阳病，阳胜则阴病”，“阳胜则热，阴胜则寒”等等；有指阴阳两种趋势，如“法于阴阳，和于术数”，“提挈天地，把握阴阳”，“重阴必阳，重阳必阴”；有指阴阳两种属性，如“背为阳，腹为阴”，“辛甘发散为阳，酸苦涌泻为阴”等等；有指阴阳两种体质因素，如“阳虚则外寒，阴虚则内热，阳盛则外热，阴盛则内寒”，“其寒者，阳气少，阴气多”，“其热者，阳气多，阴气少”等等。所有这些阴阳概念，其出发点都是物质与能量的对立和统一。

阴阳在医学上的应用价值

人体和一切自然事物一样，是物质、能量的对立统一体。人体各层次上复杂而精细的结构和功能，都是在物质、能量的基础上产生的。人体的一切演化，都是阴阳演化的延伸。物质与能量的对立统一，贯穿于人体的一切生命进程中。阴阳是人体众多矛盾中最主要的矛盾。

生命是自然界阴阳演化的产物，是宇宙中的阴阳两种力量达到高度平衡与和谐、物质形态呈现高度复杂化与多样化的结果。阴阳的基本平衡，是生命的产生、延续与发展最重要最基本的条件。自然界微小的阴阳变化，对生命而言可能为灾难性的变化。如何适应自然变化的影响，调整生命过程中的阴阳波动，维持生命所需的阴阳基本平衡，是生命进程中最基本最重要的问题。

中医阴阳学说指出阴阳是自然界普遍存在的具有决定性的要素：“阴阳者，天地之道也……”；指出阴阳的基本特征：“阴静阳躁”，“阳化气，阴成形”；指出自然界存在阴阳演化：“积阳为天，积阴为地”……；指出生命与阴阳有着本质的联系：“生之本，本于阴阳”；指出人体存在阴阳的对立统一：

"清阳出上窍，浊阴出下窍；清阳发腠理，浊阴走五脏；清阳实四肢，浊阴归六腑"，"阳胜则热，阴胜则寒"；指出人体的阴阳与自然界的阴阳有着内在的关联："此皆阴阳表里内外雌雄相输应也，故以应天之阴阳也"……；指出人应该适应自然界的阴阳变化："法于阴阳，和于术数"，"春夏养阳，秋冬养阴"……；指出来自自然界或体内的致病因子影响人体阴阳而致病："夫邪之生也，或生于阴，或生于阳……"，"犯贼风虚邪者，阳受之；食饮不节起居不时者，阴受之"，"暴怒伤阴，暴喜伤阳"……；指出疾病的产生及表现与阴阳密切相关："邪之所凑，其气必虚，阴虚者阳必凑之"，"阴胜则阳病，阳胜则阴病"，"阳虚则外寒，阴虚则内热，阳盛则外热，阴盛则内寒"，"阴平阳秘，精神乃治，阴阳离决，精气乃绝"……；指出可分析脉搏的阴阳规律进而了解疾病的阴阳："去者为阴，至者为阳；静者为阴，动者为阳；迟者为阴，数者为阳"，"诸浮不躁者皆在阳"，"诸细而沉者皆在阴"；指出药物通过其阴阳属性影响人体："阳为气，阴为味……阴味出下窍，阳气出上窍"，"辛甘发散为阳，酸苦涌泻为阴"；指出顺应阴阳规律是疾病治疗最基本的原则："从阴阳则生，逆之则死，从之则治，逆之则乱"。这样，就从自然界的普遍规律出发，建立了人体生理、病理、诊断、药理 、治疗以及预防保健的分析系统，在科学技术极不发达的古代，在医学认识的茫茫沧海中，找到了指南针。

按照阴阳学说，人体是由阴和阳，也就是物质和能量两方面要素构成的，这两方面要素都要处于适当的状态，并且要实现一定的平衡，否则就会出现生理状态的异常，进入病理状态。无论阴的不足或阴的过盛、阳的不足或阳的过盛，都是对人体生理不利的。通过阴阳状态的观察，可以了解人体是否处于阴阳平衡的状态，是否存在阴的不足或阴的过盛，是否存在阳的不足或阳的过盛，从而按照明确的方向进行调整。犹如我们在京广线上，要以武汉为目的地，有了阴阳学说这样的指南针，我们可以了解自己身处武汉之南还是武汉之北，应当向南走还是向北走，阴阳学说就为认识人体的状态、调整人体的方向提供了指南针。我们的中医学之所以历经数千年而仍有顽强的生命力，是因为它一开始就建立在扎实的科学基础之上。

然而，仅有阴阳学说在古代的引入，还不足以让中医学成为严密完整的医学科学体系。这是因为：第一，古代采用阴阳属性划分的方法来认识自然事物时，未能很好地区分本质联系和表面联系，不同价值的阴阳属性划分存在等量齐观的情况。第二，单独应用阴阳规律和属性来认识事物，对于人体和疾病这样复杂的体系，还难以实现精细的区分。

我们的祖先在阴阳学说基础上创建了五行学说，并进一步发展了藏象、气血等理论，从而建立了完整的、有临床实用价值的分析体系。阴阳学说最重要的医学意义，就在于为医学应用的五行学说奠定了基础。当我们明确了阴阳的自然科学意义时，五行已不再是无法解答的难题。

第八节 阴阳章小结

●一切自然事物都在运动、变化中，运动是物质的固有属性。但事物的运动状态又是千差万异和千变万化的，运动可以从一事物传递到另一事物，也可以从一种形式转变为另一种形式，即运动的能力可以转移和转化。为此物理学引入了“能量”的概念，能量是事物运动的能力及其量度。

●物质作为自然万物的构建材料，具有一种来自自身的力量，如惯性力、万有引力、电磁相互作用力、强相互作用力等等，能使物质世界的组成部分之间保持空间关系的相对稳定，改变这种稳定状态是需要能量的过程，这是整个世界具有稳定性、规律性、实在性的根本原因。

●物质维系着客观世界各组成部分之间的空间关系，使事物保持稳定的存在状态；能量促成着客观世界各组成部分之间空间关系的变化，使事物进入激烈的运动、变化过程中。物质与能量既对立又统一，构成着整个世界最基本的一对矛盾。

●根据《内经》的阐述，阴阳是自然界普遍存在的最基本的矛盾，决定着一切自然事物发生、发展、变化的过程；同时阴阳又是一对具体的矛盾，有其鲜明的本质特征，阴使事物静守、聚集，阳使事物躁动、离散，水、火是阴、阳的典型象征。由此可以确定：阴阳关系反映了物质与能量之间既对立又统一的关系，阴是其中的物质方面，阳是其中的能量方面；阴阳学说是以物质能量的对立统一关系为出发点探讨自然事物发生发展变化规律的学说。

●各种形式的能量都是由于物质的运动或物质相互作用的状态而呈现的属性，不能离开物质而单独存在，它与物质永远形成着不可分离的统一体，显示了物质与能量的同一性。然而能量又可以相对独立地从一部分物质转移到另一部分物质，也可以相对独立地从一种能量形式转化为另一种能量形式，而不须伴随物质成分的相对应的转化和转移，这又显示了物质与能量的差异性。承认物质与能量在具有同一性的同时还具有差异性，不仅符合客观事实，而且符合辩证法的普遍规律。

●由于物质与能量的同一性，可以把两者看成一个统一的整体，这个整体的名称是物质，这是哲学上把运动看作物质固有属性的客观依据。由于物质与能量的差异性，也可以把物质能量看成两个相互区别的要素，一方称为物质，一方称为能量，这是物理学上把能量作为一种有别于物质的独立要素进行研究的客观依据。由此形成了两种存在区别的物质含义。物理学上，物质是与能量相互区别又相互关联的要素，而哲学上的物质则是包括了物理学的物质和能量在内的统一体。中医阴阳学说所涉及的，是物理学上的与能量既区别又关联的物质，是一种物理概念。

●“物质”一词具有多重含义，由此而形成不同层次上的对立统一关系：实物（化学物质＋非化学物质）和场；物质（物理物质＝实物＋场）和能量；物质（实在物质＝物理物质＋能量）和信息；物质（客观物质＝实在物质＋信息）和精神。中医阴阳学说着重探讨的，是物质（物理物质）与能量之间的对立统一关系及其在具体自然事物的表现与影响。

●信息是物质的存在状态和运动状态的反映和记录，可以传递、保存、加工和再现。信息是物质的存在和运动达到一定复杂程度的产物，又与物质存在和物质运动的有序性密切相关。因此信息不是与物质能量处在同一水平的要素，信息源于物质能量而高于物质能量。信息不能离开物质而单独存在，但可以相对独立地从一部分物质转移到另一部分物质，信息与物质既有同一性又有差异性。

●精神意识是物质世界发展到更高、更复杂程度的产物，是信息的升华，具有一般信息不能具有的一些特性。信息具有后续性或回顾性，而精神不但具有后续性或回顾性，还具有预见性或前瞻性。精神源于物质能量信息而高于物质能量信息。

●物质与能量即阴与阳的对立和统一，使事物的发展演化呈现两个方向：静守聚集的阴性方向和躁动离散的阳性方向。躁动是激烈的运动，静守则是运动相对缓和、向静止方向逼近的状态，静守包含静止而不限于静止。躁动和静守都不是随意呈现的。各种相互作用在物质之间形成联结，使物质的分布趋向于聚集（“成形”）；同时限制了物质之间相对运动的范围，使物质的运动趋向于和缓（静守）。能量驱动物质的运动，使物质的运动趋向于激化（躁动）；同时改变物质之间相互作用的状态，使物质的分布趋向于离散（“化气”）。因此静守和聚集、躁动和离散分别是两种紧密关联的状态，形成阴阳两个方向。在开放空间中，阴与阳的最终效应是聚集与离散。

●物质与能量的转移和转化，带动了自然万物的阴阳演化。宇宙物质在演化中形成多种不同的态，反映了阴阳平衡的不同状况。只有在以液态为中心的这个区域，物质可以保持复杂的分子结构，在物质种类上形成极度的多样性，并能以分子结构为基础形成更为复杂的物质结构，直至产生生命。可以认为，物质结构的复杂化，物质种类的多样性，直至生命的产生，是宇宙中的阴阳两种力量在一定范围内实现相对平衡与协调的结果。

●生命和智慧之所以在地球上产生，是因为地球具备最有利的物质和能量条件，阴阳两种力量在地球生物圈达到了最佳的平衡与和谐。地球虽然不是宇宙结构的核心，但却是物质结构复杂化、多样化的中心，是生命和智慧的中心，是宇宙物质实现阴阳平衡与协调的中心。与此同时，地球上依时间和地域的不同，也呈现物质能量的差异与变化，呈现阴阳平衡状态的差异与变化，成为医学上必须研究和解决的问题。

●生命代表了物质世界最高程度的阴阳平衡与和谐。与此同时，在生命这样的系统中阴阳依然是两种相互对立的力量，指向不同的方向。能量释放的增加、各种生理活动的活跃、运动变化的加快、物质消耗的增加、物质储存的减少、物质更新的加快等等，构成了生命进程中阳性的方向；而能量释放的减少、各种生理活动的迟滞、运动变化的减缓、物质消耗的减少、物质滞留的增加、物质更新的减慢等等，构成了生命进程中阴性的方向。

●影响生命进程中阴阳平衡的因素来自两方面，一是生物体内部的调节机制，二是环境的影响。当生物体内部的调节机制出现障碍，或气候、饮食、生活活动状态、各种致病因子等的影响超出了生物体所能调节的范围，疾病就会降临，就需要通过医学力量来帮助生物体消除障碍，消除各种有害因素的影响，修复平衡，回返健康。

●事物的阴阳属性划分涉及无数自然事物的各个层面，但都来自一个共同的出发点，遵循着一些基本的规律：①一组相互关联而又相互对应的事物中，处在物质、材料、器质、形体方面者属于阴，处在能量、动力、功能、能力方面者属于阳；②一组相互关联而又相互对应的事物中，能量欠缺、动力弱小、运动缓和、功能衰退者属于阴，能量充实、动力强劲、运动激烈、功能亢进者属于阳；③一组相互关联而又相互对应的事物中，物质聚集、浓缩、处于稳定状态（成形）者属于阴，物质离散、稀释、处在不稳定状态（化气）者属于阳；④一组相互关联而又相互对应的事物中，阻挡能量、阻碍运动者属于阴，传递能量、便利运动者属于阳；⑤一组相互关联而又相互对应的事物中，有利于物质聚集、成形者属于阴，有利于物质离散、化气者属于阳。

●事物的阴阳属性划分具有相对性。事物的阴阳属性是层层可分的。在分析事物的阴阳属性时，要注意分析的是哪一对具体矛盾。从自然科学角度看，只有那些从不同角度、在不同程度上反映物质能量关系的组合，才具有阴阳属性划分的意义。可以把阴阳属性看作物质能量的对立统一关系在自然界各层次、各事物、各角度的投影，正面反映物质能量关系者其阴阳属性划分的意义最强，侧面反映物质能量关系者随着角度的偏离而阴阳划分的意义减弱，不反映物质能量关系者不具有阴阳划分的意义。

●阴阳是自然界普遍存在的最基本的矛盾，同时又是一对具体的矛盾。它不能被人体内部某些具体物质之间的关系所代替，同时也不能与“矛盾”这样的哲学概念混同起来。阴阳是一组自然科学概念，而不是哲学概念。阴阳的概念与物质能量的概念具有共同性，也具有差异性，不能随意替代。

●在能量守恒等物理定律发现之前数千年，中华祖先通过阴阳的探讨感悟了自然界各种运动形式之间的相互关联、各种物质稳定力之间的相互关联，感悟了物质能量之间的对立统一关系及其对事物发展的影响，从而为古代科学家观察、探讨自然和人体的物理规律提供了重要的分析工具。阴阳学说是古代智者的重大领悟，是观察、探讨自然和人体物理规律的指南针。

●《内经》应用阴阳学说在自然环境、人体生理、养生保健、病因病理、诊断、药理、治疗等医学相关的各方面进行了观察与探讨，建立了有临床应用价值的分析体系。人体和一切自然事物一样，是物质能量的对立统一体，阴阳是人体众多矛盾中最主要的矛盾，维持阴阳基本平衡是生命进程中最基本、最重要的问题。阴阳学说为认识人体的状态、调整人体的方向提供了指南针。

●仅有阴阳学说的引入还不足以让中医学成为严密完整的医学科学体系，因为古代采用的阴阳属性划分方法未能很好地区分本质联系和表面联系，而单用阴阳对人体和疾病这样复杂的体系难以实现精细的区分。阴阳学说最重要的医学意义，在于为医学应用的五行学说奠定了基础，从而也为藏象学说奠定了基础。

参考文献

[1] 黄帝内经素问［M］. 北京：人民卫生出版社，1963.

[2] 任应秋. 阴阳五行［M］. 上海：上海科学技术出版社，1960.

[3] 孙广仁. 中医基础理论［M］. 北京：中国中医药出版社，2008.

[4] 王晓鸥. 物理学概论［M］. 上海：同济大学出版社，2007.

[5] 盖莫夫. 从一到无穷大［M］. 暴永宁，译. 北京：科学出版社，1978.

[6] 神奇的物质世界［M］. 北京：科学普及出版社，1991.

[7] 恩格斯. 自然辩证法［M］//马克思，恩格斯. 马克思恩格斯选集：第2卷. 北京：人民出版社，1995：259～386.

[8] 列宁. 唯物主义和经验批判主义［M］//列宁. 列宁选集：第2卷. 北京：人民出版社，1995：12～240.

[9] 毛泽东. 矛盾论［M］//毛泽东. 毛泽东选集：第1卷. 北京：人民出版社，1995：299～340.

[10] 艾思奇. 辩证唯物主义 历史唯物主义［M］. 北京：人民出版社，1978.

第二章　热力学定律与五行

年代久远的《尚书·洪范》中，已有了“五行”的明确阐述：“五行：一曰水，二曰火，三曰木，四曰金，五曰土。水曰润下，火曰炎上，木曰曲直，金曰从革，土爰稼穑。”《素问·藏气法时论篇第二十二》说：“五行者，金木水火土也。”《内经》构建的中医理论体系中，五脏、六腑、五体、七窍、十二经脉、精神气血、四气、五味、六淫、七情，以及周围环境的四季、五方、五运、六气等等，无不与五行有着直接的关联。由阴阳而五行，由五行而藏象、气血、经脉，直至医学相关的各方面，中国医学的理论框架就这样形成了。

五行与阴阳密切关联。在阴阳的现代自然科学意义阐明之前，五行的解读面临难以逾越的障碍。如环无端的五行生克图案，容易让人误看作一场玄妙的数学游戏。五行在算命等公认为迷信的领域得到了广泛的应用，更容易让人把医学上应用的五行学说也和封建迷信联系在一起。自近代科学传入中国，五行成为反对中医者最为便捷的攻击点。而护守中医的人们，除了反复重申五行学说是“朴素的唯物论和辩证法”外，难以对五行的科学性作进一步辩解。这使五行在当代的应用面临障碍。我们仍沿用着古代医学家以五行为工具推导出的许多结论，但我们已难以追寻这些结论的来源，也不再能用五行来解决中医学的理论和临床问题，使处在发展过程中的中医学进一步发展。

本篇第一章已经阐述：阴是物质，阳是能量，两者构成自然界最基本的对立统一关系。本章将说明：五行是阴阳的深化，是物质与能量对立统一关系的展开，它反映了自然界的物质与能量、有序与无序、封闭与开放这三对矛盾形成的紧密关联，反映了热力学系统从低度有序到高度有序、从有序到无序、再从无序回返有序的完整路径与历程，提示了热力学系统循环演化的全景规律，其中包含已知的热力学第二定律等，也提示了迄今未明的热力学规律。五行作为物理规律，为人体生理、病理、药理和诊断治疗提供了有力的分析工具。五行提示的热力学规律，有可能使热力学领域一些重要问题加快得到解决。同时，这也是自然辩证法领域值得关注的问题。

本章内容不得不涉及物理学、生物学、医学等多个领域，其中很多方面是作者原先不熟悉的，期待相关领域的学者批评指正。

第一节 从阴阳到五行

物质与能量作为构建自然万物的两大要素，形成了对立统一的阴阳关系。物质与能量的转化转移，给自然界带来异彩纷呈的阴阳演化。自然界的阴阳演化，使事物出现了偏于阳性和偏于阴性的区别，例如天为阳，地为阴，日为阳，月为阴，火为阳，水为阴，南方为阳，北方为阴等等。自然界的阴阳演化，也使事物在发展进程中出现了偏于阳性和偏于阴性的阶段，例如白天为阳，黑夜为阴，夏天为阳，冬天为阴等等。

古代科学家还注意到“阴中有阴，阳中有阳”，“阳中有阴，阴中有阳”，阴阳之中复有阴阳。例如《素问·金匮真言论篇第四》说：“阴中有阴，阳中有阳。平旦至日中，天之阳，阳中之阳也；日中至黄昏，天之阳，阳中之阴也；合夜至鸡鸣，天之阴，阴中之阴也；鸡鸣至平旦，天之阴，阴中之阳也。”又说：“背为阳，阳中之阳，心也；背为阳，阳中之阴，肺也；腹为阴，阴中之阴，肾也；腹为阴，阴中之阳，肝也；腹为阴，阴中之至阴，脾也。”《素问·天元纪大论篇第六十六》说：“天有阴阳，地亦有阴阳。……阳中有阴，阴中有阳。”《素问·阴阳应象大论篇第五》说：“味厚者为阴，薄为阴之阳。气厚者为阳，薄为阳之阴。”《素问·阴阳离合论篇第六》也反复讨论了“阴中之阴”“阴中之阳”这类的情况。这样，事物在阴阳演化中呈现的状态，就从阴、阳两种状态发展为阴中之阴、阴中之阳、阳中之阳、阳中之阴四种状态。

可以把阴中之阴、阳中之阳看作是事物在阴阳演化过程中所处的最靠近阴性极端和最靠近阳性极端的环节或状态，而阴中之阳、阳中之阴则分别是从阴向阳和从阳向阴转化的环节或状态。例如深夜地面所得太阳能量最少，阴冷黑暗等阴性状态的表现最为突出，因而为阴中之阴；白天地面所得太阳能量最多，明亮炽热等阳性状态的表现最为突出，因而为阳中之阳；清晨是一天中从阴向阳转化的时期，天渐亮，寒渐去，因而为阴中之阳；傍晚是一天中从阴向阳转化的时期，太阳西下，天由亮转暗、由热转凉，因而为阳中之阴。一年中的四季也是这样，夏天是一年中阳气最盛的季节，为阳中之阳；冬天是一年中阴气最盛的季节，为阴中之阴；春天是一年中从阴向阳转化的季节，为阴中之阳；秋天是一年中从阳向阴转化的季节，为阳中之阴。《素问·六节藏象论篇第九》说："心者……为阳中之太阳，通于夏气。肺者……为阳中之太阴，通于秋气。肾者……为阴中之少阴，通于冬气。肝者……为阳中之少阳，通于春气。"可见在古代已明确了春天的气象是阴中之阳，夏天的气象是阳中之阳，秋天的气象是阳中之阴，冬天的气象是阴中之阴，分别与人体的肝、心、肺、肾有对应的关系。

《素问·金匮真言论篇第四》和《素问·阴阳应象大论篇第五》对自然界的四时、五方、五气、五行、五色、五音、五味、五臭、五畜、五谷以及人体的五脏、五窍、五体、五志等等进行了广泛的分类联系。经过这样的分类，东方、风、木、肝、筋等等就在阴阳演化中具有和春天相同的气象，南方、热、火、心、脉等等就在阴阳演化中具有和夏天相同的气象，西方、燥、金、肺、皮毛等等就在阴阳演化中具有和秋天相同的气象，北方、寒、水、肾、骨等等就在阴阳演化中具有和冬天相同的气象。而中央、湿、土、脾、肉等等也在阴阳演化中具有相同的气象，但处于以上四者中间的特殊位置，不与特定的季节相联结。《素问·六节藏象论篇第九》指出春天的气象是阴中之阳，夏天的气象是阳中之阳，秋天的气象是阳中之阴，冬天的气象是阴中之阴，综合起来可以确定：东方、木、春天等等都具有阴中之阳的气象；南方、火、夏天等等都具有阳中之阳的气象；西方、金、秋天等等都具有阳中之阴的气象；北方、水、冬天等等都具有阴中之阴的气象；而中央、土等等则在阴阳演化中处在特殊的居中位置，不与特定季节相联结。

把以上关系画成示意图（图 2-1-1），则南方、火、夏天、阳中之阳总是处在上方，北方、水、冬天、阴中之阴总是处在下方，东方、木、春天、阴中之阳总是处在左方，西方、金、秋天、阳中之阴总是处在右方，土总是处在中央。有了这个示意图，就很容易理解《素问·天元纪大论篇第六十六》的那句话："天地者，万物之上下也；左右者，阴阳之道路也；水火者，阴阳之征兆也；金木者，生成之终始也。"天为阳，地为阴，阳在上而阴在下，所以"天地者，万物之上下也"。从阴向阳和从阳向阴转化，分别经过阴中之阳和阳中之阴的环节，而阴中之阳、阳中之阴在关系图上分处左右两方，所以“左右者，阴阳之道路也”。水为阴中之阴，火为阳中之阳，水火为阴阳在地球上的典型表现形式，所以“水火者，阴阳之征兆也”。金为阳中之阴，木为阴中之阳，阴中之阳的春天是生长的季节，阳中之阴的秋天是成熟与收获的季节，所以“金木者，生成之终始也”。

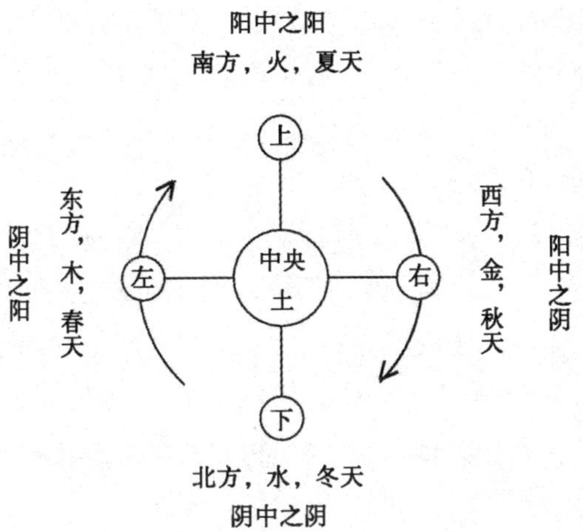

图 2-1-1　五行的阴阳演化特征，以及与四季、五方的关系

《尚书·洪范》所说的：“五行：一曰水，二曰火，三曰木，四曰金，五曰土。水曰润下，火曰炎上，木曰曲直，金曰从革，土爰稼穑。”实际上按照下、上、左、右、中的顺序，准确提供了这样的关系图。

因此，五行反映了事物在阴阳演化中所处的环节或状态：水为阴中之阴，是阴性力量达到顶点时的环节或状态；火为阳中之阳，是阳性力量达到顶点时的环节或状态；木为阴中之阳，是从阴向阳转化的环节或状态；金为阳中之阴，是从阳向阴转化的环节或状态；土则是在这一演化过程中处在某种特殊的中介位置的环节或状态。把五行——水火木金土联结在一起的，是自然界的阴阳演化，是物质与能量的对立和统一。

第二节 水木火土与物质能量

水火木金土是地球上广泛存在的事物，各有不同的性质，由于物质能量的对立统一关系而联结在一起，形成了五行的概念，在生物圈这个特定环境中展现着自然界的阴阳演化。其中尤以水生木、木生火、火生土的过程，最直观地展示着生物圈物质能量的转移和转化过程。

水是生命产生与延续不可缺少的最重要的基础物质，并成为养育生命的各种基础物质的代表。人类探访月球与火星，了解那里能否存在生命，重要的一环是寻找水的踪迹。水往低处流，显示了万有引力等物质内在的阴性力量。水的化学性质稳定，不能发生燃烧而释放能量。没有外来力量的推动，水是静止稳定的。没有外来热能的加入，水会结成冰块，处于阴冷而“成形”状态。没有外来光线的照射，水是漆黑的世界；五行中水的对应颜色为黑色，反映了古人独到的观察力。古代概括水的标志性特征为滋养润泽、向下流动——“水曰润下”。滋养润泽显示了养育生命的物质灵性，向下流动显示了物质内在的阴性力量。从现代眼光看，“润”缘于电磁相互作用，“下”缘于万有引力。这一系列特征，使水成为地球上物质的代表，阴性事物的代表——“水火者，阴阳之征兆也”。它在生物圈的阴阳演化中处在阴中之阴这个环节，也就不难理解了。

木，代表着地球上的植物和其他光合生物，是生命世界的组成部分。植物含有叶绿素，能通过光合作用把水、二氧化碳、氮、磷、硫等地球上的无机物质合成为糖、脂、蛋白质、核酸等有机物质，把来自太阳的光能转化为有机物质中的化学能，成为可以释放、利用的生物能量。通过食物链，植物获取的太阳能量又转移给动物、真菌等各种生物，成为整个生命世界的能量来源。因此，植物中的叶绿素对地球生命的繁衍与发展起着极其关键的作用。五行中木对应的颜色为绿色，这是很有意思的——“木”的叶子是绿色的，而主干核心部分很少是绿色的，仿佛古人早已认识到叶绿素才是“木”的精华所在。随着植物的生长，随着光合作用的进行，属于生物世界的活性能量从无到有，发展壮大，这让我们易于理解“金木者，生成之终始也”的含义。木意味着在物质中积攒能量的过程，木意味着在物质中潜藏能量，因此木的属性为阴中之阳，在生物圈的阴阳演化中处在阴中之阳的环节，也是由物质能量的关系所决定的。

火是地球上能量释放的典型形式，它照亮黑夜、驱散严寒、融化坚冰、烤熟食物，为人类文明的进步发展作出过巨大贡献。人类熟悉的火，多有红色的火光或火焰，因而在五行中火对应的颜色为红（赤）色。古代概括火的标志性特征为炽热炎烈、向上扬升——“火曰炎上”。炽热炎烈、向上扬升，是因为火激发着多种形式的运动，牵动了热能、光能、声能、化学能、机械能等多种能量形式。用现代眼光看，“炎”代表无序的热能，“上”代表有序的做功能量。这一切使火成为地球上能量的代表，阳性事物的代表——“水火者，阴阳之征兆也”。火作为能量释放的典型形式，毫无疑问具有阳中之阳的属性，在阴阳演化中处于阳中之阳的环节。

土为万物之母，它让植物得以扎根，也让人类和动物生息其上，它还承托江河湖泽等水体，养育其间的生命。因此古代概括土的标志性特征为“土爰稼穑”。五行学说中土的对应颜色为黄色，或许因为学说的创建者就生活在黄色的土地上。土是燃烧之后的遗留物质——炽热的岩浆冷却了，燃烧的植物留下了灰烬。植物中积蓄的太阳能量已经离去，土不再能够燃烧而生火，不再释放能量。因此古代把土的相关事物——例如脾脏，归在阴中之阴的系列。但是它与阴中之阴的水也有很大不同，它不像水那么活跃，不会通过湿润、冷却而阻止火的产生与蔓延。因此土既没有火的“炎上”，也没有水的“润下”，它的性质保守而稳定，在阴阳演化中处在特殊的中间位置。

水生木，木生火，火生土，是人类在长期生活中反复目睹的具有规律性的现象；处在这种规律性现象背后的，是生物圈物质能量的转移和转化过程。

水是植物生长不可缺少的物质，没有水的地方不可能有植物。即使在沙漠中，仅存的植物也要深深扎根，汲取深层的水分。而有一些植物，则可以在仅有水的环境中生长。春天草木繁盛，其重要原因，是冰雪融化了，雨多了，大地得到更多水的润泽。从现代科学角度看，水是糖类等有机物质最基本的合成原料，水是生物体内化学反应最重要的介质，水又是生物体内运送营养物质和排除废物最重要的载体，何况五行中的水还代表了生命所需的各种基础物质。因此水生木是一种自然规律，它表示在水和各种相关物质的基础上，具有光合作用能力的各种植物生长起来，吸收着太阳能量，积攒着化学能，合成着各种有机物质。

木燃烧就产生火，钻木取火曾是人类生活的重要场景。人类生活所用的火，多来自植物（及其他光合生物）或其矿化产物的燃烧。在木生火这一规律性事实中，植物积攒的化学能释放出来，转化为热能、光能、机械能等等。

也正是通过木生火的事实，人类得知植物中储藏着能量。

火熄灭后留下土。在人类生活中，它可见于植物燃烧留下灰烬，也可见于岩浆冷却留下尘土。在火生土这一规律性事实中，物质所含化学能、光能、机械能等等都已释放，不再能够释放做功的能量。

因此在水生木、木生火、火生土这些肉眼可见的事实中，提示着物质与能量的转移与转化——从水所代表的基础物质开始，在木即光合生物的生长中积攒着能量，以火的形式把能量释放出来，留下不具有活动能量的土。反映在阴阳演化上，则是从阴中之阴的基础物质开始，经过阴中之阳的能量积攒，再到阳中之阳的能量释放，再进入能量释放以后的过程（图 2-2-1)。

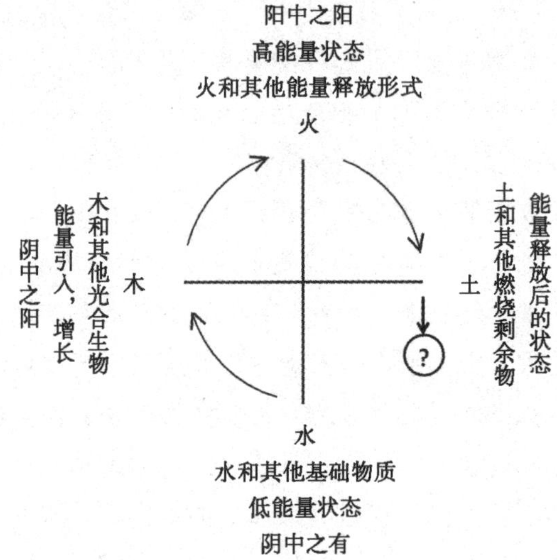

图 2-2-1　生物圈水、火、木、土的关联——物质与能量的转移、转化

伴随着物质与能量的转移和转化，伴随着水生木、木生火、火生土的过程，一种新的对立统一关系进入人们的视野，那就是有序与无序的关系。

第三节　水木火土与熵、负熵

木和有序，土与无序

导致水生木、木生火、火生土这一规律性变化的，是物质与能量的转移和转化。在热力学领域，与物质能量相关联的是热力学第一定律，即能量守恒和转化定律。

木——植物，通过光合作用所经历的过程，是能量吸收与积攒的过程，是一种量变过程。与此同时，一种质的变化也在悄悄地发生。一种新的性状产生了，这种性状称为秩序。

木与秩序的关系，在五行学说创建的时代就有清晰的认识。古代概括木的标志性特征为“木曰曲直”。木能够实现弯曲伸直的变化，是因为它内部按照一定方向有秩序地排列着纤维结构。在这种有序结构的基础上，木能够实现以弯曲伸直为特征的有序的运动。有序性作为木的标志性特征，还可以从天上的风和人体的“筋”得到佐证。《素问·阴阳应象大论篇第五》说：“东方生风，风生木……在天为风，在地为木，在体为筋……”，指出天上的风和人体的“筋”都具有与木相同的五行属性。“筋”是人体内由肌肉、肌腱等组成的有序结构，能从事弯曲、伸直等有序的运动。风则是大量气体分子朝着某个共同方向的有序的流动，凸显着运动的有序性。

能曲能直，为木的有序性提供了鲜明的外在特征。能曲能直的纤维结构，使木能向土壤深深扎根，以吸取水分和其他营养，也使木能向空中伸展枝叶，以接收阳光。在这种有序结构中，还有大量连通管道等等，把木连成统一的整体，水和各种营养物质可以有序交流，枝叶根茎可以有序地代谢与生长。作为一种生命形式，木是一个高度有序的整体，木的有序性表现到它的各个组成部分、各个细节，也表现到它生长消亡的全过程，而能曲能直只是其最典型的外在特征。

木是以水、二氧化碳等小分子物质为养料生长起来的。水、二氧化碳等具有分子水平的有序结构，在分子水平以上不形成有序的关联。而木具有细胞、组织、器官，直至形成植物整体乃至群体，其结构和代谢的有序性是作为合成原料的小分子所不可能具有的。这意味着，在水生木的过程中，在木的成长过程中，不仅仅转化和积累着能量，而且在增长着高层次的有序性。

在随后的过程里，木燃烧产生火，火燃尽余下土。此时，木的有序结构破坏了。无论成炭或成灰，弯曲与伸直的变化不再能进行，因为植物体内有序的纤维结构已经消失，留下的是缺少分子间关联的、呈现无序排列的灰烬。同时消失的，是木的细胞、组织、器官结构，是木的有序代谢的能力。木通过光合作用积攒的能量，经过燃烧转化为分子的无序运动——热运动。总之，在水生木过程中滋长的有序性，在木生火、火生土的过程中遭受破坏，留下无序化的能量与物质。

在探讨水木火土与物质能量时，我们提到土是木生火留下的灰烬，是能量释放后的残余物质。现在我们看到，土不仅仅是燃烧的剩余，土代表着自然事物的一种重要的性质——无序性。木与土的关系，是有序与无序的关系，它是继物质能量之后自然界又一对最重要的对立统一关系，反映在热力学上，则是熵（反映无序）和负熵（反映有序）的关系，它是与热力学第二定律直接关联的一对矛盾。

热力学第二定律，熵、平衡、无序

热力学第二定律是 19 世纪中叶在探讨热能向机械能转化的过程中发现的，它否定了第二类永动机的可能性：“不可能从单一热源提取热量，使之完全变为有用功而不发生其他影响”（热力学第二定律的开尔文说法）。它也否定了另一种情况的可能性：“热量不可能自动地从低温物体传向高温物体”（热力学第二定律的克劳修斯说法）。此外自然界还有一系列不可能，例如混合气体不可能自发分离为单一气体，自由膨胀的气体不可能自动缩回原来状态，等等。这些都提示自然界广泛存在着不可逆的运动、变化过程，事物可以自发地朝某一方向变化，却不能自发地朝相反方向变化。为了更广泛地阐释自然过程的方向性，诞生了“熵”的概念。

熵是一个热力学的态函数，它在可逆过程中的变化等于系统所吸收的热量除以热源的绝对温度所得之商。而在不可逆过程中，以上比值小于熵的变化。熵的出现使热力学第二定律得以定量表述：“在孤立系统中进行的任何可逆过程，熵总是不变；孤立系统中进行的任何不可逆过程，熵总是增加。”或者说：“在孤立系统内，任何变化不可能导致熵的总值减少。”由于自然界的自发过程都是不可逆的，因而在孤立系统中自发过程总是朝着熵增加的方向进行，而热力学第二定律由此又称为熵恒增定律。

自然界自发的不可逆过程，从热力学角度看都是由非平衡态向平衡态变化的过程。平衡态意味着系统的宏观性质不再随时间变化，除非受到外界的额外影响。因此到达平衡态也就意味着变化到达终点，根据熵恒增定律此时熵为最大，而起点之时熵最小，从起点向终点变化的过程是熵增加的过程。因此熵就代表着系统接近稳定平衡态的程度，或者说与不可逆过程的终点靠近的程度。

系统在宏观上呈现的平衡态，从微观角度看则是一种充分混乱、充分无序的状态。簸箕里有两堆豆子，一堆是黄豆，一堆是黑豆。它们各置一边，黑、黄分明，是一种有序状态。此时黄豆和黑豆的分布很容易因簸箕的筛动而变化，因此又是一种不稳定状态，或者说非平衡状态。簸箕筛动后，黄豆黑豆开始混杂，从有序变为无序。簸箕筛匀后，黄豆黑豆充分混匀，排列完全混乱，达到充分无序的状态。此时混匀过程到达终点，没有外界的影响（例如人工挑拣）不可能回头朝黑、黄分开的方向变化，因此到达平衡态。两种气体的混合，两种颜色液体的相互渗透等等，就与簸箕里的豆子类似，系统从非平衡向平衡、从有序向无序变化，不过其混合过程是由于分子的热运动而自动进行的，不需要人为的筛动。在功转化为热的过程中，宏观的有序运动转化为微观的无序运动即热运动，从有序开始，以无序告终。其他不可逆过程也呈现同样的情况，变化总是朝着混乱程度增大的无序的方向进行，越靠近终点无序程度越大，熵也越大。因此从微观过程看，从内在变化看，熵是系统内部无序程度的量度：熵值越大意味着系统的混乱和分散程度越大，或者说无序程度越大；熵值越小意味着系统的有序和集中程度越大，或者说无序程度越小。至此，热力学第二定律发展为这样一种认识：自然界与热有关的自发过程，通常是从有序向无序、从无序程度小向无序程度大的方向进行；相反方向的变化需要特殊的机制。

熵增大了，无序程度增大了，宏观运动转化为微观运动，可以做功的能量转变为不能做功的能量，对于时刻梦想提高热机效率的人们，是件遗憾的事，因而熵增大被看作“能量的贬值”。围绕热力学第二定律研究最多的，是如何减少能量的贬值而获取最大的热机效率，以及如何从无序回返有序。我们渴望有序，仿佛有序才是世界的需要；我们担心无序，仿佛无序只是世界的多余。很难见到这样的探讨：无序性对世界有哪些积极意义？

无序性对自然演化的意义

我们认为，无序和有序一样，为世界所必须。熵的增大，无序性的产生与增长，至少从以下方面对世界的演化发展起着积极而重要的作用：

首先，熵增大推动着自然万物的新旧更替。熵增大促使旧事物旧秩序走向终结，为新事物新秩序的产生与发展带来了机会。没有熵增大的效应，没有无序性的增长，在地面跳动的皮球会不停地跳下去，各种事物的存在和运动状态也将一成不变，或处于简单循环。旧的不去，新的不来，正是熵增大带来整个世界的新旧更替，使世界变化万千，生机勃勃。在生物界，也正是熵增大触发了新陈代谢的进程，使生物体在动态中保持生机，使生物群体进化发展。

其次，熵增大使运动从宏观向微观转化。随着熵的增大，宏观的有序运动转化为微观的无序运动即热运动，而热能并非贬值的能量，它可以推动化学、光、电等微观过程的进行。钻木取火是功转化为热的一个例子，转化的热触发了木生火的化学反应，带来了火的产生。同样，许多化学反应需要一定的温度条件才能触发或持续。正是无序能量为地球保持 300K（约 27℃）左右的背景温度，才使地球成为生命的世界。人体有接近恒定的体温，是人的生命能够维持，各种生物化学反应能顺利进行的重要条件。

第三，无序性具有缓冲运动、保存能量的作用。随着熵的增大，宏观的、大尺度的、有序的运动转化为微观的、局限范围的、无序的运动，使运动在有限空间内长期反复地进行，处于一种从容和缓的状态，使能量动态保存而不散失。日常生活中，可以看到炉灰中的火种能保存很长时间，这是因为无序的炉灰减缓了燃烧的进程，也减缓了热量经辐射、传导、对流的散失；如果扇入有序的风，燃烧就会加快，热量也更快散失，火种就不能长久保存。另一种情况与之相似，却对世界有广泛的影响，这就是太阳能量的散发过程。太阳内部连续进行的热核反应以光（电磁）辐射形式释放着巨大能量，携带这些能量的光子若以光速做直线运动，只需 2 秒即可从太阳核心到达太阳表面，进而辐射太空而迅速丢失。随着能量的迅速丢失，太阳物质会在万有引力作用下坍缩，在极短时间内蜕变为白矮星。然而在实际过程中，光子会与太阳内部无序分布的数量巨大的等离子无数次相撞，走过曲折反复的路程，从太阳核心到表面需要近 5000 年时间，从而使太阳能量不会迅速丢失，而是处在长久保存、缓慢释放的状态，太阳也不会在短时间内坍缩，而是保持长久的活力。一张一弛之谓道，立正之后有稍息。自然界具有复杂功能能力的物质系统，通常需通过一定的有序过程来实现其功能能力，但同时又容许通过一定的无序过程使有序运动得到休息，物质能量得以储藏和补充。人的肌肉是一种有序的结构，能完成有序的收缩以实现运动功能，但肌肉不能只收缩不舒张，而是需要有张有弛，其舒张过程对于有序的收缩是个休息，肌肉可以得到调整补充，为下一次收缩做好准备。人的大脑是一种高度有序的结构，能从事高度有序的思维等活动，而思维也是有张有弛，并且人还需要在睡眠中使大脑得到充分休息，此时大脑的有序活动减少而无序过程增多，为后一天的思维等活动做好准备。

第四，无序性具有容纳物质、保存物质的作用。仍以太阳为例，太阳物质主要以等离子体形式存在，由于这些等离子体的强烈而无序的碰撞运动而形成了极高的温度，如果这样的运动由无序变为有序，就会形成一股强大的喷发力量，使太阳物质在短时间内散失殆尽。无序性使等离子体的运动表现为温度的增高，而不表现为向外喷发，因而太阳的等离子物质尽管具有极大的运动能量，却能局限在太阳的空间范围之内，而不会在短期内丢失。再看看地球上的情形。无序的土壤能容纳大量的水分而不易蒸发与流失，并且让大量营养物质溶解于水中而不易散失，起着极好的保存物质的作用；而其松散的结构又使植物容易扎根其中，为植物的生长以及其他生物的繁衍提供了最佳的养育条件，因而获得“土为万物之母”的美誉。加上前述无序能量所带来的300K左右的背景温度，可以说，无序性所带来的物质能量的保存与缓冲作用为地球生命的产生、延续与繁衍提供了重要的条件。对此，古代以“土爰稼穑”加以概括。

最后，热力学第二定律决定了自然事物发展的方向，也决定了时光不能倒流，不可能通过时光隧道回到远古时代。

水火木土与热力学第一、第二定律

回头看看水木火土的关系，为什么是水生木，木生火，火生土？为什么不可能土生火，火生木，木生水？这也是由热力学第二定律决定的！热力学第二定律决定了水火木土相生的方向性，决定了只能由有序的木走向无序的土，而不可能是相反的方向。

热力学第二定律引发了对于生命的产生与光合作用意义的更深入的思考。

著名的物理学家薛定谔写了《生命是什么?》，把物理眼光引向生物界。他认为生命这样高度有序的物质形式之所以能产生与延续，是由于生命这个开放系统在与外界进行物质能量交流的同时，获得了“负熵”，从而增长了有序性。而光合作用的意义，就在于在积攒能量的同时也积攒了负熵。动物等其他形式的生物以植物为食物链的起端，通过摄食获取了能量和负熵。因此，“水生木”的过程，不仅仅是积攒能量的过程，也是积攒负熵的过程，或者说积攒有序性的过程。

我们此前已经说明，水的五行特征在于它的物质性，火的五行特征在于它的能量性。现在我们进一步明确了，木的五行特征在于它的有序性，而土的五行特征在于它的无序性，前者与热力学的负熵直接关联，而后者与热力学的熵直接关联。至此，在五行的水木火土之中，集合了热力学的两大定律、两组矛盾。物质与能量的对立统一关系是整个自然界最基本的矛盾关系，是一切自然演变的基础，能量守恒和转化定律是在整个自然界普遍起作用的最重要的自然定律。有序与无序的对立统一关系是在物质能量基础上产生的，是物质运动达到一定程度复杂化的产物，热力学第二定律是继能量守恒和转化定律之后在整个自然界广泛起作用的又一个深层次的自然定律。有序与无序的关系是以物质能量关系为基础的，但又高于物质能量关系。在有序与无序关系的基础上，产生了一种新的自然要素——信息。现代科学认为，信息与有序、负熵有着直接的对应关系，信息意味着有序，意味着熵的负方向即负熵，而熵的含义之一就是信息的流失。信息产生于物质能量而高于物质能量，它是随着物质运动的复杂化而衍生出的一种更高层次的自然要素。因此热力学第二定律的加入意味着五行已不是阴阳的简单延伸，而是实现了质的升华。

在水木火土中，水与火反映了物质能量的对立和统一，是一种对应的、相互制约的、“相克”的关系；木与土反映了负熵和熵即有序与无序的对立和统一，也是一种对应的、相互制约的、“相克”的关系。然而，水生木，木生火，火生土，即在物质基础上积攒能量、摄取负熵、增长有序，而后释放能量，产生有序与无序的运动，最后归结于无序，这也是自然界客观的普遍的规律。热力学第一、第二定律所反映的自然界两对基本矛盾之间的这种既有制约又有转化的关联，在数千年前的中国，由五行中水木火土的关系而得到了极好的表达（图 2-3-1）。

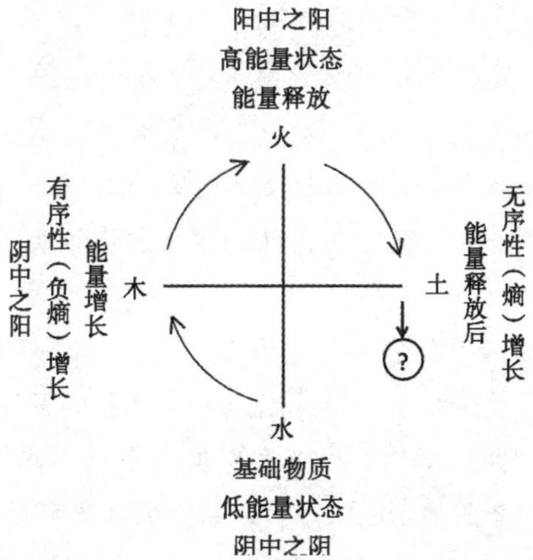

图 2-3-1　生物圈水、木、火、土的关联——物质与能量的变化伴随有序（负熵）与无序（熵）的变化

水生木、木生火、火生土的连续过程，在土之后、水之前留下了断开的链条，而这正是当代科学最感兴趣也最为困惑的问题：自然界如何从无序回返有序？它与生命的起源直接相关。在五行学说中，土与水之间是以“金”作为连接纽带的，它或许能启发我们的思考，解开我们的困惑。

让我们仍然从热力学第二定律开始，从系统与外界的物质能量交流出发，来探讨这一问题。

第四节　系统的边界——封闭与开放的矛盾

热力学第二定律的相关条件，封闭与开放的关系

热力学第一定律即能量守恒和转化定律告诉我们：能量可以在事物之间转移，各种能量形式也可以互相转化，转移和转化过程中能量不增加也不减少。热力学第二定律则告诉我们，能量的转移和转化是有条件的，必须顺应熵增大的规律。那么，热力学第二定律是否也有相关的条件呢？显然，是有条件的，它与系统和外界物质能量交流的状况密切相关，而决定这一状况的是系统的边界。

热力学把选作研究对象的物质部分称为“系统”，它是由大量微观粒子组成的一个整体。系统以外的物质部分称为“外界”。热力学系统根据和外界的关系分为三类：开放系统、封闭系统和孤立系统。与外界既有物质交换又有能量交换的系统为开放系统；与外界有能量交换而无质量交换的系统为封闭系统；与外界既无质量交换又无能量交换的系统为孤立系统。因此热力学系统有开放和封闭两个方向，孤立系统就是在物质和能量两方面都完全封闭的系统。

热力学第二定律告诉我们：孤立系统的任何过程，熵只能增大或不变，不可能减小。而在开放系统中，却可以通过与外界的物质能量交换，实现系统内熵的减少和有序性的增加，直至产生像生命这样高度有序的物质形态。可见，热力学第二定律所决定的状态，和系统的开放和封闭状况有直接关联。

那么，是什么决定着系统的封闭和开放呢？不难理解，热力学系统之所以成为系统，是因为和外界有着明显的范围区分，从而可以独立地观察和研究。因而在系统与外界之间，必然存在某种可以区分范围的边界，这个边界对物质能量的进入和输出有决定性的影响。例如较早进入热力学研究的蒸汽机这个系统，就有坚实的汽缸外壁作为系统的边界，限制着与外界的物质能量交换；我们熟悉的天体——太阳、月亮、地球等，都与外周的太空之间有明显的边界；作为生物体基本构成单位的细胞则有细胞膜作为边界，人体有皮肤、肺等构成与外界的边界；等等。

开放和封闭是两个相反的方向。开放意味着系统与外界的物质能量交换可以自由地进行，封闭意味着系统与外界的物质能量交换被限制。开放性的增加意味着封闭性的减少，开放性的减少意味着封闭性的增加。然而，开放又是以一定程度的封闭为基础的。当边界存在，系统与外界呈现明确的范围区分，物质能量交换不能完全随意地进行，系统才成为系统，开放与封闭的问题才进入讨论的行列。在现实中，我们所说的开放，是在一定程度封闭的基础上有条件、有选择的开放。例如国与国的开放，一般是通过一些指定的口岸进行的，并不等于边界的取消；蒸汽机的蒸汽通过指定的出口开放，才产生人们所需要的动力。如果系统完全开放，按照热力学第二定律指出的方向，系统的物质能量将与外界的物质能量完全混合，系统就不再成为系统，也就不再有开放与封闭的问题。而如果系统完全封闭，成为真正意义上的孤立系统，它与外界没有任何物质能量交换（信息以物质能量为载体，因而自然也不会有信息交换），系统内部会迅速达到熵最大的“热寂”状态，外界也不能探知系统的存在，这样的系统将失去在现实世界的意义。因此系统与外界的完全封闭或完全开放都是没有真实意义的，有意义的是选择性的一定程度的封闭与开放。现实世界的系统都不是完全开放也不是完全封闭，而是在完全开放与完全封闭之间处于适当的状态，只是开放和封闭的程度各有不同，并且会随着时间推移而改变。有人认为唯一的孤立系统就是整个宇宙，此纯属臆测，迄今并未见到宇宙的边界，何以确定它是哪类系统呢？系统的开放与封闭是互相对立的两个方向，但又互相依存，由此形成自然界又一极为重要的对立统一关系。

系统边界对自然演化的意义

孤立系统的熵恒增，提示边界及其封闭性在系统的无序化进程中起重要作用。与此同时，边界的存在，封闭与开放矛盾的推演，也关联着系统的有序化进程，给自然界带来如下重大意义：

其一，把系统的物质和外界适当分离，使物质分布局限化、特异化。地面上的一桶水，桶壁是它的边界，把桶里的水和外界的物质适当分离，使桶里的水局限化、特异化，不会向周围流失，不会打湿周围的物品，不与外界的物质混合，也不受外界物质的污染。自来水管构成的边界，使管里的水只能顺着水管流动，不会中途流失，也不会在中途受外界物质的污染。飞机的机舱能保持宜人的空气成分和温度、压力，使乘客在高空仍有家的舒适。地球大气层保持适当的封闭性，使空气不向太空流失，才有地球生命的产生与繁育。细胞膜构成的边界使细胞内保持与外界明显不同的营养物质、离子成分和离子浓度、渗透压等等，使细胞的功能活动有了物质和能量保障。综合看来，边界使物质世界区分为一个个相对独立的系统，系统内的物质成分可以和外界以及其他系统有明显的不同，这样就为物质世界的多样性提供了条件。

其二，使物质成分的逆浓度梯度移动成为可能。正常人细胞内液的钾离子（K^+）浓度约 150mmol/L，钠离子（Na^+）浓度约 20～30mmol/L，细胞外液 K^+ 约 3.5～5.0mmol/L，Na^+ 约 140～145mmol/L，细胞内液 K^+ 约为细胞外液的30～40倍，细胞外液Na^+约为细胞内液的5～7倍。细胞膜为K^+、Na^+在细胞内外保持悬殊的浓度差提供了可能。在此基础上，细胞膜上的Na^+-K^+ ATP酶（“钠泵”）可使K^+从浓度低的细胞外向浓度高的细胞内移动，使Na^+从浓度低的细胞内向浓度高的细胞外移动，形成的浓度差则由于细胞膜的存在而得到保持。如果没有细胞膜，任由离子自由扩散，那么不论Na^+-K^+ ATP酶消耗多少能量，要使Na^+、K^+逆浓度梯度移动都是不可能的。

其三，把系统的能量和外界适当分离，使能量分布局限化、特异化。在热水瓶这个系统里，瓶胆构成边界，不仅使瓶里的水与外界适当分离，也使瓶里的能量——热能和外界适当分离，使热能的分布局限于热水瓶这个范围，从而起保温作用。飞机的机舱也使舱内能量与舱外适当分离，舱内保持25℃左右宜人的温度，而舱外可能为－30℃。由房间构成的系统可使外界光线选择性地进入或不进入房内，使主人享有自己需要的宜人亮度和温度，也可使房内外的声音不轻易传出、传入而互相影响。同样，人体、地球这样的系统，都能够让系统内的能量和外界保持差异，使能量分布局限化、特异化。

其四，为能量由低向高转移提供了可能。水往低处流是人所共知的自然规律，它所反映的是势能由高向低的变化。水车或抽水机能把水扬到高处，但还会往低处流下来；而如果有田埂、水渠、水库这样由边界构成的系统，水从低处扬到高处并得到保存就成为可能，从而实现由低势能向高势能的转移。空调可使热量从温度低的室内向温度高的室外转移，使夏天的室内保持凉爽，也可使热量从温度低的室外向温度高的室内转移，使冬天的室内保持温暖，但如果没有墙壁等等构成房间这个系统的边界，这样的能量转移就不可能实现。

其五，把系统的熵和外界适当分离，使熵增大的效应局限化。边界使系统的平衡和熵增大局限于有限的空间，而外界仍可以保持熵较小。如果去除边界，熵的增大就会扩展到更大的空间范围。地球深处的岩浆构成了滚烫的高熵世界，如果没有地壳、地幔把它和地球表面分离开，地球深处的高熵状态就会扩展到地球表面来，有序的生物圈就没有产生与延续的可能。太阳是个炽热的世界，构成太阳的等离子体以极高的能量进行着激烈的无序运动，因而也是个高熵的世界，不过这一切局限于现有太阳的范围内，而太阳系的八大行星在有序地运转，在地球上还产生了高度有序的生命世界；如果太阳内部的无序运动跨过边界扩展到整个太阳系范围，太阳系的秩序就会轻轻抹去，地球生物圈也不复存在。

其六，为局部低熵提供了可能。生物体是物质世界中具有最完善边界的系统，生物体的边界有细胞器、细胞、组织、器官、整体等多个层次，具有完善的生物膜和复杂的转运体系，可以选择性摄入生命所需的物质能量，排出不需要的物质能量，形成生物体局部的低熵环境，带来生物体的高度有序性。地球生物圈有地壳和大气表层作为边界，为生物圈局部低熵提供了可能，通过选择性的物质能量交换，地球上的植物在光合作用中积攒了负熵，打造了生物圈低熵世界。

其七，为信息的产生、保存、复制、传递、再现提供了条件。信息论认为信息的产生与熵减少、有序度增高直接相关。系统的边界为局部的熵减少和有序度增高提供了条件，因而也就为信息的产生提供了条件。老式唱片上弯弯曲曲的沟槽形成边界，限制着唱针行走的路径，于是声波隐含的信息便以唱片沟槽的形式得到保存、复制、传递，并能通过唱针的移动推动声波运动而使声音信息得到再现。传统书籍的白纸黑字之间形成鲜明的边界，使复杂的语言文字信息得以保存、复制与传递。现代计算机的存储介质中，以海量、微细而极为复杂的电、磁边界使信息得以保存、复制、传递、再现。在现实世界中我们不难看到，大量的信息总是与大量的边界相关联，复杂的信息总是与复杂的边界相关联。

其八，把系统的信息和外界适当分离，使信息的分布与传递局限化、特异化，为信息世界由简单向复杂发展提供了可能。信息的载体如声、光、电等等，都可被一定的边界所阻隔。例如声音信息可被隔音的边界所阻断，光学信息可被遮光边界所阻断，电信息可被绝缘边界所阻隔等等。这样就使信息只能在边界限定的范围内产生、保存、复制、传递和再现，使信息的产生、保存、复制、传递和再现高度有序地进行，也使物质世界的不同系统之间保持显著的信息差异，使信息世界得以朝复杂、有序的方向不断发展。

其九，为精神的产生提供了可能。精神是物质世界的产物，是信息的升华。信息具有回顾性，而精神具有回顾性和前瞻性，精神源于信息而高于信息。产生精神财富的大脑具有最复杂的物质结构和能量活动，同时也经历着最复杂的信息产生、传递、加工、存储、输出、接收等过程。具有最复杂信息的系统，同时也是具有最复杂边界的系统。构成神经系统的神经细胞，是具有最复杂边界和最大表面积的细胞。由神经细胞伸出的众多突触，与其他神经细胞或效应细胞形成紧密联系，其中的轴突可以长达 1 米以上，而树突则形成树一样的众多分支，使神经细胞成为长度最长、形态最复杂、表面积最大的细胞。神经细胞之间的信息传导、神经系统的复杂的功能活动，就是在上述复杂膜结构的基础上通过各种复杂的跨膜物质释放与摄取、跨膜电活动等来实现的。神经细胞内具有复杂膜结构的线粒体、内质网等等，则为神经活动中复杂的物质能量转化提供了条件。

总之，边界使物质世界区分为一个个不同的系统，使物质、能量、熵、信息的分布局限化、特异化，使物质世界由单一、均匀走向丰富多彩；边界使物质、能量、负熵由低向高转移成为可能，从而使有序、复杂事物的出现成为可能，其中包括信息与精神的产生。

麦克斯韦妖：边界加泵获取局部有序性的机制

系统边界的上述性质，使之在生物有序性的形成过程中起极为重要的作用。

1871 年，英国物理学家麦克斯韦从微观和概率的角度设想了一种有可能超越热力学第二定律的情况。他在《热的理论》一书中写道："设想一个生灵，其官能敏锐得足以追踪每一个运动中的分子。这一生灵，虽则其本领仍然和我们一样有限，但将能做出我们所做不到的事情。因为我们已经注意到处于等温状态装满空气的器皿之中，分子运动的速度并不均一，虽则任取大量分子的平均速度是均一的。现在我们设想容器分为 A、B 两部分，在界壁上留一小孔，而一个能够看到单个分子的生灵开关这一小孔，只令快速的分子从 A 进入 B，而慢速的从 B 进入 A。这样它无需做功使 B 的温度升高，使 A 的温度降低，与热力学第二定律产生矛盾。"（图 2-4-1）

这个设想中的具有超凡能力的生灵，后来被科学界称为"麦克斯韦妖"，它作为一个成功的思想实验产物，启发了一代又一代科学家的思维。西拉德、布里渊等人看到了"妖"与信息的关系，认为为了准确开、闭小孔，"妖"必须先获得分子的位置、大小、方向、速度等信息，这意味着信息与熵减小具

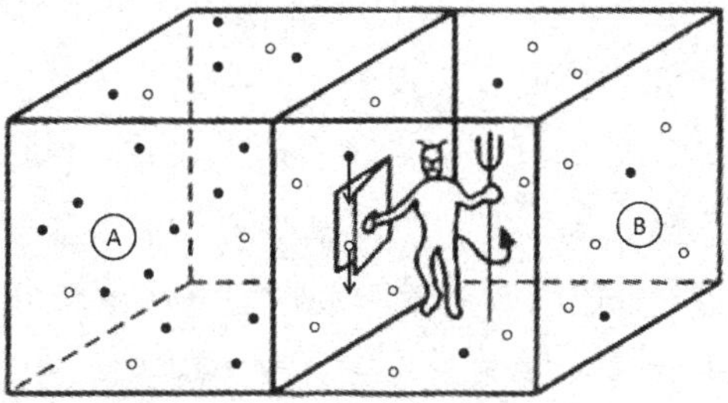

图 2-4-1 麦克斯韦妖——开闭小孔，只容许快速分子从 A 入 B 而慢速分子从 B 入 A，使 B 升温而 A 降温

有直接的关联。而信息的获得是个耗能的过程，因此不违背热力学第二定律。这一认识推动了信息论的发展。

现在我们从另一角度来分析麦克斯韦妖。首先要指出：“妖”使系统的熵减小，有一个先决条件，就是容器的 A、B 两部分之间存在可靠的边界，能阻挡分子在 A、B 之间的自由移动，使 A、B 两侧的温度位垒得以保持，否则不管“妖”怎样卖力，其作用都会迅速被分子的自由移动所抵消。其次，“妖”开、闭小孔的过程是一种变方向、变速度的运动，而且变换的频率、速度极快，因而是消耗能量的过程，所消耗的能量是不可忽略的，由“妖”造成的熵减小是以一定的能量消耗为条件的，是按照热力学第二定律不能自动实现的过程，因而没有超越热力学第二定律。因此“麦克斯韦妖”实际上提供了一种以选择性通透的边界为基础、以消耗一定能量为条件高效获得有序性的模型。这种模型对应的实例早已存在，生物的细胞膜就是这样的实例。

生物的细胞膜是一种选择性通透的边界，使各种物质成分不能随意进出细胞，使细胞内的物质成分和细胞外保持显著差异。如前所说，正常人细胞内、外液的 K^+、Na^+ 形成极其显著的浓度差。如果没有细胞膜的阻挡，细胞内外的 K^+、Na^+ 会在热力学第二定律驱动下迅速混合，达到平衡，浓度差完全消除。在形成有效边界的基础上，细胞膜还镶嵌有一种 Na^+-K^+ ATP 酶，又称“钠泵”，能在细胞膜的外侧与 K^+ 结合，通过蛋白质空间构型的改变使结合位点转到细胞内再释放 K^+，又能在细胞膜的内侧与 Na^+ 结合，通过位点的转移送到细胞外，实现逆浓度梯度的移动（图 2-4-2），这是按照热力学第二定律不能自动实现的过程，或者说逆向过程。Na^{+}-K^{+} ATP 酶对 Na^{+}、K^{+}的识别是通过空间契合实现的，不一定消耗能量，但结合后位点转移到膜对侧的过程需水解 ATP 而获得能量。生物体内有许多跨膜转运过程是这样完成的。在这里，Na^{+}-K^{+} ATP 酶就是“麦克斯韦妖”，以细胞膜边界为基础，通过消耗少量能量，实现了物质的逆浓度梯度移动，与麦克斯韦设想的逆温度梯度移动具有等同的意义，都是热力学第二定律的逆向过程。不过，这里的“妖”不是去频繁地开闭一个小孔，而是通过位点转移进行递送，这种方式更为从容、可靠而高效，它是大自然的智慧选择。

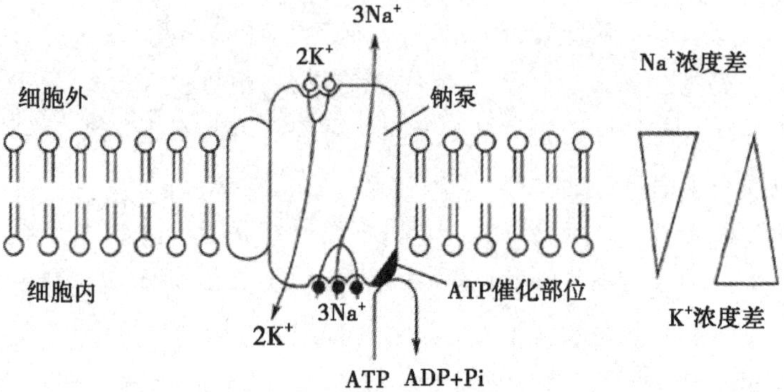

图 2-4-2 细胞膜和钠泵——位点转移，使 K^{+} 进入细胞而 Na^{+} 移出细胞，使细胞内 K^{+} 增高而细胞外 Na^{+} 增高

由现实版的“麦克斯韦妖”也就是 Na^{+}-K^{+} ATP 酶所实现的跨膜物质转运，医学上称为“主动运输”。生物体内还有钙泵、质子泵等，也是起主动运输作用的“麦克斯韦妖”。此外物质通过细胞膜还有简单扩散和被动运输等形式，都是顺浓度梯度进行的，但也受到膜本身和膜内外多种因素的制约，体现了膜作为边界使物质、能量、负熵、信息的分布局限化、特异化的作用。其中被动运输还需要镶嵌于膜上的特异的载体蛋白或通道蛋白的帮助。而唯有主动运输是逆浓度梯度进行的，与细胞局部的熵减小和有序性增长形成了最直接的关联。

膜边界和 Na^{+}-K^{+} ATP 酶的作用使细胞膜内外形成显著的 Na^{+}、K^{+} 浓度差，加上膜对 K^{+}、Na^{+}、Cl^{-} 等离子通透性的差异，使膜两侧形成了外正内负的膜电位，而神经细胞、肌细胞等可兴奋细胞在静息状态的膜电位又称为静息电位。细胞以静息电位的方式贮存了由 Na^{+}-K^{+} ATP 酶做功而积蓄的势能，一定条件下 Na^{+} 通道开放，Na^{+} 顺电化学梯度内流，就形成了可兴奋细胞的动作电位。此动作电位能从膜的局部扩展到膜的各部，例如从神经细胞的胞体沿轴突传到 1 米开外轴突的末端，完成神经兴奋的传导。在生物体内，神经兴奋的形成与传导、神经指令向各个肌细胞的传递、心脏兴奋在窦房结的形成以及经蒲氏纤维传至各心肌细胞的过程等等，都须通过细胞膜静息电位和动作电位来实现。而各种肌细胞的收缩运动，则与钙泵的作用直接关联。钙离子（Ca^{2+}）能促使肌细胞内的肌动蛋白和肌球蛋白之间形成横桥，带动肌肉收缩，而钙泵能促成 Ca^{2+} 的逆浓度梯度移动，使之在肌细胞肌浆网终池中浓集，在接到指令时释放，而促成肌肉收缩。由上可见，生物体内神经兴奋、肌肉收缩以及心脏电兴奋的产生与传导等最高级最有序的功能活动，都须通过膜边界加离子泵即“麦克斯韦妖”的作用来实现。

生物体的功能活动都须消耗能量。糖、脂、蛋白质等供能物质都须经过细胞内线粒体的代谢转化，使能量转移到三磷腺苷（ATP）的分子结构中，通过 ATP 给各种代谢和功能活动供能，犹如煤、水力、地热等在电厂转化为电能，再输送至千家万户。线粒体是由两层单位膜套叠而成的封闭性膜囊结构，外膜构成与细胞质的边界，内膜则把线粒体分隔为内腔（基质腔）和外腔（膜间隙）两个空间。供能物质的初步代谢产物在线粒体内腔经三羧酸循环产生氢（H），H 的电子经电子传递链交给 O_2 完成氧化，获得化学能，此能量驱动电子传递链，后者起质子（H^{+}）泵作用，使 H^{+} 逆浓度梯度由内腔转到外腔中浓集，形成 H^{+} 的电化学梯度，此电化学梯度促使 H^{+} 经过内膜 ATP 合酶复合体的 H^{+} 通道回到内腔，所释放的能量驱动 ATP 合酶复合体合成 ATP，有如水库的水顺流而下驱动发电机发出电流。从这一过程可见，由膜和泵机制而实现的 H^{+} 的电化学梯度形成，在生物体的供能过程中成为不可缺少的环节。

生物能量的初始来源是太阳。绿色植物和某些光合细菌（自养生物）经过光合作用把太阳的光能转化为糖、脂、蛋白质等有机物质中的化学能。动物等异养生物则以自养生物合成的有机物为营养，间接获取来自太阳的能量。因此光合作用是生物界生存和发展的关键。在光合作用过程中，来自太阳的光能由叶绿素摄取，此能量经递电子递 H 链传递，通过和线粒体内相似的过

程经 H^+ 泵作用形成 H^+ 跨膜电化学梯度，再以此电化学梯度驱动膜上的 H^+—ATP 合成酶使二磷酸腺苷（ADP）磷酸化生成 ATP，使来自太阳的能量以 ATP 所含化学能的形式贮存，再用 ATP 的能量使水、二氧化碳等小分子无机物合成为糖、脂、蛋白质等有机物质。因此在能量进入生物界的初始环节，我们也看到膜和泵即“麦克斯韦妖”那不可或缺的身影。

因此“麦克斯韦妖”在现实世界中确实存在，它把控着从无生命世界进入有生命世界的门槛，也直接关联着最高级最有序的那些生命活动。不过最初设想的不消耗能量的“麦克斯韦妖”迄今没有发现，也永远不会出现，这是由热力学第二定律决定的。

由生物膜和离子泵所构成的系统，在产生有序性的机理上与日常生活中由轮胎和打气筒构成的系统没有本质的区别。轮胎构成系统的边界，限制了气体的自由流动，保证了系统内物质、能量、熵的特异性；打气筒以消耗一定能量为条件，使气体由密度低的外界向密度高的轮胎方向移动，从而完成与热力学第二定律的自发趋势相反的过程；在这一过程中，累积了物质浓度、势能和有序性。由房间和空调构成的系统也是一样的，空调具有制冷、制热、除湿等功能，分别起着冷泵、热泵和除湿泵的作用，使冷者更冷、热者更热、燥者更燥，实现与热力学第二定律的自发过程相反的效应，而房间的墙壁等边界则使空调工作的结果得以累积和保持。泵的作用，是实现与热力学自发趋势相反方向的物质、能量转移和熵的变化。某些情况下，尽管不具有通常意义上的泵，但通过系统边界的选择性物质能量交流达到了与泵相似的效应，同样可起“麦克斯韦妖”的作用，实现局部有序化。例如建在屋顶的阳光房，阳光可以透过玻璃进入室内，加温室内的空气，而室内的暖空气则不能自由地流往室外，于是形成了阳光房内特有的温暖环境，实现了按照热力学第二定律不能自动实现的过程。同样，地球大气层构成选择性通透的边界，具有“温室效应”，太阳的光辐射透过大气边界后在地球生物圈形成迥别于地外空间的特有的物质能量环境，这显然也是一种有序化过程；这一过程中，太阳让一部分光子携带着能量定向发往地球，实际上起了“光子泵”的作用。

因此由“麦克斯韦妖”构成的系统，实质上是以选择性通透的边界为基础、以一定能量为动力，驱动跨边界物质能量转移从而高效获得有序性的系统。尽管我们还不能认为这一系统在获取局部有序性之时无须其他因素参与，也不能认为这样的系统是获取局部有序性的唯一途径，不过以下几点是可以先确定的：①以选择性通透的边界为基础，以能量驱动的跨边界物质能量转移为契机，可以实现局部范围内有序性的增长。②在生物体中，以上机制具体表现为生物膜与各种离子泵的配合；生物有序性的获得，是与膜和泵的作用分不开的；生物能量的获得与利用、生物体内最有序的各种应激活动，都是在膜和泵的基础上实现的。③在生命以外的许多领域，由边界和泵机制构成的系统也是获取局部有序性的有效途径。

系统边界与五行的金

边界是物质存在和物质运动达到相当复杂程度的产物。单一个体的运动不产生有序与无序的差别，从而也不涉及熵的概念。众多微观粒子的运动带来了有序运动和无序运动的区别，导致了熵和负熵概念的产生。在此基础上，边界的存在使物质区分为不同的系统，造成了物质世界的复杂化、多样化，直至促成生命的产生。

开放与封闭的矛盾是继物质与能量、有序与无序之后自然界又一最重要的矛盾。在物质与能量的转化转移中，引出了有序与无序的关系问题。在有序与无序的演变中，引出了封闭与开放的问题。边界及其封闭性的存在，是系统走向无序的重要因素，而边界及其选择性通过的作用，又成为有序性发展的重要契机。有关边界以及开放与封闭问题的深入探讨很可能大幅度增进人类对于自然界物理规律的认识，推进科学技术的发展。

五行学说中，金就是一个与边界、与开放封闭矛盾直接关联的要素。金泛指各种金属，具有坚韧性和延展性，可以制作器皿，成为所盛物品的保护性隔离性的边界。古人说："金象坚定"，就是关注到了金的上述特征。古代概括金的标志性特征为"金曰从革"——金是随身的铠甲，是跟随战士行动的保护性隔离性的边界屏障。"革"的原始含义，是指动物皮毛经去毛加工后形成的坚实材料，可制成铠甲，古代常常泛指铠甲。与动物皮革一样，金属物质也是古代制作铠甲的常用材料，因此"金曰从革"。中医认为肺属金，肺主皮毛，肺与大肠相表里，肺主一身之表。而肺、皮毛、大肠都是人体与外界进行物质、能量交换的表层边界，尤以肺和皮肤在人体表层起着不可缺少的保护和隔离作用。因此，在五行学说创立之时，金作为边界的含义已经相当明确，它位于系统的表层，在系统和外界之间起保护、隔离和选择性物质能量交换的作用。

在以上段落里，我们着重讨论了边界在物质、能量、信息的选择性摄入与保持中所起的作用，它在生命所代表的局部有序性的形成中有重要意义。我们还没有讨论边界的另一最重要的作用，即能量经边界的选择性释出，它可以改变系统内部阴阳力量的对比，使系统由无序回返有序成为可能。在后续的讨论中我们将谈到：金作为边界的引入，连接上了从土到水再到木的转化链条，使五行学说得以回答物质世界如何从无序回返有序的问题。水、木、火、土在热力学第二定律驱动下的单向演变在金即边界的参与下发展为可以循环、可以持续的状态，从而使自然演变不会戛然而止，而是永久持续、无穷变化、多姿多彩。

第五节　从无序到有序

热力学第二定律的确立使人类对物质世界的认识大幅提升，同时也带来了某些问题上的困惑与疑虑，其中最突出的是宇宙“热寂”问题和生物有序性的产生与发展问题。

热力学第二定律与宇宙“热寂”

热力学第二定律发现后不久，1865年，该定律的主要阐述者之一克劳修斯提出：“宇宙的能量是常量，宇宙的熵趋于最大。”“宇宙越是接近于这个熵极大的极限状态，那就任何进一步的变化都不会发生了，这时宇宙就会进入死寂的永恒状态。”换句话说，宇宙是个孤立系统，按照热力学第二定律迟早会到达热平衡，此时整个宇宙呈现完全均匀而无序的状态，任何有序的现象都不会发生，任何有序的事物都不能存在，这种情况将永久持续，不能回返。这就是宇宙“热寂”问题，它随着热力学第二定律的确立而来到桌面上，引起了学术界广泛的困惑与疑虑。更为困惑的是，现实的宇宙并没有“热寂”，而是从大爆炸初期的混沌无序开始，分清别浊，一步步演变出了由恒星、星系等逐级组成的有序宇宙，直至出现高度有序的生命世界。

为了解开宇宙“热寂”的困惑，揭开宇宙有序化的谜团，科学家们提出过多种设想，其中最具影响力的有波尔兹曼的“涨落”说和朗道的“引力干扰”说。波尔兹曼认为，在宇宙的某些局部可以偶然地出现巨大的涨落，在那里熵没有增加，甚至在减少。前苏联理论物理学家朗道认为，在天体领域，万有引力对于热力学的影响相当于系统受到外界的不稳定干扰，从而不会到达热平衡。当代研究采用引力系统负热容的理论来解释上述问题，认为引力系统是具有负热容的不稳定系统，吸收能量后温度不升反降，加上宇宙膨胀的效应，使热平衡不可能到达，从而不会出现“热寂”。

我们认为，宇宙从大爆炸初期的混沌无序开始，逐渐演变出由恒星、星系、星系团等逐级形成的有序世界，这是一种普遍的、具有规律性的进程，而非“涨落”“干扰”这种偶然发生的现象。有关宇宙“热寂”和宇宙有序化的问题，还需从有序与无序的根源开始，展开进一步的讨论。

热力学第二定律的顺向和逆向过程，万有引力的作用

让我们先看如下示意图（图 2-5-1）。

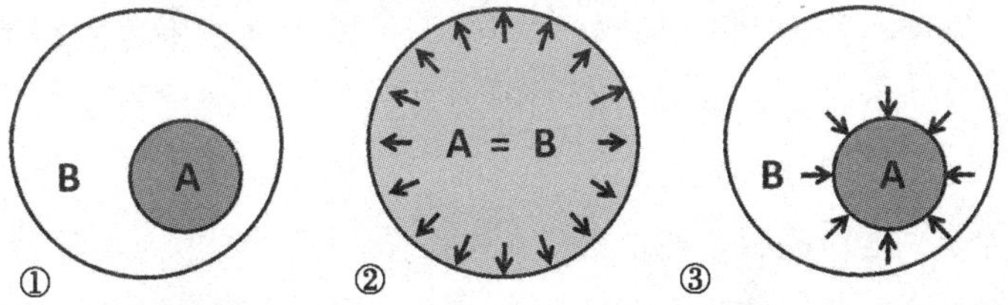

①A是空间范围B中的一个区域，填充了热气体，气体在A区域达到平衡。
②A的边界扩展到达B，气体随之扩展，在B范围达到平衡。这是按热力学第二定律可以自动实现的过程，即顺向过程。
③如有某种机制使气体从B回缩至A，这是按热力学第二定律不能自动实现的过程，即逆向过程。

图 2-5-1　物质分布的扩展与回缩——热力学第二定律的顺向和逆向过程

设想 A 是位于空间范围 B 中间的一个区域，该区域内填充了热运动气体，构成一个孤立系统，按照热力学第二定律，热气体会在 A 区域内到达平衡，此时气体微粒的分布与运动完全无序，系统内熵最大。如果让系统的边界自由扩展，到达 B 的范围，此时热气体的分布也随之扩展，在 B 范围内达到平衡，气体微粒的分布与运动再至完全无序，系统的熵再达最大。扩展前的平衡状态和扩展后的平衡状态，从系统内部看来，都是完全无序的状态，熵最大的状态，似乎无明显差别。然而从空间范围B来看，扩展之前，热气体只存在于A区域，而在B范围的其他区域为空白，因此物质分布是不均匀的、相对有序的、熵较小的。扩展之后，热气体到达整个B范围，在B范围实现平衡，才使整个B范围达到物质分布均匀、完全无序、熵最大的状态，因此和扩展之前比是有明显差别的。热气体从A向B扩展的过程，从整个B范围看，是有序性减小的过程、熵增大的过程，是按照热力学第二定律可以自动实现的过程，或者说热力学第二定律的顺向过程。反过来看，如果有某种机制能使热气体从B范围回缩到A区域，那就意味着熵的减小、有序性的增大，它是按照热力学第二定律不可能自动实现的过程，或者说热力学第二定律的逆向过程。如果有某种力量能实现这样的机制，那么它是一种与热力学第二定律相反方向的力量，是一种“外界的干扰”。

万有引力正是这样一种力量。万有引力限制着物质粒子向更大空间范围的扩散，并在一定条件下可使物质的分布范围缩小。太阳由激烈运动的等离子构成，如果没有某种力量限制着这些等离子的运动范围，太阳等离子将在热运动能量驱动下迅速扩展到整个太阳系，直至更大的宇宙范围，而其他恒星也照此办理，我们的世界将是一片火海。然而真实情况是，万有引力限制了太阳等离子的运动范围，使之聚集于太阳系的有限区域，形成球状的星体，从而保持了太阳系整体的有序状态。在这里，万有引力对太阳等离子按热力学第二定律的自由扩展起了限制的作用。同样，万有引力也对地球上各种固体、液体、气体物质的分布范围起着限制的作用，使地球物质不会因热运动能量的驱动而向太空迅速散失。水往低处流，苹果熟透落向地面，体现了万有引力使物质的分布范围回缩的效应。而在恒星演变的后期，随着热核反应的衰减和释放能量的减少，恒星在万有引力作用下发生坍缩，成为体积极小的白矮星、中子星，甚至坍缩成为黑洞，则在广阔的宇宙范围内展示了万有引力导致的物质回缩与聚集。万有引力导致的物质聚集，正如图2-5-1所提示的，属于热力学第二定律的逆向过程。霍金等著名物理学家曾计算出黑洞附近具有极高的熵，这一结果易被理解为万有引力使熵增大。而完整的情况是，万有引力把高熵无序收容于极小的宇宙范围，为广阔宇宙腾出了有序的空间，因而对于广阔的宇宙范围来说应当是一种熵减小、有序性增大的效应。

设想在宇宙史的某个时期，太阳系物质弥散分布于现今整个太阳系的范围(B范围)，此后在万有引力等因素作用下，太阳系物质收缩聚拢，绝大部分聚集至现今太阳的范围（A区域)，一小部分聚集成行星和小行星等，这样就在太阳系范围内发生了从无序到有序、从整体高熵到局部高熵的演变，这种演变是按照热力学第二定律不能自动进行的，它应当来自某种“外力”的作用，万有引力就起到了这样的作用。

有序与无序的根源：物质与能量

万有引力引向了热力学第二定律的逆向过程，这是由热力学第二定律的本质特征决定的。热力学第二定律是一种趋势性定律，它决定着能量转移或者流动的方向性，能量只能自发地由强往弱、由集中向分散转移，其终极目标是能量在尽可能大的空间范围内均匀（等概率）分布。表现在能量所驱动的运动上，是运动从强往弱转移，其终极目标是运动在尽可能大的范围内在各区域各方向的均匀分布。因此，运动会自发地从方向集中的机械运动转变为方向分散的热运动，热运动自发地从温度高、运动激烈的区域向温度低、运动和缓的区域转移，或者说热量自发地从高温物体向低温物体传递，而不可能自动地从低温物体传向高温物体。当运动在某一边界范围内受到阻挡，运动就首先在边界范围内实现各区域各方向的均匀分布，达到热力学的平衡、熵的最大。当边界打破或者扩展，运动就向更大的范围扩展，直至受到新边界的局限，在新的边界范围内再次实现各区域各方向的均匀分布，实现热力学的平衡和熵的最大。由于物质与能量形成着不可分离的统一体，能量的状态就决定了物质的分布状态，因此当运动为边界所阻挡，物质粒子就趋向于在边界范围内均匀分布，当边界打破或扩展，物质粒子就在运动能量驱动下向更大的范围扩展，直至在新的边界范围内均匀分布，正如图2-5-1所示热运动气体的情形。如果是两种或多种互不反应的气体，每一种气体都将趋向于在边界内的均匀分布，就出现了多种气体的充分混匀，我们所呼吸的空气就是这种情况。在液体物质中也是同样的情形。因此热力学第二定律所反映的，是物质与能量在充分运动的基础上在尽可能大的空间范围内均匀（等概率）分布的趋势性，这种趋势性对应于热力学上的平衡、无序、熵增大，也对应于物质的离散，这一趋势性的形成与能量的释放、运动的激化密切关联。

而万有引力恰恰相反，它限制着物质在空间的运动，使物质能量趋向于聚集，增进了物质能量在空间的非均匀分布，因而起着与热力学第二定律相反方向的作用，它不仅仅是“外界的干扰”。

与万有引力一样，物质内在的电磁相互作用、强相互作用等也是使物质能量趋向于聚集，使物质能量形成非均匀分布，使世界走向有序的力量。把原子结合成分子和分子聚集物，使物质维持固体液体等形态的，是电磁相互作用。使质子、中子聚集为原子核的则是强相互作用。与万有引力相比，强相互作用和电磁相互作用在较小的空间范围内促成着物质的聚集，其结果同样促成物质与能量在空间的非均匀分布，形成了与热力学第二定律相反方向的作用，使事物朝低熵有序的方向变化。在一些化学反应中，众多的小分子聚合为一个大分子；在太阳的热核反应中，4 个氢核聚变为 1 个氦核。随着多个较小的粒子结合成一个较大的粒子，相应空间范围内可以自由运动的粒子数减少，由这些粒子的运动所形成的可能的排列组合减少，即玻尔兹曼熵公式 $S=klnW$（k 为玻尔兹曼常量）中宏观态的可实现微观态数（W）减少，呈现某种有序组合的概率相应增加，从而有序性增加，熵（S）减小。而即使没有发生粒子数的减少，由于物质相互作用“拉拽”着粒子，使粒子的运动不能完全自由地进行，同样会影响粒子的分布和运动，使之呈现非均匀的态势，导致熵减小。

物质内在的相互作用力——万有引力、电磁相互作用力、强相互作用力等，形成了使事物静守聚集的阴性力量，正是它们使物质能量得以实现和保持非均匀分布的态势，使世界呈现为相对有序的状态。物质世界的有序性并非来源于微观粒子在运动中偶然形成的有序排列，而是来源于物质内在的相互作用，来源于物质内在的使事物静守聚集的阴性力量。物质的根本性质在于它的实在性，这种实在性是通过物质相互作用来维系的。物质通过多种相互作用维系着物质世界各组成部分之间的空间关系，使自然事物的存在和发展具有稳定性、规律性和实在性，这是物质世界有序性的根本原因。例如强相互作用维系着原子核内各核子之间的空间关系，使有序的原子核结构得以存在和保持；电磁相互作用维系着原子核和电子的空间关系，也维系着构成分子的各原子之间的关系，以及多种物质形态下分子和分子之间的关系，使有序的原子、分子、晶体、液晶、细胞等结构得以存在和保持；万有引力维系着大尺度物体的空间关系，使有序的太阳系、银河系等各种宇宙结构得以存在和保持。我们的世界从微观到宏观的各个层次上都形成着有序的结构，其根本原因都在于有物质相互作用在维系着，它把事物的存在和运动状态引向静守聚集的方向，它就是阴阳学说所指出的阴性力量。而能量则是一种指向相反方向的力量，它使事物有能力摆脱物质相互作用力的束缚，获得更大的变化自由度和更强的运动能力，把事物的存在和运动引向躁动离散的方向，它就是阴阳学说所指出的阳性力量。地球上的物体受地球引力的束缚，而能量可使火箭摆脱这样的束缚成为地球的卫星，更大的能量可使火箭远离地球绕太阳运行，再大的能量还能使火箭离开太阳系；能量可使物质摆脱电磁相互作用的束缚成为更自由、更离散的形态，使固体变为液体、液体变为气体，使细胞、液晶、晶体结构解体，使分子结构破坏，使电子摆脱原子核的束缚成为自由电子；能量也可使原子核内的质子、中子摆脱强相互作用的束缚，成为离散的核子（如 α 粒子）。当事物在能量推动下逐渐摆脱物质相互作用的束缚，获得了更大的变化自由度和更强的运动能力，物质相互作用所带来的确定性就逐渐减退，而概率的影响随之突出。对于一群不受物质相互作用影响的躁动不安的粒子，它的分布和运行将只受概率的支配。因此在有关无序性和熵的研究中，概率担当了重任。反之，当物质相互作用的影响逐渐突出，概率的影响就逐渐淡化，事物存在和运动的稳定性、规律性也趋于明显，于是天体的运行可以精确计算，原子、分子、细胞和生物体的结构可以明确知晓，众多自然事物的发展过程可以预先推知。因此，物质世界的有序性来源于物质相互作用对运动变化的制约，而物质世界的无序性来源于能量对运动变化的驱动，有序与无序的形成和转归最终须由物质与能量即阴与阳的关系来决定。

从无序到有序，系统边界的作用

因此，宇宙物质的聚集与离散、有序与无序，取决于阴阳两种力量的平衡状态。当能量的躁动离散超越了物质的静守聚集，宇宙物质趋向于离散与无序，如宇宙大爆炸和超新星爆发时所发生的；当物质的静守聚集超越了能量的躁动离散，宇宙物质趋向于聚集与有序，如白矮星、中子星、黑洞形成时所发生的；当能量的躁动离散与物质的静守聚集达成平衡，宇宙物质保持相对稳定的空间分布，如目前以及前后数十亿年内太阳的情形。因此当事物按照热力学第二定律到达了高熵无序的状态，要想摆脱“热寂”的困扰，回返到熵较小的相对有序的状态，就必须改变阴与阳之间的平衡，让万有引力等物质内在的阴性力量形成优势。而要改变阴与阳的平衡状态，只能通过物质能量的转化转移来实现。自然界的大量事例告诉我们，透过系统的边界向外界释出部分能量是改变阴阳之间的平衡状态，使系统的状态从阳向阴转化、从无序回返有序的普遍的决定性的途径。

现在回到图 2-5-1 所示的热运动气体，假定它就是水蒸气，在热力学第二定律驱动下它的自发趋势是向更广阔的范围扩展，但人类有一种传统的办法使它由分散到集中，回归到狭小的空间，实现与热力学第二定律相反方向的转变，这就是蒸馏水的制作（图 2-5-2）。制作蒸馏水的要点是给器皿的外壁降温，使器皿内水蒸气的运动能量经过系统的边界向外释出，随着运动能量的减少而电磁相互作用、万有引力等阴性力量突显，使水蒸气聚集形成水滴，再聚集至器皿底部。这一过程中，透过系统边界的能量释出起着关键的作用，它使系统内部的阴阳平衡发生改变，热运动能量的作用减少，物质相互作用的力量突显，使系统的状态从阳向阴转变、从躁动离散向静守聚集转变，由此而实现从无序向有序的转变。

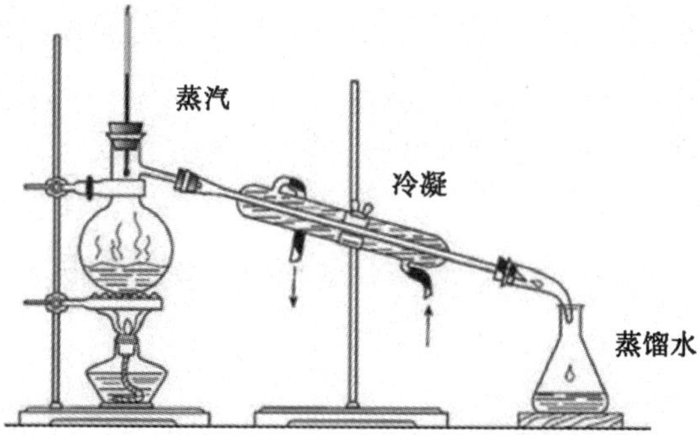

图 2-5-2　蒸馏水的制作——能量的移出改变了阴阳平衡，使水由离散的气态回归到聚集的液态

让我们再来回顾恒星晚期的演变。恒星晚期，热核燃料耗竭、热核反应衰减，但如果恒星构成孤立系统，具有绝对封闭的边界，那么已经释放的能量将永久停留于恒星的边界范围之内，阴阳两种力量将在恒星内部保持永久

的平衡，恒星并不会出现收缩，而是永久地保持已经形成的状态不变，这种情况就是“热寂”。然而如人们所知，恒星不构成孤立系统，恒星内部已经释放的能量可通过恒星表面向外界的太空释出，于是恒星内部的运动能量不断衰减，使阴与阳即物质与能量之间的平衡向阴性方向变化，导致恒星物质急剧收缩，形成白矮星、中子星、黑洞。因此在白矮星、中子星、黑洞的形成过程中，虽然根本的因素是热核燃料的耗竭与万有引力等的作用，但透过边界的能量释出成为不可缺少的转化环节。也就是说，恒星物质从离散到聚集、从无序向有序的转变必须通过边界的作用来实现，必须通过跨边界的能量释出来实现。这是一种从阳向阴转化的过程，即“阳中之阴”的过程。系统的边界，阳中之阴的过程，在五行中用“金”来表达。

再来看看地球的早期演变。早期的地球由太阳系内弥散的宇宙物质逐渐聚拢而来。物质的聚集同时也是能量的聚集，地球成为高温、高压、高熵、无序的世界。高能量、高温、高压，成为抵御万有引力、抵御地球物质聚集的力量。而在地球物质逐渐聚拢的同时，边界也在地球与周围太空之间日渐清晰地呈现，高温的地球与周围太空之间呈现明显的能量差。地球上聚集的能量以辐射方式透过边界向太空释出，使地球实现由表及里的能量减少，使地球的温度、压力逐渐减低，使万有引力得以发挥优势作用，让地球逐步收缩成为致密的球体，也使分子之间排斥的力量减弱而相互联结的力量增强，渐次形成固体的地壳地幔、液体的江河湖海、气体的大气层，为生物圈的产生与发展奠定了基础。很明显，这是一个由躁动向静守、由分散到集中、由无序往有序的转化过程。在这一过程中，最终决定的力量是万有引力等物质相互作用，但离不开一个关键性的转化环节，即一部分能量透过系统的边界向外界释出，它使物质与能量即阴与阳的力量对比发生改变，使静守聚集的阴性力量超越躁动离散的阳性力量，从而使地球这个热力学系统朝着静守、聚集、形成宏观物体和宏观运动、非均匀、非平衡、低熵、有序的方向变化。如果地球成为孤立系统，具有绝对封闭的边界，那么物质与能量、阴与阳的力量对比就不会发生改变，由离散向聚集的转变不会发生，地球就不可能出现由无序向有序的转化过程，生物圈也不可能出现。而这种关键性的转化，是通过系统的边界，即五行中“金”的作用来实现的。

与地球的情形一样，太阳演变的早期，它由广阔空间中弥散的宇宙物质聚拢而来，在聚集过程中温度的增高和压力的增大形成了抗拒聚集的阳性力量，要使万有引力等导致聚集的力量形成优势，同样需要系统边界的参与，透过边界释出部分能量的机制同样起着改变阴阳平衡的关键性作用。其结果是太阳物质聚集于太阳系中心的有限范围，并触发了热核反应；太阳系形成了由太阳、行星、小行星等组成的有序结构；来自太阳的有序能量，为地球生物圈有序性的发展提供了动力。因此，在有序太阳系的形成过程中，有一种改变阴阳之间平衡状态的机制起着关键性的作用，它与系统的边界密切关联，它就是透过边界释出部分能量的机制，它是通过五行中“金”的作用来实现的。

至此可以进一步探讨：在大爆炸后的宇宙演化过程中，是否有同上相似的机会。大爆炸使宇宙物质离开高度聚集的原点，向周边扩散，扩散的实物粒子与外界空间之间形成逐渐扩展的边界。在此宇宙膨胀过程中，光子（或许还有中微子）携带着能量以光速向外界空间释出，其他物质粒子的扩散速度则远低于光速，于是在大爆炸后宇宙的实物粒子分布区内实现了由表及里的能量衰减，为万有引力等阴性力量形成优势提供了条件，从而为有序宇宙的形成与发展提供了条件。有可能阻止这种转变发生的唯一情况是：宇宙具有绝对封闭的边界，不容许能量向外界释出，物质与能量只能在有限边界内折返运动，直至充分均匀，并保持长久的平衡，这就是所谓“热寂”，这就是真正的孤立系统内发生的情况。而迄今为止，我们所能观察到的宇宙仍在自由扩展之中，既没有看到碰“壁”而返的物质，也没有发现碰“壁”而返的能量，说明迄今为止宇宙不构成孤立系统。先前认为宇宙是唯一的，因此不需要“壁”也构成孤立系统。但如果我们所在的宇宙确实起源于138亿年前的大爆炸，那么根据已知的物理规律，这个迄今为止我们所认为的“唯一”的宇宙，实际上仍然只是占据了有限时空的一个有限的宇宙物质集团，我们何以肯定在此范围外没有其他空间，没有其他宇宙组成部分？何以肯定我们所认为的“唯一”的宇宙不可能是更广阔宇宙的一个有限部分？即使宇宙是唯一的，但只要没有阻止能量（依附于少量物质）率先远离的“壁”，物质与能量的非均匀分布就能实现，宇宙从无序向有序转变的条件就能成立。而这样的“壁”迄今没有碰到，宇宙有序化之初的100多亿年前更是未曾碰到。因此无论宇宙是否“孤立”，宇宙演化史上从无序向有序转变的条件都是必然能够具备的，宇宙从无序向有序的转变是一种必然发生的过程，而非如“涨落”“干扰”这种偶然发生的情况。这一过程是借助于能量转移而实现的，因此不违背热力学第二定律，并且不一定依赖于引力系统的负热容。

于是，宇宙从无序到有序的链条可以这样来连接：在大爆炸形成的混沌无序的宇宙中，一部分能量以光速跨过边界率先远离，导致了实物粒子分布区内由表及里的能量衰减，使万有引力等物质相互作用得以形成优势力量，宇宙的阴阳平衡朝着阴性方向变化，促成了物质能量的聚集、熵的减小和有序化的实现。太阳系、地球作为宇宙有序化的组成部分，以局部、具体的方式展现着同样的变化过程。这种变化的条件是宇宙演化进程中必定能具备的，并不是“涨落”这种偶然的情况，也不是来自某种偶然的“干扰”。此前已经分析，在五行中，混沌无序属于土，系统的边界及阳中之阴的转化属于金，静守聚集的状态属于水，因此宇宙从无序到有序的转变，就是由“土”开始，经过“金”和“水”的作用实现的，五行的“土生金，金生水”表达了这一转化过程，联结着宇宙从无序向有序转化的链条。

有序性的多元和多层次，生物有序性的产生

宇宙从混沌无序的“土”开始，经过从阳向阴转化的“金”，到达静守聚集的“水”，完成了从阳向阴、从无序向有序的转化。然而这样的转化只是终结了宇宙的混沌无序状态，使宇宙来到有序性的起点。“水”所代表的静守聚集状态并非有序性的代表性状态或最高状态，它只是有序性的起点，为有序性的发展奠定了基础。五行中代表有序性的是“木”，它是在“水”的基础上发展而来的，从“水”到“木”的发展过程中有能量的加入，生命是这种有序性的最高表现形式。与一堆静守聚集的基础物质相比，生命无疑具有更高程度、更高水平的有序性。于是有个问题提了出来：既然物质世界的有序性来源于物质相互作用对运动变化的制约，物质世界的无序性来源于能量对运动变化的驱动，那么何以有序性的最高形式或代表性状态又是与能量的加入相关联呢？对此，我们仍须从物质与能量的关系中寻找答案。

物质与能量分别把事物引向静守、聚集和躁动、离散两个方向，体现了两者之间的对立性。然而它们又永远形成着不可分离的统一体。在现实世界中，不受任何物质相互作用制约而只受概率支配的即所谓没有物质的运动是不存在的。太阳的物质以等离子形式存在，这样就在较大程度上摆脱了电磁相互作用在微观粒子之间形成的联结，获得了较大的运动自由度，但它仍然受到万有引力等物质相互作用的束缚，使运动局限于太阳边界之内。反之，物质的具体存在形式总是与一定的能量水平相关联，没有能量支持的或所谓没有运动的物质也是不存在的。停留在地面的物体，相对于地面处于能量最低状态，但相对于井底仍具有较高的势能，物体停留于地面是地心引力与地面支撑力实现平衡的结果，是物质与能量之间形成的一种协同状态。飞机上的乘客一方面受到地心引力的吸引，另一方面又得到飞机飞行所形成的离心力的支撑，乘客坐稳在飞机上的状态是物质相互作用（万有引力）和运动能量共同作用、形成协同的结果。地球没有飞向太阳系外的空间，也没有落到太阳里面去，这是万有引力和地球运转的离心力实现平衡、形成协同的结果。火箭可以停留于地面，可以飞离地面成为地球的卫星，可以飞离地球绕太阳运行，还可以飞离太阳系，不过相对应的运动能量是不同的，更大的能量可使火箭获得更大的自由度，在更高的能量水平上与物质相互作用协同。原子核外的电子有 8 层轨道，电子可以在不同的轨道上运行，但不同轨道所对应的能量也是不同的，远离原子核的轨道对应着更高的能量。以上表明，物质和能量这两种相互对抗的力量是可以在不同条件下实现平衡与协同的。这种平衡与协同，使事物在更高能量支持下具有更强的运动能力和更大的变化自由度，而这种运动变化又在物质相互作用的制约下保持着较好的稳定性与规律性，使有序性呈现为多元、多层次的状况。有序性如同一只风筝，可以停留地面，也可以高飞在天，在地和在天的能量水平是不一样的，高飞在天是受到了更高能量的承托，但同时它也必须受到物质相互作用这条线的牵引。如果风筝断线，它将走向无序。

于是我们看到的物质世界，从原子到宇宙，都是物质与能量在一定条件下形成协同的结果。世界非无限躁动，也非无限静守，而是在运动变化中保持着一定的规律性和稳定性；世界非无限离散，也非无限聚集，而是处于适度舒展、有序分布的状态。物质世界是多元、多层次的，由物质与能量的协同而形成的有序状态也是多元、多层次的。事物可以在较低能量下实现物质与能量的协同，产生较低能量下的有序状态，也可以在较高能量下实现协同，形成较高能量下的有序状态。理想中的绝对零度下，热能消失，熵为零，按经典认识应当对应着最强的有序性，但此时微观粒子静止不动，因而不发生任何有序的运动变化过程，也不能发展出高层次的有序结构，它只是一种低能量的静态的有序，对应于五行中“水”的特征。包括生物圈在内的许多事例都说明，热力学系统可以从外界获取能量，在较高的能量水平上形成较高层次的有序结构，完成较复杂的有序运动，这种情况就是五行表达的“水生木”。物理学上观察过多种在提高能量水平后突显有序性的现象，有的被称为“熵致有序”，其内在原因应当是能量到达一定水平时与物质相互作用形成了协同。生命是有序过程的最高形式，生命不是在绝对零度下产生和发展的，而是在远高于绝对零度的能量水平上产生和发展的，形成了物质世界最高层次的有序结构与功能。生命所代表的高层次的有序性是物质与能量之间，也就是阴与阳之间形成了高度平衡与协调的结果，在此平衡区内物质主要以气态、液态、固态存在。往阴的方向，物质由固态往超固态、中子星态、黑洞态变化，物质世界趋向于过度的集中与静止，物质相互作用对事物的运动变化形成了过强的制约，阻碍了分子水平以上有序结构的形成，阻碍了高度活跃的生命过程的进行；往阳的方向，物质由气态往等离子态、辐射场态变化，物质世界趋向于过度的离散与躁动，微观粒子之间由物质相互作用形成的联结过于削弱，破坏了分子水平以上有序结构存在的条件，也破坏了高度有序的生命过程进行的条件。因此生命有序过程的产生与发展是物质与能量之间实现最佳协同的结果，是宇宙中阴阳两种力量达到高度平衡的产物。在生命所代表的有序过程中，能量为物质运动的充分活跃提供了条件，而物质相互作用又使这样的运动变化限制于可以控制的、有序的范围之内，由此形成充分的协同，从而使高度复杂而有序的物质运动的进行成为可能，也为高度复杂而有序的物质结构的发展创造了条件。

因此，尽管物质相互作用是有序性的根源，从土到水意味着从熵极大到熵较小的转变，但这一转变所能达到的目标是事物的静守聚集，是一种简单的、基础的状态，系统由于高度的静守而不能形成有序的运动变化过程，由于高度的聚集而难以产生和保持高层次的有序结构。反过来看，尽管能量是一种引向躁动离散与无序的力量，但当它在一定条件下与物质形成协同时，它为系统带来了变化的自由度和运动的活跃性，这种运动变化在物质相互作用制约下成为有序过程的组成部分，成为有序结构的构筑力量。系统的有序性在能量参与下实现了质的升华，从静止不变到形成有序的运动变化过程，从低层次的物质结构到形成高层次的物质结构。当然，这种协同是有条件的，过高的能量、过强的运动，将使有序结构遭受破坏，使运动变化超出有序的范围，而向无序转变。如前所说，阴阳之间高度平衡的状态才是适合最高层次有序性产生与发展的状态。自然界的大量事实表明，能量参与的高层次的有序结构和有序运动，是以系统的相对静守聚集状态为基础依序引入外来能量后实现的，这种情况在五行中表达为“水生木”。我们在“阴阳”章曾经讨论过，能量只能以两种方式存在，一种是物质在空间的正在进行的运动，另一种不表现为正在进行的运动，而表现为物质相互作用力场的改变。当这种运动是机械运动时，就呈现为动能与势能的关系。当势能转化为动能，驱动了正在进行的物质运动，按照热力学第二定律方向的、从有序向无序的自发转化也就开始。而当能量以相互作用力场改变（势能、化学能等）的方式静态存在时，它使物质处于更加自由、更易发生变动的状态，但同时它又受着物质相互作用的制约，可以长久保持相对有序的状态，而不发生从有序到无序的自发转化。在五行的“水生木”过程中，外来能量进入系统，可先以势能、化学能等形式静态存在，成为系统有序性的组成部分，在尔后的过程里才驱动物质的运动，并开始按照热力学第二定律方向的转化。这是在“水生木”的阶段里系统可以建立高水平的有序性而不自发向无序转化的原因。而当能量释放，系统走向无序之后，不可能按相反方向自发地回返有序，因为这是违反热力学第二定律的，只能通过向外界释放能量的方式使系统能量降低，回归静守聚集状态，再通过引入外来能量实现有序性的增长，即不能从土到火到木，而只能从土到金到水再到木。木所代表的状态是物质与能量达到最佳协同的状态，是通往最高层次有序性的状态，因而木是有序性的代表，水生木是实现了有序性的增长。生物有序性，就是宇宙中阴阳两种力量高度平衡，物质与能量充分协同的产物。

宇宙有序化与生物有序性的衔接

上一节我们提到，所谓的“麦克斯韦妖”实际上是一种边界加泵的机制，是以选择性通透的边界为基础、以一定能量为动力驱动跨边界物质能量转移从而高效获得有序性的机制。它使局部范围内高度有序性的实现成为可能，使生命的产生与发展成为可能。不过由此途径只能实现局部的有序性增加和熵减小，不能使大宇宙范围的总熵减小。要改变宇宙总熵增大的趋势，必须依靠跨边界释出能量的机制和万有引力等物质相互作用。因此从大爆炸开始到生物有序性的产生实际上有两个紧扣的环节，首先是通过能量释出和万有引力等使宇宙从混沌无序转变为由恒星、星系等逐级形成的相对有序的体系，实现“盘古开天地”、分清别浊的“壮举”，可以称为宇宙的第一阶段有序化过程；其次是在特定条件下以边界和泵机制等为契机逐步演变出生命，可以称为宇宙的第二阶段有序化过程。

由万有引力等参与的宇宙的第一阶段有序化过程，具有如下特点：①它是在宇宙演变过程中，在广阔的宇宙范围内实现的。②此过程中起关键作用的是透过边界释出部分能量的“阳中之阴”机制和万有引力、强相互作用力、电磁相互作用力等物质内在的阴性力量。③它是使大范围的宇宙由熵极大转变到熵较小的唯一可能途径。④此阶段的物质结构表现为分子及分子以下的水平，而不涉及生物大分子乃至生物体的产生。因此，这一阶段实现的是一种大范围、低层次、低水平的有序，或者说低阶有序。

相应地，导致生命产生的宇宙的第二阶段有序化过程，其特点有：①它是在宇宙的某些局部范围，例如地球这样的特有环境下产生的，是第一阶段有序化的进一步发展。②选择通透性边界的存在和一定能量条件下的跨边界物质能量转移是这一过程的重要环节。③只带来系统局部的熵减小和有序性增长，而不能使大范围宇宙的熵减小。④须以一定的运动能量为基础，不是“能量越低越稳定”，而是在阴阳平衡状态最稳定，它是宇宙物质处于某种阴阳平衡区域的产物。⑤出现了生物大分子、细胞、组织、器官、系统、生物个体、生物群体、人类社会等高度复杂、高度有序的组织结构形式，使物质及其运动的有序化达到极致。因此，这一阶段实现的是一种小范围、高层次、高水平的有序，或者说高阶有序。

从低阶有序到高阶有序是两个连续的过程。在宇宙大爆炸后的混沌状态中，只有万有引力等物质内在的阴性力量能够分清别浊，使大范围宇宙的熵减小，形成由恒星、星系等逐级组成的层次分明的宇宙体系，实现低阶有序，使宇宙物质能具有分子、原子等层次的有序结构。在此基础上，在地球这样的特定环境中，以来自太阳的能量为契机，实现了局部范围有序性的显著增长，实现高阶有序，产生了生命和人类社会这样高度复杂的组织形式。在这前后相连的两个过程中，低阶有序是高阶有序的基础，高阶有序是低阶有序基础上的升华，两者的连续使宇宙摆脱了“热寂”的困扰，造就了高度有序的生命世界。

在五行中，水代表物质及其静守聚集的趋势性，火代表能量及其躁动离散的趋势性，木代表有序性以及从阴向阳转化的趋势性，金代表系统的边界以及从阳向阴转化的趋势性，土代表能量释放之后自发形成的无序性。因此，从五行的眼光看，火生土是顺应热力学第二定律的从有序到无序的转化，土生金、金生水实现了从无序向有序的转化，而水生木、木生火则实现了有序性的进一步发展。其中，系统边界的存在，金的阳中之阴作用，使宇宙从无序回返有序成为可能，使自然界的演化形成了可以循环、可以持续的状态。当然，这种循环不是旧事物旧过程的简单重复，而是旧过程的结束继以新过程的开始，是螺旋式上升、波浪式发展，是否定之否定。

可以看到，宇宙从无序到有序的转变不是一个独立完成的过程，它与物质能量的状况密切关联，也与系统边界的封闭和开放状况密切关联。自然界的三对矛盾互相形成紧密的关联，共同影响着热力学系统中物质与能量、有序与无序、封闭与开放的状况及演变。因此，从物质与能量的关系入手，进一步探讨自然界三对矛盾的相互关联，可使我们对自然界物质存在与物质运动的规律性获得进一步的认识。

第六节 自然界三对矛盾的相互关联

自然界三对矛盾的依序展开

物质与能量、有序与无序、封闭与开放，构成了广泛影响自然过程的三对矛盾。其中物质与能量构成最基本的矛盾，自然界的其他矛盾都是在此基础上衍生和发展的。

让我们回顾“阴阳”章的部分讨论：一切自然事物都在运动变化中，运动是物质的固有属性，然而事物运动的能力又是可以转移和转化的，由此产生了能量的概念，它是事物运动的能力及其量度。物质作为自然万物的构成材料，具有一种来自自身的力量，能维系自然万物的空间关系，使自然万物的存在和演变具有稳定性、规律性和实在性。从而在自然事物的存在和演变中呈现两种力量、两个方向：来自物质的阴性力量使事物静守、稳定、聚集、成形，来自能量的阳性力量使事物躁动、易变、离散、化气，两者在作用方向上呈现对立性。但它们又构成着不可分离的统一体：物质作为能量的载体，永远承载和贮存着能量，能量只能以物质在空间的运动或物质相互作用力场改变的方式存在；能量作为物质的动力，永远承托和推动着物质，物质在能量的承托和推动下维持其一定的存在和运动状态，实现存在和运动状态的改变。物质和能量的这种既对立又统一的关系，也就是中华古典文明中描述的阴阳关系，成为我们世界上一切自然演变的推动者和决定因素。

在研究自然事物的存在和运动时，有一个规律被率先发现，这就是能量守恒和转化定律，又称为热力学第一定律，它指出能量可以在事物之间转移和转化，转移和转化前后能量不增加也不减少。因此要使某一系统的能量增加，就必须往系统注入能量。例如要把一桶水提到高处，就必须付出努力，追加能量，使水的势能提高，追加能量的努力是按照热力学第一定律所必须给予的。有人幻想不追加能量而使机器运转，为人类做功，这种机器被称为“第一类永动机”，是永远不可能制造成功的，它违反了热力学第一定律。在蒸汽机诞生后，又有人设想从空气或海水提取热量，推动机器不停地做功，被称为“第二类永动机”，它没有违反热力学第一定律，但也不可能获得成功，它被后来发现的热力学第二定律所否定。热力学第二定律的一种表述方式（开尔文说法）为：“不可能从单一热源吸取热量，使之完全变为有用功而不产生其他影响。”尔后的研究中逐渐明确，热力学第二定律实际上规定了能量转移和转化的限制条件与方向：当没有其他机制参与时，物质运动的自发趋势是从有序向无序变化，或者说朝熵增大的方向变化。因此，热力学第二定律是能量守恒和转化定律的补充与发展，有序与无序矛盾是物质能量矛盾的延伸与展开。

我们在“边界”一节已经讨论过：热力学第二定律所决定的状态，和系统边界的开放和封闭状况直接相关。随着系统边界的不同，热力学系统区分为开放系统、封闭系统和孤立系统，形成开放和封闭两个方向。孤立系统的熵只能增大或不变，而开放系统则可通过物质能量的交流而实现局部的熵减小。因此与前两对矛盾的关系一样，开放与封闭的问题是作为热力学第二定律的相关条件而来到桌面上，成为影响自然进程的又一极为重要的对立统一关系，成为有序与无序矛盾的延伸和展开。

综合起来，有序与无序矛盾是在物质与能量矛盾的基础上呈现的，而开放与封闭矛盾又是在有序与无序矛盾的基础上呈现的。热力学第二定律是在能量转化和守恒定律的基础上对于物质运动规律认识的深化，而随着人们对热力学第二定律认识的加深，随着对于熵和负熵认识的深入，系统的边界问题、开放与封闭的关系问题将会逐渐进入人们的视野，成为了解物质运动规律的重要切入点。目前，有关熵与负熵的兴趣及研究方兴未艾，许多新的认识正在形成，许多模糊的概念正在澄清，而还有更多相关的领域等待深入探讨，还有更多模糊的认识有待澄清。熵认识的深入意味着对物质能量认识的深入，也将引发对系统边界的重视与思考，从而在整体上推进对物质运动规律的认识。

能量阶差驱动有序运动

如前所说，热力学第二定律决定着能量转移和转化的方向，从而决定自然演变的方向。但决定这一方向的并非只有热力学第二定律。苹果熟透落向地面、水往低处流、原子核周围的电子总是先填满能量较低的轨道，提示物质系统的自发趋势为能量（势能）最低，这一规律同样决定事物发展的方向，但它是由物质内在的相互作用力决定的，是一种有序的过程，从属于物质能量矛盾。它不是由微观粒子的热运动决定的，不从属于有序无序矛盾，尽管其后续的过程与热运动相关。这一规律尚未被能量守恒和转化定律所概括，因为后者不决定事物发展的方向性。同时它也不为热力学第二定律所概括，因为后者所关联的是微观粒子的热运动，是有序与无序矛盾。因此，由物质能量矛盾引出的自然规律，除了能量守恒和转化定律外，还有物质系统的能量最低趋势与自然演变密切关联，后者有待更多的关注和总结。

物质系统的能量最低趋势与热力学第二定律一起，决定自然演变的方向。两者来自不同的驱动力量，但在能量转移转化的规律上有共同性。让我们来看如下示意图（图 2-6-1）。

设想有一充分高的水池，从中隔为两半，左池充满水，右池留空。当中隔的孔道打开时，水由左池经孔道流向右池，势能转化为动能，可以驱动机

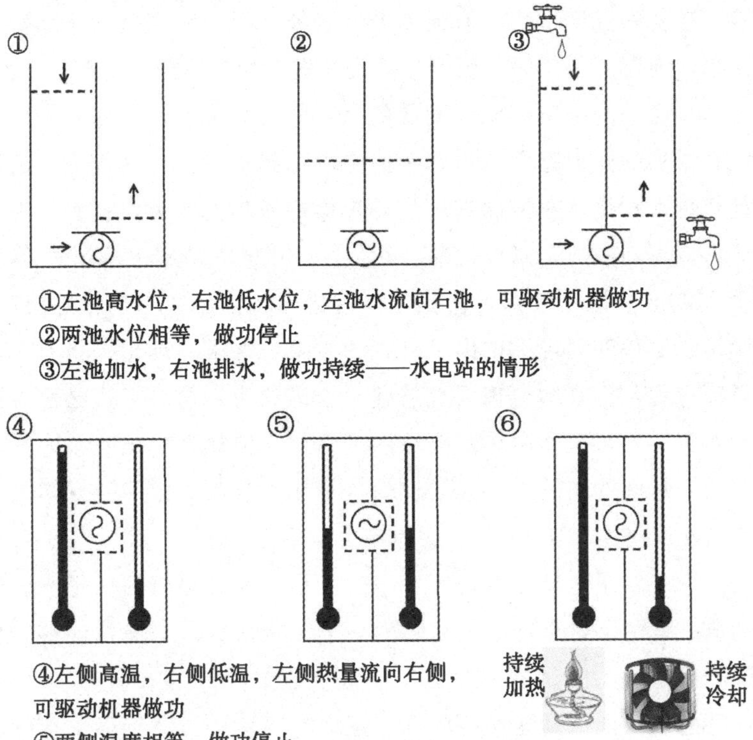

①左池高水位，右池低水位，左池水流向右池，可驱动机器做功
②两池水位相等，做功停止
③左池加水，右池排水，做功持续——水电站的情形

④左侧高温，右侧低温，左侧热量流向右侧，可驱动机器做功
⑤两侧温度相等，做功停止
⑥左侧加热，右侧降温，做功持续——热机的情形

图 2-6-1　能量阶差驱动有序运动

器做功。随着左池的水位下降和右池的水位上升，两侧的势能差减小，可以转化的动能减小，驱动机器做功的能力减小。当两池水位平齐时，势能差消失，动能消失，不能再驱动机器做功。在这个例子中，水只能由水位高、势能高的一侧流向水位低、势能低的另一侧，形成有序的流动；当两侧的水位达到平衡，也就是势能达到平衡时，这种有序的流动停止。要使水不断地从左池向右池流动，保持做功的能力，就要往左池不断补充水，让右池的水不断流出，以保持水位差和势能差，江河上的水电站就是这样的情形。

再设想有一充分大的保温（绝热）容器，从中隔为两半，左池是高温物质，右池是低温物质，有一个机器装置（热机）与左右两池相连。热量从高温的左池传给热机的工作物质（蒸汽、空气等），再由工作物质传给低温的右池，这一过程中由于工作物质的热胀冷缩而带动机器做功。随着热量从左池传给右池，左池的温度下降，右池的温度上升，两池温度差减小，做功的能力减小。当两池温度相等时，温度差消失，做功的能力消失。在这个例子中，热量只能由温度高的一侧流向温度低的另一侧，形成有序的流动；两池的温度差越大，做功的能力越大；当两侧的温度达到平衡时，这种有序的流动停止。要使热量不断地从左池向右池流动，保持做功的能力，就要给左池不断加温，让右池不断散热，以保持温度差，各种热机就是这样工作的。

19世纪初，法国工程师卡诺提出了理想热机模型，对现代热机的发展、对热力学第二定律的发现都作出了卓越的贡献。卡诺的理想热机有其具体的结构和循环过程，但基本原理同上所述。卡诺认为，热机工作必须有高温和低温两个热源，热机从高温热源取得热量而向低温热源释出热量，热机的效率取决于两个热源的温度差，这样就隐含了热力学第二定律的开尔文说法和克劳修斯说法（见本章第三节），并具有更丰富的内涵。

温度是微观粒子运动能量的宏观表达。从水池和热机的例子中我们可以看到，物质系统的能量最低趋势与热力学第二定律在影响能量转移转化时有以下共同的规律：①能量的有序流动有赖于能量阶差（水位差、温度差等）的存在；②能量只能由高能量区向低能量区有序流动；③到达平衡状态（水位相等、温度相等、势能差消失等）时，有序过程停止；④要使有序过程连续进行，必须有保持能量阶差的机制（补水、加温，排水、散热，等等）。

“能熵竞争”还是能熵相关？

经过以上讨论，我们可以来关注能与熵的关系问题。

1938年，天体与大气物理学家埃姆顿在《自然杂志》刊出一则短评，题为“冬季为什么要生火？”他说，外行人将回答“是为了使房间暖和”，而内行人可能说“是为了取得所欠缺的能量”，如果这样，外行的回答是正确的，而内行的回答却错了。他经过数学计算，证明生火后室内能量没有增加，在温度提高以后，为了保持室内外相同的压强，一部分空气分子携带着能量散逸到室外空气里去了。以此为据，他提出了熵比能量更重要的观点，他说：“与我们生火取暖一样，地球上的生命需要太阳辐射。但生命并非靠辐射能维持，因为太阳辐射中除微不足道的一部分外都被辐射掉了，如同一个人尽管不断地汲取营养，却仍维持不变的体重。我们的生存条件需要恒定的温度，为了维持这个温度，需要的不是补充能量，而是降低熵。”“在自然过程的庞大工厂里，熵原理起着经理的作用，因为它规定了整个企业的经营方式和方法，而能原理仅仅充当簿记，平衡贷方和借方。”埃姆顿的看法后来又得到了索末菲等人的支持，成为当代有代表性、有广泛影响力的观点。

以上评论中，埃姆顿认为补充能量不重要，重要的是降低熵。有精细的数学计算，似乎有理有据，无可辩驳。不过他没有回答：如果没有物质能量的转化转移，他用什么办法降低熵。

熵不是一个独立于能量之外的概念，它是对于能量分布和运行状态的说明。我们的世界是由物质能量构成的，一切自然事物、一切自然现象都是物质能量的表现形式。能量守恒，物质不灭，因而可以从一个系统转移到另一个系统，从一种形式转化为另一种形式。而熵不守恒，不可能跨过边界从一个系统转移到另一个系统。容器内高温高压的气体处于熵最大的无序状态，若在容器壁上开一小孔，气体即喷射而出，形成高度有序的运动。同样，光在太阳内部经历着辗转曲折的无序运动，而跨过边界辐射地球的则是直线前行的有序运动。这表明，系统内的无序在跨过边界后不一定仍为无序。反之，系统内的有序在跨过边界后不一定仍为有序。蒸汽在汽缸中可以推动活塞的有序运动，但出了汽缸便以无序方式分散四方。因此，熵是一个与边界密切关联的概念，一旦跨过边界熵的状态就会改变，系统的熵或负熵并不能跨过边界转移给另一个系统，系统内熵的增加或减小是通过物质能量的变化来实现的。在卡诺热机的例子中，尽管其高温热源是处于高熵无序状态，但只要它与低温热源之间形成了温度差、能量差，就能驱动热机做功，形成有序运动。而处于热机输出端的低温热源，尽管被认为是热机“排熵”的产物，但只要与更低温的热源形成能量阶差，仍然可以驱动热机形成有序运动。高温热源与低温热源的差别不在于熵而在于温度，后者反映微观粒子的平均动能。人之粪便为某些动物之美食，并非人排出了负熵，也非有关动物摄入了熵，而是人的粪便中含有经过消化而未完全吸收的营养物质，含有能量。上游水库排出的水到了中游水库仍能积累势能，驱动发电机运转，虽然驱动机制与前两例不同，但能量阶差驱动有序运动的意义相似。因此，当今广泛使用的“排熵”或“摄入负熵”的概念，不应理解为熵可以像物质能量那样排出或摄入，而应理解为可以通过物质能量的转化转移使系统的熵发生变化。

在房间烤火的例子中，火炉与房间的其他区域形成了能量阶差，随着房间温度的提高又与寒冷的室外形成能量阶差，能量由高向低形成了有序的流动，虽然房间内分子的总能量在流动之后没有增加，但房间内的状态却在流动过程中改变了，房间的温度有序地提高，房间内和房间外的温度形成很大差异，与人接触的空气分子的平均动能增加，从而使人感到温暖。在这一过程中，烤火是保持能量阶差的必要条件，它使能量持续地由高向低流动，这一过程中包含着熵减小，但熵减小是通过不断地“补充欠缺的能量”来实现的，并不能离开能量的改变而独自完成。

再看看太阳能量对地球的影响。太阳内部无疑是个高熵的世界，但太阳边界局限了高熵状态的范围，使太阳系整体保持相对低熵。跨过太阳边界的光辐射以有序方式投放四方，也投向地球。太阳内部连续进行的热核反应使能量喷涌不息，与地球保持巨大的能量阶差。除非地球变得和太阳一样炽热，或者太阳的核原料枯竭，否则这一能量阶差长久存在。而地球周围是更低能量的太空，地球很容易向太空释放能量，使来自太阳的能量不会无限积蓄。从太阳到地球，再到太空，形成了源源不断的能量流，推动地球上的有序运动，造就了地球上的低熵状态。这一过程，有如大江之水注入水库，推动发电机的有序运转，再流往下游；又如高温热源向热机不断输送热量，推动热机的有序运转，再把热量传向低温热源。虽然太阳能量存留于地球者微乎其微，但太阳能量对于地球有序过程的影响是在能量流动中实现的，而非在能量存留中实现，这与水电站和热机的情形相同。地球生物圈有序过程的实现，生物圈熵的降低，正是这种能量流动的结果，并没有独立于物质能量之外的“排熵”或“摄入负熵”的过程。

再来分析“一个人尽管不断地汲取营养，却仍维持不变的体重”这个问题。一个人摄取的营养如果变成不断增加的体重，生命将很快枯竭。而一个人如果不摄取营养，生命将立即枯竭。营养对于生命的作用是动态地实现的，不是靠它在体内的积蓄来实现的。虽然摄取的物质能量最后陆续离开了人体，但就在穿行于人体的过程中，推动了人体这部“热机”的有序运转。生命在于运动，在于新陈代谢，同地球生物圈的情形一样，促使生命有序过程持续进行的是物质能量的流动，而非物质能量的存留不动。

我们再来探讨地球和人体维持一定温度的问题。如前所说，系统内熵的降低是通过能量的流入与排出来实现的，并非熵本身可以独自地摄取或排出。所谓排熵，实际上是排出能量。地球向太空排出能量，使来自太阳的能量不在地球无限积蓄，从而保持太阳与地球的能量阶差，形成有序而持续的能量流，具有使生物圈熵减小的意义。但这种“排熵”不是越强越好。由于太阳与地球的能量阶差极大，地球只要适度排出能量，便能保持足够的能量阶差，维持生物圈有序运动的进行。如果排出能量过多，生物圈就不能保持足够的背景能量或背景温度，从而使大量的生命活动不能进行。如果排出能量过少，地球温度过高，也不利于生命的持续。与地球的情况相似，人体也要通过能量的摄取与排出，来维持一定的体温，并且对温度恒定的要求比地球更严格。温度和微观粒子无序运动的激烈程度直接相关，以温度形式存在的能量是一种无序能量。在“有序与无序”一节已经分析，无序能量并非“无用”的能量。在太阳内部，由等离子的无序运动所形成的极高温度为热核反应的连续进行所必需。在地球生物圈中，300K 左右的背景温度使物质保持在气—液—固态，各种化学反应容易进行，生命得以产生与发展。在人体，略高于地球平均温度的体温为体内各种生命活动的进行提供了最有利的条件，同时也易于散热，排出因各种代谢活动而产生的热量。像水电站这样的系统也需要一定的背景温度，否则水会冻结，不再流动，也就不会在流动过程中发出电流。即使在热机的情形也不能离开一定的背景能量的支持，否则其中的工作物质（气体）就不可能工作在最佳状态，甚至完全不工作（液化、冻结）。因此无序背景能量为各种有序过程的进行所必须，有序与无序之间并非只有对立的关系、相反的关系，而是还有统一的关系、相成的关系。背景能量为各种有序过程提供了一个平台，就好像树木扎根于大地才能高耸入云，人类立足于地面才能从事各种活动。五行学说把无序背景能量归在“土”的范围，并指出“土”的标志性特征为“土爰稼穑”，这是一种颇为确切的表达。无序背景能量的保持，是通过能量的流入与流出来实现的，这样就与有序性的建立、熵的降低形成了密切的关联，但两者又并不等同。从自由能公式 $F=U-TS$，可得 $U=F+TS$，其中 U 为内能，即微观粒子总能量；F 为自由能，即有序能量；T 为温度，S 为熵，TS 构成无序能量。这一公式表明，温度和熵共同决定无序能量在总能量中所占比重，温度增高或熵增大均可使这一比重增加；但温度代表微观粒子的平均动能，熵代表微观粒子分布及运动的无序程度，两者具有不同内涵，不具有等同性。绝对零度下熵为零，“降低熵”的效果达到极致，但此时对于各种有序过程来说，都远离了最适温度。因此无论对于地球生物圈还是人体，保持恒定的最适温度与减少熵没有等同性。

以上的自由能公式，常常被当作“能熵竞争”的依据，其理由是 S（熵）增大则 TS 增大，TS 增大则 F（自由能）减小（假定 U 不变），形成竞争。然而自由能公式实际表达的是微观粒子的总能量中包括了有序能量与无序能量两部分，F 为有序能量，TS 为无序能量。只有能量和能量之间才能进行加减的运算，而熵与能量不同质，不能相加或相减。在 TS 项中，T 是被乘数，是主体，反映微观粒子的平均动能；S 是乘数，是对以上能量无序程度的说明，TS 相乘所得到的是能量的值。因此公式如果反映了竞争，也只能是无序能量与有序能量的竞争，而不存在非同质的能与熵之间的竞争，无序能量仍属于能量。如果一定要把熵与能比作经理与簿记的关系，那么别忘了这位簿记正好是经理的母亲，两者担当不同方面的重任，不能简单地做孰轻孰重的比较。

著名物理学家薛定谔写了《生命是什么?》，提出了生命“赖负熵为生”的著名论断，这是富有创意的论断。不过他在解释生命何以“赖负熵为生”时，提出了“秩序基础上的有序”的设想，即设想有序性不是在生物体内产生与发展的，而是从外界直接获取的。他说：“一个有机体使它本身稳定在一个相当高的有序水平上（等于熵的相当低的水平上）的办法，确实是在于从它的环境中不断地吸取秩序。……就高等动物而言，我们是知道这种秩序的，它们是完全以此为生的，就是说，被它们作为食物的、复杂程度不同的有机物中，物质的状态是极有序的。动物在利用这些食物以后，排泄出来的是大大降解了的东西……”动物摄取了高度有序的食物后，获得了食物中的有序性，获得了“负熵”，使生命得以延续和发展，看似有道理，但无法解释：动物摄入了高度有序的淀粉、蛋白质、脂肪后，为什么要通过消化系统的一系列破坏活动，使它们转化为相对无序（有序程度降低）的葡萄糖、氨基酸、脂肪酸后再吸收利用。这岂不是大大减少了负熵的利用价值？植物没有现成的有序物质可供摄入，又是怎样从相对无序发展为高度有序的？地球的有序性来自太阳，那么太阳是否具有比地球更低的熵、更高的有序性？我们在前文已经分析：熵不守恒，不可能跨过边界在系统之间转移，可以转移的是物质能量。因此结论只有一个：生命赖负熵为生，但负熵不能从外界直接获取，只能通过物质能量的转化转移而在系统内部产生。

通过以上讨论，我们着重说明，“能”与“熵”是两个密切关联的概念，熵是在能量基础上显现其作用的，熵不能离开能量而单独存在；决不能把熵从能量中分割出来，更不能让熵与能量形成对立。系统中熵的降低，必须通过物质与能量的转化转移来实现，绝没有离开了物质能量的单独的负熵摄入或熵排出。模仿热力学第二定律的语言，可以说，不可能没有物质能量的转化转移而实现熵的降低；或者说，没有物质能量转化转移的熵降低是不可能实现的。研究熵降低的机制，只能通过研究物质能量的转化转移来进行。

能量引入与有序性增长的偶联——“水生木”

对于一个处于平衡状态的熵最大的系统，要使熵降低并非难事。只要打破系统的孤立状态，往系统输入物质能量，或从系统排出物质能量，平衡即被打破，熵就会从最高点往下走。但输入或排出中止后，系统会按照热力学第二定律进入熵增大的自发过程，实现新的平衡；要让系统的有序过程持续进行，必须有持续的物质能量输入或排出。但持续地从系统排出物质能量受到以下限制：①系统的物质能量是有限的，持续排出会走向枯竭；②若系统的物质能量水平降低至与外界平齐，则不再有自发排出的动力；③为使有序过程顺利进行，系统往往需要有高于外界的背景物质能量水平。太阳是太阳系中唯一可以长期排出物质能量的系统，其巨大的体积和充足的核燃料储备使之可以释放能量达百亿年；通过物质能量的排出，可以打破系统内部的平衡，实现一定程度的熵减小，但这种局部、暂时的熵减小很容易在高温背景下被填补，高温也使分子水平以上的有序结构没有存在可能。而对于太阳以外的世界，对于地球上的热力学系统，往系统输入物质能量（重点在能量）是使有序过程连续进行的必备条件，例如往水库注入水、给热机提供热量、冬日房间里生火、让地球受阳光照射等等。在这些过程中，“补充欠缺的能量”的重要目的是“降低熵”，而“降低熵”的必经途径是“补充欠缺的能量”，两者具有必然的联系，而非偶然联系，更不是无关或对立的两件事。根据卡诺的热机理论，补充能量后降低熵（实现有序运动、做功等等）的程度

（效率）会依系统的状态而不同，但降低熵必须通过补充能量来实现。

地球上，植物和其他光合生物通过光合作用获取来自太阳的能量，实现了生物体内能量的增长，也实现了有序性的增长，有序性增长与能量增长是在同一个过程中实现的，这种情况在五行中表达为“水生木”。此前我们提到这一事实时，把它看作地球生物圈对自然界普遍规律的提示。经过上文的分析，可以确定，补充能量与有序性增长的偶联的确非生物圈所独有，它是自然界有序过程共同遵循的规律。这样，“水生木”所表达的意义就超出了地球生物圈的范围，成为自然界的普遍规律，它反映了物质与能量和有序与无序这两对矛盾的内在关联。

水库和光合生物的例子告诉我们，外来能量进入系统后，可以先引起系统内物质能量分布状态的改变，或者说系统结构的改变，成为系统内静态储存的能量（势能、化学能等），尔后的过程中才逐步释出，成为推动系统有序过程的运动能量，引起系统运动状态的改变。水从上游进入水库后，可以先表现为水库的水位提高，与下游出水口的水位差加大，所携带的能量以势能的方式静态保存，在其后的过程里才推动电机运转。太阳能量经光合作用进入生物体内，可以先表现为生物体内物质结构和能量分布的改变，合成糖、脂、蛋白质等有机物质，以化学能的形式在这些有机物质中静态保存，而后才释放能量驱动生命进程。而在热机的例子中，能量进入后也是先导致系统内外压力差的变化，也就是能量分布的变化，而后才驱动有序的运动变化过程。因此，在“水生木”所提示的过程中，外界能量进入系统，首先使系统形成有序的物质能量分布，或者说有序的结构，与此同时系统增长的能量也以有序分布的方式静态储存，实现了有序性与能量的同步增长。能量增长，五行以“木”的“阴中之阳”性质准确表达；有序性增长，五行以“木曰曲直”形象概括。

水生木、木生火、火生土——物质、负熵、能量、熵依序展现性质

此后的过程里，系统内累积的能量释放出来，成为有序运动的推动力量，同时可伴随无序能量的产生，其中一部分成为系统的背景能量，这种情况在五行中表达为“木生火”。按照热力学第二定律，释放的能量最终都要转化为无序能量，系统自发地趋向于无序化，这种情况在五行中表达为“火生土”。

水生木、木生火、火生土，反映了热力学第一定律和第二定律之间的内在关联，反映了系统从物质制约下的静守聚集到能量推动下的躁动离散、从低熵有序到高熵无序的演变过程，这一过程中物质、负熵、能量、熵依序展现其突出的性质，而“相生”的单向性则是由热力学第二定律决定的。

我们来看看卡诺热机的情形。在卡诺热机中，有序过程表现为最简单的机械运动，从而为自然界的有序过程提供了最简模型。卡诺热机工作时，首先要从高温热源获取热量，使工作物质（气体）温度增高，内能增大，形成膨胀、扩展的潜在力量，与热机的其他区域形成巨大的压力差，从而在热机内实现物质能量的有序分布，实现结构有序，在提高能量的同时实现熵减小，完成“水生木”的过程。其后，工作物质和外界之间停止了热量的传递，系统在前一过程中累积的能量释放出来，气体在巨大压力差的驱动下在汽缸中膨胀，形成有序运动，表现出能量驱动有序运动（做功）的能力，实现“木生火”。继而，做功后的工作物质失去了在温度、压力等方面的差异性，趋向于熵最大，实现“火生土”。因此卡诺热机和地球生物圈一样，经历着“水生木、木生火、火生土”的过程，展现了物质、负熵、能量、熵依序突显性质的规律性。

生命是自然界有序过程的最高形式，它涉及机械能、热能、化学能、电能、磁能、光能等多种能量形式，也涉及物质的有序分布、生物大分子合成、生物整体有序结构的形成等物质结构问题，更涉及信息、精神等最高层次的有序形式。但生命和卡诺热机一样，遵循着热力学的基本规律。在生命的链条中，植物和其他光合生物直接获取太阳能量，动物等则通过素食或肉食间接获取太阳能量；能量的进入为各种有序运动的进行提供了可能，也为物质结构有序性的发展提供了可能。在本章第四节中，我们讨论了泵加边界实现物质有序分布的机制，以及在此基础上的神经兴奋产生与传导机制、肌肉运动机制等，表明以上有序过程的实现是与能量的加入分不开的。生物大分子的合成也是能量增长的过程，能量以化学能的形式贮存在生物大分子之中，在能量增长的同时实现了物质结构有序性的增长。生物体的化学反应一般有酶的参与，酶的作用是降低活化能，也就是降低化学反应的背景能量门槛，使反应易于进行，避免了多余的能量消耗，使生命“热机”的效率提高，但不改变有序性需要能量驱动的基本规律。因此各种生命形式都须直接或间接从外界获取能量，在能量增长的同时实现有序性的增长，实现“水生木”；其后能量的释放使生物体能完成各种有序的功能活动，同时也产生一定的无序能量，实现“木生火”；经各种途径释放的能量最终都转化为无序能量，实现“火生土”。和卡诺热机的情形一样，生命有序过程反映了自然界的物质与能量和有序与无序这两对基本矛盾的内在关联，展现了水生木、木生火、火生土的演变，展现了物质、负熵、能量、熵依序突显性质的规律。

这样，就回到了本章第三节里（图 2-3-1）讨论的情形。古代观察生物圈水、火、木、土之间的关联，注意到了这样的规律性。

从无序向有序的回归，土生金、金生水的意义

对于与外界没有任何物质能量交流的孤立系统，当它按照热力学第二定律的方向到达熵最大，进入完全无序的平衡状态，一切便告结束，一切有意义的事情将不再发生，系统将停止于“热寂”。但在真实的自然界中，系统不会永远、完全封闭，它总能在一定阶段、一定条件下实现与外界的物质或能量交流，为后续的演变打开通路。因此当系统依序走完了水生木、木生火、火生土所提示的历程，到达熵最大的无序状态，其后续的走向将由系统的边界来决定。这让我们不难理解“土生金”的含义。

让我们再把目光投向卡诺热机。卡诺热机从高温热源提取热量，获得了有序运动的推动力，实现熵减小，其后能量释放完成有序运动，做了功，再后按照热力学第二定律出现熵增大，进入无序状态，这样就完成了五行中表达为水生木、木生火、火生土的演变。假若没有后续的机制，热机的工作将到此为止。但此时热机进入了又一个能量转移的过程，在此过程中工作物质向低温热源释出热量，使系统内部能量减少、温度降低、压力降低，使工作物质收缩聚拢，减小容积，回到了热机工作的初始状态。这样当系统再次从高温热源获取能量时，能再次实现工作物质的温度增高、压力增高，形成有序运动的推动力，从而使卡诺热机的工作成为可逆、可循环、可持续的过程。以上的第二个能量转移过程中，工作物质向低温热源释出能量具有如下意义：①降低系统内部的能量，使做功后形成的无序能量不在系统内无限积蓄，使高温热源和系统的能量阶差得以保持，从而使有序过程得以持续；②使系统能保持适当的背景能量水平，从而使系统的工作能在相对恒定、相对有利的条件下可持续地进行。按照推想，如果不向低温热源释出热量，而是不断提高高温热源的温度（先不考虑热源温度如何提高），也可使能量阶差保持，使有序过程持续。但随着系统内部能量的积蓄，将会远离合适的背景能量水平，例如汽缸壁会随温度提高而液化，这样工作将不可持续。因此，向低温热源释出能量的机制对热机工作的可持续性具有关键性意义。这一过程是通过系统的边界进行的，它使系统的能量由强向弱转变，物质由躁动离散向静守聚集转变。边界在五行中用“金”来表达，能量由强到弱的转变反映在阴阳关系上是“阳中之阴”，而“阳中之阴”正是“金”的阴阳演化特征。因此卡诺热机在完成做功、出现熵增大后，下一道程序是从系统的边界释出能量，完成“阳中之阴”的转化，这一程序转换反映在五行上就是“土生金”。此后，通过“金”的“阳中之阴”作用，热机工作物质的能量降低，运动减缓，物质趋于静守聚集，回到能量输入之前的初始状态，这样就为新能量的加入和新有序过程的开始准备了条件。能量降低，物质静守聚集是五行中“水”的特征，因此通过系统边界完成的上述转化在五行中表达为“金生水”。热机从熵最大的无序状态回归到熵较小的初始状态，热机有序过程从不可持续到可循环、可持续，就是通过“土生金”和“金生水”的机制来实现的。

再来看看地球。地球如同一部巨大的“热机”，从太阳这一“高温热源”获取能量，激发着地球上的风呼浪起、云沉雨降，推动着各种有序过程的进行，直至产生和发展了五彩斑斓的生命世界。沿着热力学第二定律的方向，来自太阳的能量最后都要转化为无序能量。如果太阳能量在地球无限积蓄，地球会成为炽热而高熵无序的世界。但地球和卡诺热机一样，有一个透过边界向外周释放能量的过程，这一机制使地球能长久地保持与太阳的能量阶差，使太阳能量长久地推动地球“热机”的运转；也正是这一机制使地球能保持适当的背景能量水平，为生命有序性的发展提供了最适宜的条件。因此地球和卡诺热机一样，在经历了“水生木，木生火，火生土”的演变后，有一个“土生金，金生水”的任务转化，这是地球有序过程可循环、可持续，得以长久存在、纵深发展的根本原因。

在生命的世界里，植物通过光合作用获取太阳能量，也获得了有序性的增长，实现了“水生木”。“水生木”获得的能量，以糖、脂、蛋白质等大分子有机物的形式在植物中储存。这些能量的一部分用于推动植物自身的生长代谢等生命活动，完成“木生火”；其后转化为无序能量，完成“火生土”；形成的无序能量经植物的表层边界释放到地球环境中，再通过地球的大气边界释放到太空，完成“土生金”；通过以上机制，植物得以回归初始的物质能量环境，实现“金生水”；而后光合作用得以继续进行，循环演变。植物能量的另一部分为动物等其他生物所摄取，成为这些生物体的组成部分，使这些生物体内实现了能量的增长，也实现有序性的增长，实现“水生木”；这些能量释放驱动相关生物的生长代谢等生命活动，包括动物的肌肉运动，乃至人类的精神活动等，实现“木生火”；所释放的能量最后转化为无序能量，实现“火生土”；产生的无序能量从体表边界释放到地球环境，再释放到太空，实现“土生金”；经此机制，生物体的物质能量回归初始准备状态，实现“金生水”。植物能量的其他部分，以直接燃烧、腐烂氧化、形成矿化产物后燃烧等方式完成“木生火”，而后无序化完成“火生土”，再将无序能量排向太空完成“土生金”，地球环境回归初始准备状态完成“金生水”。因此生命世界以稍为复杂的方式完成着“五行相生”提示的演变，而相生的次序和方向不会改变，它是由热力学第二定律决定的。

从有序过程的最简模型到有序过程的最高形式，都遵循共同的规律。当系统完成有序运动，出现熵增大后，共同的出路是通过系统边界向外界释出部分能量，使系统内部的能量降低，运动减缓，物质趋向静守聚集，完成“土生金，金生水”所提示的过程，回归到系统的初始准备状态。“土生金，金生水”连接了有序过程的发展链条，使之成为可循环、可持续的过程。这种情况应当不是偶然的，我们仍可以从有序性的来源上寻找原因。

如前所说，往系统输入能量，实现能量增长与有序性增长的偶联，是使有序过程连续进行的必经之路。但如果从外界持续引进能量，而不从系统排出能量，将产生如下问题：①外界的能量水平也是有限度的，随着系统内部能量的积累，能量阶差可能消失；②只进不出的能量将使系统的背景能量水平过度增高，使有序过程正常进行所需的基本物质能量条件受到破坏，从而使有序过程不能持续。因此要使有序过程得到持续，系统在引进外界能量之时，还须有一个向外界排出能量的过程，这就是我们在卡诺热机、地球生物圈、生命过程中看到的情况，它们类同于水电站从上游引入水、往下游排出水的过程。埃姆顿等在强调“降低熵”时，或许是强调了从系统排出能量的重要性，那么这样的强调是正确和有价值的。不过这样的“降低熵”也是通过系统与外界的物质能量交流来实现的，不存在离开了物质能量的单独的熵排出，也不表明熵比能重要。此外，在强调能量排出之时也不应忽视了能量输入，如冬日房间生火、地球受阳光照射等，有序过程是在能量流动中实现的。

热力学系统循环演化的完整过程

因此，卡诺热机、生物圈、生命等所代表的自然界的连续有序过程，是以系统的初始准备状态为起点，获取来自外界的能量使系统的能量水平提高、有序化程度提高，在此基础上实现有序的运动变化，而后自发地向无序转化，再以透过边界向系统外释出能量的方式使系统的能量水平降低，回归初始准备状态，如此周而复始，使有序过程得到持续。其中，初始准备状态是系统的能量处于相对低水平，运动相对和缓，物质相对静守聚集的状态，表达为阴阳关系是阴中之阴，在五行中用水来表达。获取能量使系统能量提高、有序性提高的过程，是一种从阴向阳转化的过程，表达为阴阳关系是阴中之阳，在五行中用木来表达。能量释放，表现为正在进行的运动，实现有序的运动变化过程，表达为阴阳关系是阳中之阳，在五行中用火来表达。能量释放后自发地转变到无序状态，在五行中用土来表达。释出能量使系统内部能量降低的过程，是一种从阳向阴转化的过程，表达为阴阳关系是阳中之阴，在五行中用金来表达。以上过程综合起来，表现在阴阳关系上是完成了从阴到阳、从阳到阴的循环转化，即从阴中之阴到阴中之阳到阳中之阳到阳中之阴再回到阴中之阴，在五行中就表达为水生木，木生火，火生土，土生金，金生水。它反映了自然界连续有序过程的必然规律，反映了自然界三对矛盾的相互关联，相生的单向性是由热力学第二定律决定的，是由物质运动的基本规律决定的。

在上一节，我们讨论了宇宙从大爆炸后的混沌无序演变为目前所见的清朗有序的可能途径。和卡诺热机等连续有序过程相类似，大爆炸后混沌无序的宇宙可以通过从系统边界释出部分能量的方式，造成物质与能量、阴与阳之间平衡状态的改变，让万有引力等物质相互作用形成优势力量，使物质与能量的分布从均匀到非均匀、从离散到聚集，其中物质的聚集带来了宇宙结构的有序化，能量的聚集导致了能量阶差的形成，从而使宇宙实现从无序向有序的转变。宇宙无边无际、无始无终，是否也和卡诺热机、地球、生命一样，可以成为一种变化往复的有序过程呢？按照当今科学界的主流见解，我们所处的宇宙开始于138亿年前的一场大爆炸，那么这个宇宙是有边界的，也是有起点的，我们何以排除“天外有天”，“前世”之前还有“前世”，宇宙之外还有宇宙？由于能量以超出实物粒子的速度向外界释出，宇宙不会停止于“热寂”，而白矮星、中子星这样的事例似乎告诉我们，随着能量的释出，宇宙天体可能走向另一个方向，成为清冷、寂静的世界，出现“冷寂”。不过大量的科学发现告诉我们，“冷寂”和“热寂”一样，在宇宙演化中都只是局部和暂时的现象。如白矮星这样似乎走向“冷寂”的天体，也可以由于外界物质的加入而超出临界质量，引发如“新星爆发”“超新星爆发”这样的宇宙事件，使天体进入新的演化进程。宇宙作为更大时空尺度上物质与能量的集合，可以通过释出部分能量的方式实现物质与能量由分散到集中、从无序到有序的转变，那么如果有一天，宇宙由于能量的释出而出现了物质能量高度集中的情况，它也有可能由于外界物质的加入而触发更深层次的物质结构反应，导致大爆炸这样的事件发生，成为又一轮演化的开始。由此看来，宇宙也和卡诺热机等有序过程一样，可以通过与外界的物质能量交流，实现阳极而阴、阴极而阳、从无序到有序、从有序到无序这样的往复变化，从一个阶段到又一个阶段，从一个过程到又一个过程，由此连接为无穷无尽、无始无终的宇宙长河。物质与能量、有序与无序、开放与封闭的矛盾运动，驱动着宇宙演化，也驱动着各种自然事物的演化。

边界及其封闭性的产生，封闭与开放的循环演化

以上我们反复讨论了：在宇宙从无序向有序的转变中，在卡诺热机、生物圈、生命等从无序向有序的衔接中，“金”所代表的系统的边界起着关键的作用；这种作用的重要方式，是一部分能量透过边界向外界释出，其相关条件是系统边界的非完全封闭。那么，在封闭与开放的关系中，“金”代表的是封闭还是开放？

在热力学所述开放系统、封闭系统、孤立系统中，孤立系统只在理论上或特定条件下存在，而实际上广泛影响自然进程的是开放系统和封闭系统。

透过边界释出部分能量的机制，虽然借助于系统边界的一定程度的开放性，涉及部分能量的释出，但不涉及热力学所述物质（有静止质量，实物粒子）的进出，因而基本的实现条件是封闭系统。这一机制不增进系统的开放性，相反地对系统形成一种封闭的力量，对于系统边界的形成、边界形态的清晰、边界封闭性的保持与增进起着决定性的作用。

宇宙演化进程中，边界的形成是从系统的无序状态开始的。大爆炸后混沌无序的宇宙与外界太空之间，就存在逐渐扩展的边界。透过边界释出部分能量的机制，使导致聚集的万有引力等阴性力量形成优势，促成了宇宙物质分布与运动的非均匀化，促成了天体和有序宇宙的形成。当宇宙弥散物质逐渐聚集为一个个天体，或者说形成一个个系统，边界就在天体和太空之间渐趋清晰地呈现。透过边界的能量释出，使构成天体的物质渐趋集中，天体与太空的边界也渐趋清晰。天体的表层由于能量释出而率先冷却，把微观粒子相互推开的运动能量减弱，电磁相互作用等使物质粒子之间增强联结的力量形成优势，天体表层的物质成分由稀疏的气体聚集为浓密的气体，由气体凝结为液体，由液体凝聚为固体，从而在地球这样的天体上形成了固体的地壳和陆地、液体的江河湖海、气体的大气层。坚实致密的地壳边界，把炽热流动的岩浆封闭于地壳边界之下，为生命的产生与发展建立了前提。由于物质成分和物质性质的差异，在地表与水体之间、地表与大气之间、水体与大气之间、大气与太空之间，都形成了清晰的边界。液体的脂水二相之间也形成边界，为生物膜的产生和生命的发展提供了可能。而固体物质的个体之间、层次之间、不同组分之间也形成各式各样的边界，使物质世界呈现多元化和复杂化。生命的产生，特别是人类社会的出现和科学技术的发展，使边界形态高度进化。各种复杂的生物结构、人类制作的工具器皿，直至各种精密的电子产品，无不与复杂的边界形态密切相关。

边界的形成、边界形态的清晰、边界封闭性的增进，与以下方面有直接关联：

第一，系统内部物质运动的无序化，是边界形成的起点。无序化具有缓冲运动、保存能量和容纳物质、保存物质的作用，使物质运动由直线前行变为辗转曲折，由宏观转为微观，从而使运动的物质易于在有限空间内呈集团分布，而集团分布的物质能量与外界之间就出现边界。

第二，万有引力、电磁相互作用等物质内在的阴性力量，是使边界形态清晰、边界封闭性增强的最终因素。它们构成了使宇宙物质聚集、使物质粒子之间增进联结的力量，从而在宇宙物质的集团分布、边界的产生、边界形态的清晰与边界封闭性的增强中成为最终的决定力量。物质成分与物质性质的差异也与深层次的物质相互作用密切关联，因而不同物质形态、物质成分、物质个体和物质层次之间边界的产生也与物质内在的阴性力量密切关联。

第三，透过边界释出部分能量的机制，是使边界形态清晰、边界封闭性增强的关键性环节。驱动物质粒子运动的能量是使物质粒子之间联系减弱、物质分布趋向离散的力量。部分能量透过边界释出使系统内物质的离散趋势减缓，而万有引力等所带来的聚集趋势形成优势，系统的物质趋向于聚集，成集团分布；能量释出使物质粒子之间相互排斥的力量减弱，而电磁相互作用等所带来的联结作用形成优势，从而使系统表层的物质向联结紧密的方向变化，趋向于形成清晰而致密的封闭的边界。如果没有这一机制，那么在能量守恒与熵增大的双重规律支配下，物质与能量、阴与阳、聚集趋势与离散趋势的平衡状态不会改变，系统不仅不可能从无序向有序转变，不可能从躁动离散向静守聚集转变，也不可能从开放向封闭转变，即系统的边界不可能向清晰、封闭的方向发展。地球上坚实的地壳边界是能量释出导致封闭性增强的自然实例。在人类生产生活中，各种陶瓷、塑料、金属等器皿的制作大多经历了由热到冷的能量释出过程，在这一过程中各种器皿形成了致密、清晰、封闭的表面。

换成五行的语言，边界的形成、边界形态的清晰、边界封闭性的增进是与土、金、水有关，而金是其中关键性的环节。透过边界释出能量的机制，反映在阴与阳的关系上是一种阳中之阴机制，它是发生于系统表层，使系统的状态由阳向阴、由躁动到静守、由离散到聚集、由外放到内收转化的机制。这种机制使系统表层率先出现趋向于阴性的变化。例如在地球这个系统中，靠近地球表层而远离地球核心的部位更为寒冷，在此部位的物质更易趋向于聚集，呈现为外阴内阳的情况，即阳中之阴，这是金的阳中之阴机制所带来的。而五行的水所代表的万有引力等阴性力量是位于系统核心的力量，属于阴中之阴，它不会使系统表层率先向阴性方向变化。可以看到，尽管金所关联的能量释出机制须借助于系统边界的一定程度的开放性，但这一机制的效果是使系统内部的离散力量减弱而聚集力量增强，使系统的物质分布和物质运动呈现为由表向里集中的态势，因而对于系统形成一种封闭性的力量；这一机制还增进系统表层的物质联结，从而在封闭性边界的形成中起关键作用。

与此相反，五行中以木为代表的有序化进程中，能量与物质的摄入和保持、能量与物质分布的局限化和特异化、能量与物质的逆向移动等等，都须借助于系统边界的一定程度的封闭性，如"麦克斯韦妖"所展示的。而这一过程的结果，则是使系统向开放的方向变化。木生火表示在有序过程中积累的能量释放出来，使系统内部的运动激化，物质的离散趋势增强，产生了冲出边界向外扩展的驱动力，形成了一种开放性的力量。运动的激化、温度的增高使构成边界的物质粒子之间联结减弱，趋向于由固体化为液体，由液体化为气体，从而使边界的封闭性减弱，直至使边界完整性遭受破坏。即使像"金"这样坚实致密的边界物质，也可以在强烈冲击下遭受破坏或在高温下液化熔解，失去其完整性和封闭性，五行的"火克金"对此做了形象的表达。

于是我们看到了这样的连续过程：系统在"木生火"的阶段产生了强烈的开放趋势，这种开放性的影响到了"金"的阶段仍在一定程度上存在，为透过边界的能量释出提供了条件，其结果使系统从开放向封闭转化；系统在"金"的阶段产生了强烈的封闭趋势，到了"水生木"的阶段这种封闭性的影响仍然存在，"水生木"的过程就利用了系统的一定程度的封闭性，而其结果是系统从封闭向开放转化。对立统一关系在开放与封闭问题上得到了又一展示。

自然界三对矛盾的紧密关联，五行的产生

此前我们已经讨论了物质能量与有序无序之间的紧密关联，现在开放与封闭问题参加进来，形成了自然界三对矛盾的紧密关联。有序与无序的转化是在物质能量引起的阴阳演化过程中呈现的，而封闭与开放的转化又是在阴阳演化过程中、在有序与无序的转化过程中呈现的。反过来看，有序与无序的转化又与系统的封闭和开放状态密切关联。

紧密关联的三对矛盾，包含了物质、能量、有序、无序、封闭、开放六项要素，似乎会使热力学系统循环演化的过程形成六个环节。然而在实际的自然进程中，开放性并不构成独立的环节，它与能量释放、运动激化是在同一个过程中实现的。如前所说，系统在“水生木”所提示的阶段实现了能量的累积，也实现了物质能量的有序分布，形成了有序的物质能量结构。在此基础上，能量释放促成运动的激化，使有序的运动变化过程得以完成，实现“木生火”。而运动激化增进了物质的离散趋势，形成了冲出边界向外扩展的力量，并使系统边界的封闭性受到削弱，从而产生了强烈的开放趋势。因此开放性是在能量释放、运动激化的过程中自发产生的，即在五行的“木生火”阶段自发产生的，没有构成独立的环节。于是自然界三对矛盾的六项要素在实际的自然进程中融合为五个环节，成为“五行”。

热力学系统的循环演化中只能形成五个环节，这是由物质与能量的转化转移决定的，或者说是由阴阳演化决定的。如前所说，物质与能量的转化转移，引发了自然界的阴阳演化，使事物在变化过程中呈现的环节或状态由阴阳两种情形发展为阴中之阴、阴中之阳、阳中之阳、阳中之阴四种情形。在此基础上，热力学第二定律又使其中的阳中之阳环节自发地展开，成为有序和无序两个环节（图 2-6-2）。这是一个等能量过程，因为它可以在孤立系统中自发地完成，而孤立系统与外界没有任何物质能量交流，从有序到无序的转化是在系统能量没有任何增加或减少的情况下发生的。由于没有物质能量的增加或减少，所以系统仍处于阳中之阳的环节，但发生了从有序向无序的不可逆转变，这种转变是按照热力学第二定律自发实现的，不需要通过能量的增加或减少来实现。而在阴阳演化的另三个环节，阴中之阴代表静守稳定，阴中之阳和阳中之阴已经属于转变过程，都没有条件进一步展开。这样，事物在阴阳演化过程中呈现的环节或状态就由阴中之阴、阴中之阳、阳中之阳、阳中之阴四种情形发展为五种情形，构成五行。作为这种展开的效果，可以看到，在系统的阴中之阳环节，能量增长伴随着有序性的增长，而在与之相对的阳中之阴环节，能量降低并非伴随无序性的增长，而是伴随着封闭趋势的增长，此时熵开始降低，已处于从无序回返有序的过程中。而无序性却发生于阳中之阴环节之前，属于阳中之阳环节的展开与延伸。这种对称性的改变，提示阴阳演化所涉及的不是两两相对的四个环节，而是在阳中之阴之前增加了一个环节。因此五行作为古代科学认识中涉及的概念，并非凭空产生的，它反映了客观世界真实存在的规律性。

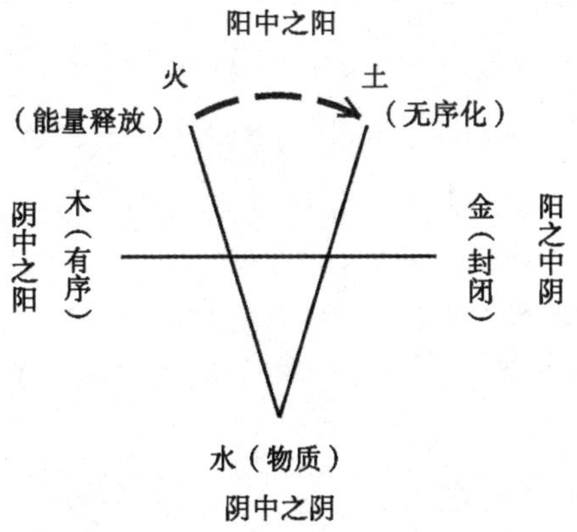

图 2-6-2 热力学第二定律使阳中之阳环节自发展开为两个环节

五行的“相生”与“相克”，五行中三对矛盾的演变

在五行中，水、木、火、土、金分别成为物质、有序、能量、无序、封闭诸要素的代表，而火同时还代表了开放性。这样就把自然界的三对矛盾集中在五个要素中来表达，其结果是物质与有序、能量与无序、无序与封闭、封闭与物质之间仍然分别形成协同与演进的关系，而有序与能量之间也形成了协同和演进的关系，这种关系可以从“有序运动”得到印证。上文讨论物质能量与有序无序的紧密关联时，已指出在连续有序过程中是物质、有序、能量、无序依序显示其突出的性质，在有序与能量之间没有经过单独的开放性环节，开放性已隐含于能量释放、运动激化的过程中。这样，五行中代表以上诸要素的水与木、木与火、火与土、土与金、金与水就分别形成了协同与演进的关系，也就是“相生”的关系。五行的“相生”反映了自然界三对矛盾的相互关联，反映了自然界连续有序过程的演变规律，相生的单向性是由热力学第二定律决定的。当自然界的三对矛盾用五行来表达时，物质与能量、有序与无序、封闭与开放仍然分别处在相互对立的位置上，也就是水和火、木和土、金和火分别成为对立的双方；木为阴中之阳，反映能量上升的过程，金为阳中之阴，反映能量下降的过程，两者显然处在对立的位置上；土来自阳中之阳的展开，是火所代表的能量释放状态的延续，水在代表物质的同时也是有序过程的初始环节，土与水既反映了物质与能量的关系，又反映了有序与无序的关系，因此土与水形成对立的双方也是容易确定的。这样，

五行的水和火、火和金、金和木、木和土、土和水就分别形成了对立、拮抗的双方，形成“相克”的关系。五行的“相克”同样反映了自然界三对矛盾及其关联，不过迄今没有发现“相克”单向性的依据，“相克”应当是相互的、双向的。而就医学应用而言，“相克”或“相生”是否单向并不重要，重要的是明确其拮抗关系和协同关系。

这样，我们可以把自然界的阴阳演化、自然界的三对矛盾以及五行概括如下图（图 2-6-3）：

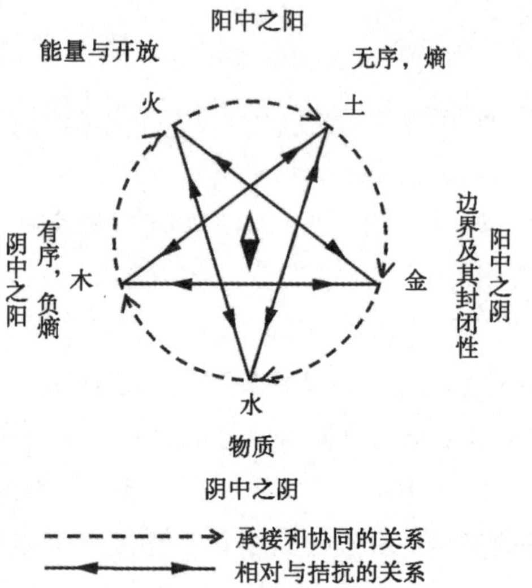

图 2-6-3　阴阳演化、自然界三对矛盾及五行

自然界的阴阳演化、自然界的三对矛盾以及五行，构成了同一个连续的、渐变的、密闭的环。这个环上的每个点，都反映了自然界三对矛盾共同的演变过程。五行的水、木、火、土、金分别代表三对矛盾的物质、有序、能量（开放）、无序、封闭诸方面，代表着这些要素突出显示其性质的环节与状态，但也同时反映着其他各要素的同步的演变过程。从物质与能量即阴与阳的关系看，水为阴中之阴，是物质的代表或象征；火为阳中之阳，是能量的代表或象征；从水到火，形成从阴向阳的转化，木为阴中之阳，是转化的枢纽环节；从土到水，形成从阳向阴的转化，金为阳中之阴，是转化的枢纽环节；火是阳中之阳的典型状态，土是阳中之阳环节的延伸和展开。从有序与无序的关系看，木为有序的代表或象征，土为无序的代表或象征；从木到土，形

成从有序到无序的转化，这种转化是经过能量释放、运动激化来实现的，火是转化的枢纽环节；从土到水，形成从无序到有序的转化，这种转化须通过能量经边界的释出来实现，金是转化的枢纽环节；水为有序的初始状态，木为有序的典型状态。从封闭与开放的关系看，金为封闭的代表或象征，火为开放的代表或象征；从火到金，形成从开放到封闭的转化，无序性使系统的开放趋势得到缓冲，土是转化的枢纽环节；从水到火，形成从封闭到开放的转化，转化过程与能量增长相伴随，木是转化的枢纽环节；金是封闭的典型状态，水是封闭状态的延伸。

五行对热力学基本规律的提示

至此可以看到，中华古典文明以五行的方式表达了热力学第一、第二定律背后隐含的自然界三对矛盾及其内在关联，表达了对热力学系统循环演化的完整规律的认识。五行的“火生土”正面反映热力学第二定律，反映热力学系统在能量释放、运动激化基础上从有序向无序的自发转化；五行的“土生金”“金生水”“水生木”“木生火”反映了热力学系统从无序回返有序，从低度有序到高度有序，直至能量释放驱动有序运动变化的完整过程与规律。它们是生物圈、人体等自然界连续有序过程共同遵循的规律，同时也是热力学第二定律的必然推论。但五行提示的规律有不少在现代科学中尚未形成清晰的认识。首先，五行的“水生木”“木生火”“火生土”反映了物质与能量和有序与无序紧密关联的规律性。根据五行提示的规律，热力学第二定律所决定的无序化过程是由能量的释放开始的，即属于“火生土”的过程，在此过程中能量释放驱动物质的运动变化，使物质与能量趋向于在尽可能大的空间范围内均匀（等概率）分布；而热力学系统的有序化过程则在物质相互作用对能量的充分制约基础上开始，即属于“水生木”的过程，在此过程中引入的能量受到物质相互作用的制约而成为有序物质结构和有序功能联系的构建力量。其次，五行的“水生木”和木为阴中之阳提示了能量加入带来有序性增长的规律性，而这一规律不能由热力学第二定律直接概括，后者反映的是能量释放导致无序性增长这一规律。普利高津等的耗散结构理论阐述了热力学系统通过持续的能量加入与排出而达到远离平衡的状态，从而在无序的基础上产生有序结构及有序运动的现象与规律，由此获得了1977年诺贝尔化学奖。耗散结构理论表明能量加入可以带来有序性的增长，从而为“水生木”的科学性提供了支持。但“水生木”还反映了更广泛的自然规律。耗散结构须以持续的能量加入和排出来实现并保持远离平衡的状态，而“水生木”至少有两种模式可以使加入的能量及产生的有序性得到保持，从而使热力学系统的循环演化呈现明显的阶段性特征：第一种是有机物质尤其是大分子有机物质的合成，使能量和有序性在分子结构中得到保存；第二种是泵加边界机制，使能量和有序性借助于边界壁垒而得到保持。因此五行很可能是比耗散结构更具概括性的对能量加入带来有序性增长这一普遍规律的认识。其三，五行提示了无序化背景能量对热力学系统的重要性。由“火生土”产生的无序化能量，不是排出越彻底越好，而是要有适当的保留，成为热力学系统的背景能量，后者为热力学系统有序过程的顺利进行所必需。人体的体温、地球表面的气温、热机的预热温度等，都是无序化背景能量的例证。最后，五行指出了系统的边界对热力学系统循环演化的重要性，指出热力学系统到达平衡、无序、熵最大后须以经边界释出能量的方式实现从高熵无序到低熵有序的回归，并且系统边界对于能量加入带来的有序性增长也起极其重要的作用；很多情况下，有序性恰恰表现为跨边界的物质差、能量差、熵差、信息差；系统边界的开放与封闭，和物质与能量、有序与无序一起，决定热力学系统的状态。虽然热力学第二定律的有关表述已涉及封闭与开放的问题，并且物理学上也注意到了系统朝外界“排熵”的问题，但五行提示的系统边界在热力学演化中的衔接作用仍然值得充分重视。如果在熵的研究中更多考虑边界的作用，应当会有利于取得新的进展。

在印度古典文明中，也有地、水、火、风四元素之说，其中风在地为木，是有序性的动态表达，与五行的木具有对应性，因此四元素中除了代表边界的金外，与五行形成很好的对应关系。这或许不是偶然的，四元素的背后或许也有物质与能量、有序与无序的身影。但四元素停留于一种古老的哲学构思，而五行从物质与能量的关系开始，完整地反映了自然界三对矛盾及其相互关联，形成了对自然界普遍物理规律的认识，在此基础上建立了中国医药学的理论实践体系，成为古代自然科学的重要一环，并且对现代自然科学的发展仍然可能起重要作用。

那么，除了自然界的三对矛盾，是否还有其他同样重要的矛盾关系未被关注，未在五行规律中反映出来呢？看来不会有。因为在边界参与下，孤立系统宣告了一切自然演化的终结，而开放系统和封闭系统通过金的阳中之阴机制，即透过边界释出部分能量的机制，足以实现从阳到阴、从无序到有序的转化，使热力学演化成为完整的、可持续的过程。自然界必然存在其他矛盾关系，但不会和物质与能量、有序与无序、封闭与开放一样，成为广泛影响自然进程的最重要的矛盾关系。

围绕自然界的三对矛盾，人们已经发现了热力学第一和第二定律。是否还有同样重要的规律未被发现或未引起充分重视？热力学第一定律是守恒定律；热力学第二定律的熵概念意在建立守恒关系，但实际上为趋势性定律。那么围绕有序与无序、开放与封闭，是否也有真正的守恒关系未被发现呢？这或许是个可以关注的问题。此外，前文已讨论：物质系统的能量最低趋势与热力学第二定律一起，决定自然演变的方向，因此决定自然演变方向的并非只有热力学第二定律。而围绕封闭与开放，也有一种自发的趋势值得关注，即边界最小的趋势。如液体的表面张力所提示的，在没有外力干涉时，系统的边界自发趋近于最小。因此众多小液滴趋向于聚集为大液滴，单个液滴趋向于形成球形表面。这种趋势有利于微小的物质集落聚集为大的物质集团，从而有利于万有引力等发挥作用，在雨滴的形成过程中，乃至在宇宙弥散物质聚集为天体的过程中，都可能起重要作用。能量最低、熵最大、边界最小，共同的特点是使能量分布趋向于均衡，很可能共同形成了影响自然演变的三种趋势性力量。

有序性（负熵）须经物质能量交流而在系统内产生

另外要讨论的是：虽然熵与无序化的关联没有疑义，但“负熵”或熵减小与有序性之间的关联似乎没有同样简单。绝对零度时熵为零，按理代表着有序性的巅峰，但此时实际上不能形成有序的运动变化过程，也不能产生高层次的有序结构。生命是宇宙中有序性的最高形式，产生了宇宙中最高层次的有序结构和有序过程，但生命总体中是包含了无序的背景、无序的部分、无序的阶段的，总体熵应当不会太小。以绝对零度和生命来比较，最低的熵并不对等于最高层次的有序性。而从五行的视角来看，五行的水代表着低能量、低熵和低层次的有序，是有序过程的初始状态；以五行的水为起点，在引进外来能量的同时实现了有序性的增长，实现高能量、低熵和高层次的有序，在五行中表达为“水生木”。由此形成的低能量低熵和高能量低熵两种状态，在物理学讨论中亦曾有所关注，但两者究竟是一种怎样的关系？从水到木的过程中熵是进一步减小，还是不变，或是有所增加？都是有待明确的问题。在上一节的讨论中，我们提到有序性可以呈现多元和多层次的状况，这与无序性所代表的均一趋势形成反差，或许就是这一原因使“负熵”或熵减小与有序性之间的关系变得复杂，需要更深入的研究。

此外从数学上看，熵的最小值为零，是1的对数，代表着事件的确定性，即实现的概率为100％。因此熵不可能为负值，“负熵”并不能从数学计算中得到，它只是一种信念、一个代号，代表着系统内有序性的产生与增长，或者系统的熵在正值范围的减小。“负熵”常常被用于表达这样的信念：既然自然界自发的过程都是熵增大，那么如果要使系统的熵减小，实现有序性的增长，就必须从外界摄取“负熵”。例如动物的生命为什么那么有序？就是从植物摄取“负熵”而得到的。这是一种有广泛影响的信念，但它关联着一个疑问：既然熵增大是自然界的普遍趋势，那么“负熵”的保值也就成为问题，“负熵摄取”是否呈现“竹篮打水”的效果？并且熵不能为负值，自然界并不存在可供摄取的成负值的熵，所谓“摄取负熵”实际上是让外界的熵变得更大，来换取局部范围的熵减小。例如地球上产生了高度有序的生物世界，那就是让宇宙的其他部分变得更加混乱不堪而换取的。因此我们面对的，是一个只消耗“负熵”，不生产“负熵”的世界。在一个不生产任何价值的封闭村落里，富人仍然可以变得更加有钱，那是从穷人的口袋里掏来的。可是，这个村子还有前景吗？富人还能长久地生存吗？当这个村子就是整个宇宙时，“宇宙热寂”的结论必然产生，尽管它违反了迄今为止宇宙的发展现实，而以后是否“热寂”则无从验证。但它必然带来这样的选择题：如果认可“负熵”（有序性）只能消耗，不能创造，那么“宇宙热寂”是必然结局，可是宇宙此前的低熵或“负熵”又从何而来？如果认可宇宙不会热寂，那么一定要有产生低熵或“负熵”的机制，这样就必须给“负熵依靠摄取”的假定打上问号。

“宇宙热寂”和“负熵依靠摄取”有其共同的来源。在熵概念的产生过程中，设想了一个孤立系统的存在，并把结论表达为孤立系统的熵恒增。而客观存在的系统都不是孤立系统，因此在熵的实际应用中采用了另一种提法：

系统和外界熵的总和恒增。即系统的熵减小须以外界熵增大为代价，其终极方向就是宇宙热寂。但在上述过程中实际上引入了另一项假定：系统和外界的总体构成孤立系统。这是物理学的常用方法，即把问题典型化。不过自然界的每个层次直至整个宇宙实际上都不构成孤立系统，至少能和外界实现间歇的能量交流。因此理论假定与客观实际之间存在区别，在推定客观的自然界时如果忽略了这一区别，就有可能导致偏离实际的结论。

"负熵依靠摄取"的想法，其另一根源是随着熵概念的应用扩展，熵的意义被夸大，被看成独立于物质能量之外、超越于物质能量之上的概念。当离开物质能量而研究熵（埃姆顿："需要的不是补充能量，而是降低熵"）时，在熵恒增的普遍规律基础上，"负熵依靠摄取"的结论必然产生。然而，超越于物质能量之上的熵概念违背了熵的初始含义。熵从何而来？它来自系统消耗的热量除以绝对温度所得之商。因此，熵从一开始就是和能量的转移与消耗相关联的，是一个与能量不能分离的概念。它是能量分布和运行状态的说明，也是能量转化转移方向的提示。与熵关联的规律初始表达为：孤立系统的熵只能增大或不变，不能减小。或者说，孤立系统的自发过程，熵只能增大。即熵恒增。孤立系统是与外界没有物质能量交流的系统，因此以上的熵恒增定律可以得到两个等效的表述。一是，当系统与外界没有物质能量交流时，系统的熵趋向于增大。因此，系统从能量释放到实现平衡、熵最大的过程，即五行中从火到土的过程，不需要有能量的流入或流出，是一个等能量的过程。二是，当系统与外界没有物质能量交流时，系统的熵不可能减小。因此，系统的熵减小或"负熵"增加，一定是通过与外界的物质能量交流来实现的。热机、生物圈、生命的例子都表明，热力学系统可以通过与外界的物质能量交流，来实现系统的熵减小和有序性增长。因此，"负熵"完全可以通过与外界的物质能量交流而在系统内产生。至于在此交流过程中外界的"负熵"是否减小，已经属于附加题。

当熵减小与物质能量的转化转移相联系，"宇宙热寂"问题就变得简单：物质相互作用带来了宇宙物质的非平衡分布，也导致了能量阶差的产生，而能量的流动带动了有序的运动变化过程。因此宇宙的有序化不是一种局部和偶然的情况，而是普遍和反复发生的过程。太阳不是宇宙大爆炸后的第一代恒星，第一代恒星经历了从无序到有序，再从有序到无序的演变，而后再以无序为起点开始了太阳系的发展演化，形成今天所见的秩序井然的太阳系，这种周而复始的演变在太阳系之后仍然可能再现。而地球上非同一般的高度有序性，也不必以其他区域变得更加混乱为代价。地球的有序性来自从太阳到地球再到太空的能量流，到达地球的太阳能量不过大海中的一滴水。在太阳系的其他地方，只要有类似地球这样的条件，同样可以借助于来自太阳的能量流而发展高度有序性，不会受到地球的影响而变得无序。至于动物从植物摄取的“负熵”，我们在随后的“藏象”一章将会讨论：植物的贡献为动物有序性提高了基础平台，但动物有序性仍然依靠物质能量的转化转移而在系统内产生。当我们确定了有序性和“负熵”须靠物质能量的转化转移而在系统内产生，“负熵”的保值也不再成为问题。能量守恒，物质不灭，物质与能量的转化转移造就了有序而多彩的自然界。

围绕物质与能量、有序与无序、封闭与开放形成的自然规律，是宇宙中最普遍最基本的自然规律，广泛影响着自然事物的存在和演化。中华古典文明以阴阳五行的形式表达了在数千年前的历史条件下对于自然界三对矛盾及其关联的认识，这是古代科学家高度智慧的产物，到今天仍然绽放光芒。在阴阳五行基础上，古代科学家建立了中国医学的理论实践体系，这是以自然界普遍规律为基础的医学体系，是具有强大生命力的医学体系，为中华民族和东方各民族的健康与繁衍作出了巨大贡献，也将为全人类的健康与幸福作出贡献。

第七节　自然过程的五行分析

五行——水、火、木、金、土，是中华古典文明对自然界三对矛盾及其关联的认识与表达。从自然界的阴阳演化中，从物质与能量、有序与无序、封闭与开放的关系中，可以系统地分析和概括水火木金土各自的特征，进而以五行为工具认识自然和人体，为人类社会服务。

从自然界三对矛盾分析概括水火木金土各自的特征

水的阴阳演化特征是阴中之阴，它代表着自然演变中阴最强而阳最弱的环节，事物处于能量最低、运动最和缓、物质最稳定、物质的静守聚集态势最突出的状态。从有序与无序的关系看，水代表着低能量、低熵、低层次的有序，是高层次有序结构的物质基础，是复杂有序过程的初始准备状态，是系统状态从无序向有序发展的重要环节。从封闭与开放的关系看，水是金所代表的封闭性趋势的延续，对于金的封闭性起着协同与增强的作用，同时又是系统从封闭向开放转化的前期环节。从高熵无序的土过渡到低熵有序的水须借助于边界的作用，须经过从阳向阴即阳中之阴的转化过程——金生水。而高层次有序的木须从低层次有序的水发展而来——水生木。金与水形成协同，使系统保持收敛、封闭、聚集、稳定的状态。水与木形成协同，使系统得以形成和保持稳定而有序的物质结构。水与火、水与土分别形成拮抗的双方，表达了阴与阳、有序与无序的对应关系。在生物圈的自然演变中，水展示了滋养润泽、向下流动的阴性特征——水曰润下，被视为阴性状态或阴性事物的代表——水火者，阴阳之征兆也。

火的阴阳演化特征是阳中之阳，它代表着自然演变中阳最强而阴最弱的环节，事物处于能量最强、运动最激烈、物质变动自由度最大、物质离散态势最突出的状态。从有序与无序的关系看，火代表着在有序的物质结构基础上产生的有序的运动变化过程，此过程又与一定的无序背景能量以及运动向无序的转化相关联，是从高层次有序状态向无序状态转化的中间环节。从封闭与开放的关系看，火是一种开放性的力量，代表着自然演变中开放性最强的环节，有利于系统内部的物质摆脱边界的束缚向外移动，对于边界及其封闭性形成一种削弱或破坏的力量。火是在物质能量有序聚集的基础上发生的——木生火，火作为以有序为特点的运动激化状态将会按照热力学第二定律向无序转化——火生土。火与木形成协同，在有序的物质结构基础上产生有序的运动变化过程。火与土形成协同，使系统保持在能量释放、运动激化的状态。火与水、火与金则分别形成拮抗的双方，表达了阴与阳、封闭与开放的对应关系。在生物圈的阴阳演化中，火展示了炎烈躁动、向上扬升的阳性特征——火曰炎上，被视为阳性状态或阳性事物的代表——水火者，阴阳之征兆也。

木的阴阳演化特征是阴中之阳，它是自然演变中从阴向阳转化的环节，事物由低能量状态向高能量状态转化、由运动和缓向运动激烈转化、由物质静守稳定向物质躁动多变转化。从有序与无序的关系看，木在自然演变中代表着有序性最强而无序性最弱的环节，是在低能量、低熵、低层次有序的物质基础上，随着能量的引入与积累而形成的高层次的有序结构与有序过程。从封闭与开放的关系看，木所代表的有序性的形成往往须借助于系统边界的一定程度的封闭性，这种封闭性是在金的环节形成、在水的环节增强与保持的，但产生的效果是向开放转化，它构成了从封闭向开放转化的枢纽环节。高层次有序的木发展自低层次有序的水——水生木。在有序结构基础上能量的释放驱动了有序的运动变化过程——木生火。水与木形成协同，保持有序而稳定的物质结构。木与火形成协同，产生有序结构基础上的有序运动。木与土、木与金分别形成拮抗的双方，显示了有序与无序、能量增长与能量降低的对应关系。在生物圈的阴阳演化中，木展示了能曲能直的有序性特征——木曰曲直，被视为有序性的代表，是事物从阴向阳转化的关键性环节——金木者，生化之能始也。

金的阴阳演化特征是阳中之阴，它是自然演变中从阳向阴转化的环节，事物由高能量状态向低能量状态转化、由运动激烈向运动和缓转化、由物质躁动多变向静守稳定转化。从有序与无序的关系看，金是从无序向有序转化的枢纽环节，也是决定有序过程是否可循环、可持续的关键性环节。从封闭与开放的关系看，金代表边界，代表封闭性，系统边界的形成和封闭性的增长是通过金的阳中之阴机制，即释出部分能量使系统能量由表及里逐渐降低的机制来实现的。金是系统到达无序化后继续演变的唯一通路——土生金。金的阳中之阴机制使系统得以从无序回归低能量、低熵、低层次有序的状态——金生水。金与土协同，有利于运动状态下物质能量在系统内的保持。金与水协同，保持系统的收敛、封闭和静守稳定。金与木、金与火分别形成拮抗的双方，表达了能量增长与能量降低、封闭与开放的对应关系。金起着保护性、隔离性的边界屏障作用——金曰从革，是边界及其封闭性的代表，又是事物从阳向阴转化的关键性环节——金木者，生化之能始也。

五行的水、火、木、金分别对应着阴中之阴、阳中之阳、阴中之阳和阳中之阴的阴阳演化特征。那么，土的阴阳演化特征如何定位？这是个需要特别讨论的问题。古代把五脏中属于土的脾定位为阴中之太阴，看来土应当有阴中之阴的定位。但古代又在四季之外分出“长夏”而归属于土，例如《素问·藏气法时论篇第二十二》提出：“肝主春”“心主夏”“脾主长夏”“肺主秋”“肾主冬”。看来土又与夏天有较为密切的关联，应当定位为阳中之阳。另外古代还有“脾不主时”的理论，如《素问·太阴阳明论篇第二十九》所说：“脾者土也，治中央，常以四时长四脏，各十八日寄治，不得独主于时也。脾脏者常著胃土之精也，土者生万物而发天地，故上下至头足，不得主时也。”这样土应严守中位，与阴中之阳的春天、阳中之阳的夏天、阳中之阴的秋天、阴中之阴的冬天都有关联，但又不属于其中任何一方。为了得到较为客观的判断，我们应当关注土在阴阳演化的连续过程中所处的位置——它是介于阳中之阳的火和阳中之阴的金之间的，尚未开始从阳向阴的转化，系统内部物质的存在和运动状态从有序变为无序，但仍处于高能量的运动活跃的状态，因此土的基本的阴阳演化特征仍然应当是阳中之阳。古代把阴的极点状态归为少阴，把阳的极点状态归为太阳，把有序的阴归为厥阴，把有序的阳归为少阳，把无序的阴归为太阴，把无序的阳归为阳明，因此五行的水、四季的冬天、五脏的肾都具有阴中之少阴的气象，五行的火、四季的夏天、五脏的心都具有阳中之太阳的气象，五行的木、四季的春天、五脏的肝都具有阴中之少阳的气象，五行的金、四季的秋天、五脏的肺都具有阳中之太阴的气象。如《素问·六节藏象论篇第九》所说：“心者……为阳中之太阳，通于夏气。肺者……为阳中之太阴，通于秋气。肾者……为阴中之少阴，通于冬气。肝者……为阳中之少阳，通于春气。”又如《素问·四气调神大论篇第二》所说：“逆春气，则少阳不生，肝气内变。逆夏气，则太阳不长，心气内洞。逆秋气，则太阴不收，肺气焦满。逆冬气，则少阴不藏，肾气独沉。”按此规律，则五行的土和五脏的脾应当具有阳中之阳明的气象。若从系统的物质分布来分析，阴中之阴表示物质集中于系统内部，阴中之阳表示物质从系统内部向表层扩散，阳中之阳表示物质分散于系统表层，阳中之阴表示物质从表向里聚集，土代表的充分无序状态则对应着物质在系统内的均匀分布，从而决定着系统的背景物质分布和背景能量水平，为各种自然演变提供了背景的物质能量条件，有如万物生长的大地与土壤，这是土“治中央”“生万物而发天地”的根本原因。因此土在阴阳演化的链条中是居于阳中之阳的火和阳中之阴的金之间的，仍然具有阳中之阳的特征，它与火的差别是阳中之太阳和阳中之阳明的差别，前者使能量的躁动离散达到极致，而从火到土的自发转化则使躁动离散的趋势得到缓冲，使物质能量得以在系统内的有限空间均匀分布，从而为进一步发生的从阳向阴的转化提供了前提条件，同时也奠定了土的居中地位。在此基础上，从有序与无序的关系看，土代表无序，代表着自然演变中无序性最强而有序性最弱的环节；从封闭与开放的关系看，土是从开放向封闭转化的环节，系统物质在能量释放、运动激化下形成的强烈扩展趋势随着运动的无序化而得到缓冲。有序运动自发地转化为无序运动——火生土。系统到达无序化后进一步的转归将取决于系统的边界——土生金。土与火协同，保持有序与无序的运动活跃状态。土与金协同，有利于物质能量在系统内的保持。土与水、土与木分别形成拮抗的双方，表达了阴与阳、有序与无序的对应关系。土为自然万物的生长收藏提供背景与平台——土爰稼穑。

至此可把水木火土金各自的特征概括于表 2-7-1。

表 2-7-1　水木火土金分别的特征

五行	物质与能量	有序与无序	封闭与开放
水	阴中之阴	有序化起点	封闭的延续
木	阴中之阳	有序（负熵）	从封闭向开放转化
火	阳中之阳	从有序向无序转化	开放
土	阳中之阳	无序（熵）	从开放向封闭转化
金	阳中之阴	从无序向有序转化	封闭

自然过程的五行分析

依据水火木金土的上述基本特征，可以对具体自然事物的发展演变过程进行五行关系的分析。例如抛向空中的物体，当它停留于地面时具有阴中之阴的特征，属于水；当它从地面向空中移动时，具有阴中之阳的特征，属于木；当它处于高位时，具有阳中之阳的特征，属于火，或者还包括土；当它从高处落下时，具有阳中之阴的特征，属于金；当它回归地面时，回返阴中之阴的特征，属于水。与此类似，当水汇聚于大地海洋时，处在阴中之阴水的演变环节；当水向空中蒸发时，处在阴中之阳木的演变环节；当水以清澈的蒸汽形态停留于空中时，处在阳中之阳火的演变环节；当水在空中形成混沌无序的云雾状态时，处在阳中之阳土的演变环节；当水形成雨滴从空中落下时，处在阳中之阴金的演变环节；当水回归地面，就回到了阴中之阴水的环节。

在中华古典文明中，把人类所生存的生物圈称为“天地”。与人类相关的一切自然现象，都是在天地间发生的。地球之外的日月星辰，都是生物圈即天地的组成部分，是为生物圈服务的。阴阳五行的规律，自然界三对矛盾的规律，在地球生物圈具体地表现出来，成为天地间基本的自然规律，影响到自然万物的演变，也影响人类的生存与发展。五行作为中华古典文明对自然界三对矛盾及其关联的认识与表达，被用于分析生物圈的各种自然演变过程，为人类生存与健康服务。

生物圈的自然现象中，以一年之中春夏秋冬四季的变化，最为鲜明地反映着阴阳和五行的演变，并与人类的生产、生活、生存与健康形成了至为密切的关联。夏天，地面光照最多，所获太阳能量最强，是一年中阳气最盛的季节，具有阳中之阳——火的特征；冬天，地面光照最少，所获太阳能量最弱，是一年中阴气最盛的季节，具有阴中之阴——水的特征；春天，地面光照由少而多，所获太阳能量由弱转强，是一年中从阴向阳转化的季节，具有阴中之阳——木的特征；秋天，地面光照由多而少，所获太阳能量由强转弱，是一年中从阳向阴转化的季节，具有阳中之阴——金的特征。土的阴阳演化特征为阳中之阳，因此它与阳中之阳的夏天有着更密切的关联。伴随着地面上能量状况的改变，自然万物也发生着一系列变化。春天，天气转暖，草木生根发芽，喷吐枝叶，绽放花朵，展示了伴随能量增长而发生的有序性增长。动物从冬眠中苏醒，从洞穴里走出，加入到欣欣向荣的自然环境中。人类也走出房屋，加紧各种生产、生活活动。随着天气转暖，人们减少衣着，舒展身姿，腠理也变得松弛，出汗机会增多，提示了从封闭向开放的转变。《素问·四气调神大论篇第二》以“春三月，此谓发陈，天地俱生，万物以荣”描述春天的自然景象，并把人与自然在春天的发展态势概括为“生”，提示着自然万物随着地球环境的能量增长而发生的有序性增长，以及朝着开放方向的转变。夏天，天气炎热，草木已经成长旺盛，有的已结出硕果，动物活跃奔走，人类也在忙碌着。各种依赖于能量的运动变化在活跃地进行，伴随着有序运动的活跃而发生的朝着无序方向的变化也在悄悄发生。人们衣着减少，出汗增多，提示这是一年中开放性最强而封闭性最弱的季节。《素问·四气调神大论篇第二》以“夏三月，此谓蕃秀，天地气交，万物华实”描述夏天的自然景象，并把人与自然在夏天的发展态势概括为“长”，提示着万物成长到达鼎盛状态，躁动离散的趋势到达极端，其后将开始朝另一方向变化。秋天，天气转凉，秋风萧瑟，绿叶变黄，草木开始把光合作用获得的营养物质收集起来，往果实、树干或根部贮藏，动物开始贮藏食物或养料，人类也开展各种收获活动。人的腠理变得致密，出汗减少，衣着逐渐增加，提示这是走向收敛与封闭的季节。《素问·四气调神大论篇第二》以“秋三月，此谓容平，天气以急，地气以明”描述秋天的自然景象，并把人与自然在秋天的发展态势概括为“收”，提示着自然万物经过成长、鼎盛的阶段后朝着封闭、收敛的方向变化。冬天，天寒地冻，草木收起枝叶，进入闭藏状态，动物躲入洞穴，有的进入冬眠，人类也减少生产、生活活动，进入房屋，避寒保暖，等待阳光。《素问·四气调神大论篇第二》以“冬三月，此谓闭藏，水冰地坼，无扰乎阳”描述冬天的自然景象，并把人与自然在冬天的发展态势概括为“藏”，提示着自然万物在外来能量减少的背景下进入了以静守聚集为特征的时期。此前我们讨论卡诺热机为代表的连续有序过程时，注意到系统内有序性的增长是与能量的增长相关联，而系统内能量的减少，系统状态由躁动离散向静守聚集的转变，则与系统边界由开放向封闭的转变相关联，后者在卡诺热机等情形下是通过向外界释出部分能量来实现的。地球的生物圈环境是宇宙间阴阳两种力量恰好处在最佳平衡区的产物，四季的变化只是地面环境的阴阳状态在平衡点附近的微小变动，它是通过投放地面的太阳能量的增减来实现的。由此而同样形成了阴中之阴、阴中之阳、阳中之阳、阳中之阴的演变，而能量增长所带来的阴中之阳的春天气象对应着有序性的增长，能量减低所带来的阳中之阴的秋天气象对应着自然万物朝封闭方向的变化，则与卡诺热机等的情形相似，从又一个角度反映了自然界三对矛盾的内在关联。物质与能量的演变，也就是阴与阳的演变，直接关联着有序与无序、封闭与开放的演变。

与四季、五行密切相关的，是风寒暑湿燥火的气候改变。《素问·天元纪大论篇第六十六》说：“寒暑燥湿风火，天之阴阳也，三阴三阳上奉之。木火土金水火，地之阴阳也，生长化收藏下应之。”这种气候改变与人体的生理、病理形成了密切关联。如《素问·至真要大论篇第七十四》说：“百病之生也，皆生于风寒暑湿燥火。”因而在经典的中医体系中，把“寒暑燥湿风火”称为“六气”，而与“五运”相对应，合称为“五运六气”；又在病因学上把导致疾病的“风寒暑湿燥火”称为“六淫”，视为导致疾病的六种外在原因，而与作为内在原因的“七情”并列。在金木水火土与风寒暑湿燥火的一一对应关系上，内经有多种不同的处理，较多见的是把暑与火合并。《素问·天元纪大论篇第六十六》说：“天有五行，御五位，以生寒暑燥湿风，人有五脏，化五气，以生喜怒忧思恐”，这里保留“暑”而省略了“火”。又说：“在天为风，在地为木，在天为热，在地为火，在天为湿，在地为土，在天为燥，在地为金，在天为寒，在地为水”，这里保留“火”而省略“暑”。《素问·阴阳应象大论篇第五》说：“东方生风，风生木……”“南方生热，热生火……”“中央生湿，湿生土……”“西方生燥，燥生金……”“北方生寒，寒生水……”，同样选择保留“火”而省略“暑”。当以六气为主题时，则采取“木火土金水火”的方式，对“火”重复利用，并且分出“君火”“相火”。以上形成的五行与六气的对应关系中，火与热、水与寒的对应反映了阴阳之间的关系，有序的木与有序的风也形成了合理的关联，风与湿放在相对而非相邻的位置也是相当合理的。然而湿与燥这两种明显对立的气机被放到了相邻也就是“相生”（协同）的位置上，应当是个明显的错误。生活常识告诉我们，燥与风火有着密切关联。衣服湿了，吹风、晒太阳、烤火都可去除湿气，使衣服干燥。而放在寒与湿的环境中，就不容易干燥。处在这一常识背后的是封闭与开放的关系：在系统的开放状态下，系统内的物质容易越过边界向外散发，当这种物质是水分时就表现为“燥”；在系统的封闭状态下，系统内物质向外界的散发为边界所阻止，当这种物质是水分时就表现为“湿”。作为气候状况的燥与湿主要反映了空气环境中水分含量的不同，影响到人体生理和病理改变的燥与湿也与水的代谢密切相关，但后者还关联到其他一些物质的去与留。因此，湿与燥实际上是从气候变化的角度对于封闭与开放关系的表达；与之相应地，寒与热（火）则是从气候变化的角度对于物质与能量即阴与阳关系的表达。五行中，系统的开放性是通过木（风）与火（热）的作用来实现的，或者说是通过有序运动的增强来实现的。因此要使衣服由湿变干，可以通过晾（吹风）、晒、烤等方法，而不应把它放在封闭的空间内，也就是不能通过金的作用来实现。金代表封闭，与金相关联的不应当是燥，而应当是湿。五行中原来与六气的湿相关联的是土。土和金一样，有利于水分等物质成分在系统内的保存，因而具有“湿”的效应，但作用的方式有不同。金通过边界的封闭作用阻止水分等物质成分向外界的扩散，实现了“湿”的效应，而土则是通过无序性来增进物质成分的保持，实现“湿”的效应。此前在本章第三节已经讨论了：无序性具有缓冲运动、保存能量和容纳物质、保存物质的作用。太阳和土壤的例子都告诉我们，当系统内的物质微粒以无序的运动方式经过无序的物质结构辗转曲折地向外界移动时，移动的过程被极度延缓，从而起到延缓物质能量向外界扩散的作用，实现“湿”的效应。因而金的湿有如脸盆盛水，而土的湿有如海绵吸水，它们的作用方式不同，但可以形成协同。地球上的土壤具有保存水分等各种营养物质的作用，也具有保温作用，因而为万物生长提供了背景和基地，使土成为万物之母。土容易吸附各种物质而具有“黏腻”的特点，而黏腻是湿的一种方式，因此具有黏腻特点的事物通常归属在土的范围。也由于同样的原因，土的“湿”和金的“湿”有所不同，土的“湿”具有黏腻或黏滞的特征。此外，前已提及，土在阴阳演化的链条上是介于阳中之阳的火和阳中之阴的金之间的，是火的阳中之阳特征的延续，因此除了黏滞的“湿”之外还具有“热”的特点，这使得土与“湿热”或“湿温”相关联。在经典的六气中，“暑”如果表达的是燥热气候，那么它与“火”没有区别，可以并入火的范围。但暑在很多情况下是用来表示既热且闷的气候状态，也就是“湿热”的状态。因此在没有找到更好的表示方式时，可以用“暑”或湿热来表示与土相关联的气候状态。因此六气与五行的关系可以整理如下图（图 2-7-1）：

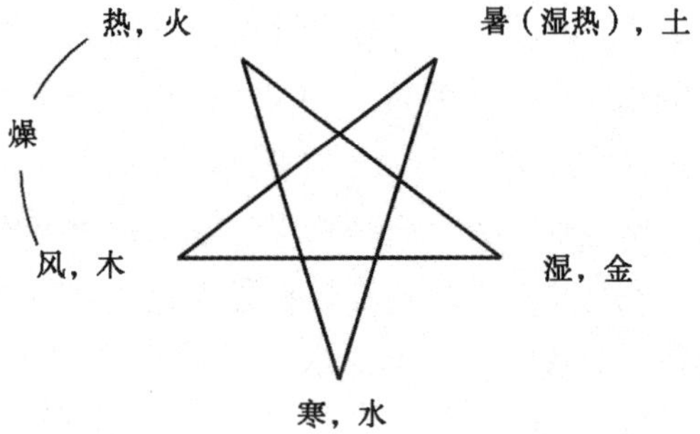

图 2-7-1　六气与五行——按物理规律的校正

《内经》在关于五行和六气（有时合并为“五气”）的阐述中，特别重视它们与“五方”的关系，如前文所引《素问·阴阳应象大论篇第五》的“东方生风，风生木……”“南方生热，热生火……”“中央生湿，湿生土……”“西方生燥，燥生金……”“北方生寒，寒生水……”。根据我国的地理气候特征，北方寒冷而南方炎热，因此北方为寒、为水，南方为热、为火，是没有疑义的。土居中位的意义前已分析。我国东方面临大海，呈开放之势，海风劲吹，草木繁盛，因而古代把东方、风、木相联结。我国西北方气候干燥，但位于西南方的四川盆地气候潮湿，古代选择“燥”为西方的关联气候，可能与古代和西北方联系密切有关。而根据前文对于金与湿关系的分析，应选择“湿”作为西方、金的关联气候。

在《内经》金匮真言论、阴阳应象大论诸篇中，把自然界的五色、五音、五臭、五味、五谷、五畜等广泛进行了五行属性的划分，这些划分的根据和意义须请相关领域的专家来分析评价。与阴阳属性划分一样，可以把五行属性划分看作是自然界三对矛盾在具体自然事物的不同角度的投影，正面反映自然界三对矛盾者具有较强的自然科学意义，侧面反映者具有较弱的自然科学意义，不反映者不具有自然科学意义。历史上对众多事物进行的广泛的五行属性划分，有相当部分可能远离了对于自然界三对矛盾的反映，远离了本质联系，因而也远离了自然科学上的意义。而对于具有和不具有自然科学意义的五行属性划分，历史上未能加以区分，这使得五行学说未能在原有的自然科学轨道上充分发展，反而在非科学甚至迷信领域被大加利用，为这一科学理论被误解被攻击埋下了伏笔。

人体是完整、复杂、严密的热力学系统。人的生命过程是可循环可持续的有序过程。自然界三对矛盾及其关联在人体及其生命过程中得到最完整、最复杂、最严密的表达。人体及其生命过程的五行规律是自然界三对矛盾及其关联的反映，是客观存在的，不管人们是否认识到它，也不管人们在多大程度上认识到它。正如最古老的《尚书》最为准确地表达了五行特征一样，现存最古老的中医经典《黄帝内经·素问》中最准确最成功地应用了五行学说，建立了以五行为基础的中医藏象理论，构建了整个中医理论体系的核心部分。这是中医理论数千年来顽强生存并得以逐渐发展的内在原因。而在另一方面，古代对五行的认识具有一定程度的模糊性，对于本质联系和非本质联系难以明确区分，又给中医理论的科学性带来一定影响，是数千年来中医理论的发展缓慢而曲折的可能原因之一。

由自然界三对矛盾及其关联所显示的规律，是自然界普遍的、客观的规律。五行作为中国古代对于自然界三对矛盾及其关联的认识和表达，体现了古代科学家对自然现象的深入观察和对自然规律的深入理解。这种理解被应用于人体生命过程的观察与分析，建立了藏象理论，建立了中国医药学的理论实践体系。藏象所探讨的，是生命过程的热力学演化，是人体生命活动中的五行关联。当我们从物质能量入手，了解了自然界三对矛盾及其紧密关联，五行就以科学面目呈现，有关藏象等中医理论的探讨就可以站立在新的平台上。沿着这一方向，中医理论的发展就有可能走出迷雾，走出坎坷，走向现代自然科学的快车道。

第八节 五行章小结

●物质与能量的转化转移，使事物得以发生从阴向阳和从阳向阴的发展演化，使事物在发展过程中呈现的环节或状态由阴阳两种情形展开为阴中之阴、阴中之阳、阳中之阳和阳中之阴四种情形，分别与自然界的四时、四方以及五行的水木火金相对应，加上处在特殊位置的土，就构成五行。

●五行反映了事物在阴阳演化中所处的环节或状态：水为阴中之阴，是阴性力量达到顶点时的环节或状态；火为阳中之阳，是阳性力量达到顶点时的环节或状态；木为阴中之阳，是从阴向阳转化的环节或状态；金为阳中之阴，是从阳向阴转化的环节或状态；土则是在这一演化过程中处在某种特殊的中介位置的环节或状态。

●把水木火土联结在一起的，是物质与能量的转化和转移。水是植物生长所需的低能量基础物质，因而为阴中之阴；木是植物获取太阳能量实现能量的累积与增长，因而为阴中之阳；火是能量释放的典型形式，因而为阳中之阳；土则是能量释放后呈现的状态。水生木，木生火，火生土，反映了生物圈物质能量的转移和转化过程，即从低能量基础物质开始，引入能量实现能量的累积与增长，释放能量推动事物的运动变化，再进入能量释放以后的过程。

●在水生木、木生火、火生土反映的量变过程中，质的变化也在发生。“木曰曲直”提示了木的有序性特征，提示在水生木的过程中，不仅实现了能量的累积与增长，而且实现了有序性的增长。火生土则提示以能量释放为契机发生了从有序到无序的变化。木与土的关系，是有序与无序的关系，是继物质与能量之后自然界又一最重要的对立统一关系，是与热力学第二定律直接关联的一对矛盾。

●热力学第二定律反映了自然事物朝稳定、平衡、无序、熵增大发展的自发趋势。无序性的增长，熵的增大，至少从以下方面对世界起积极而重要的作用：熵增大推动着自然万物的新旧更替；熵增大使运动从宏观向微观转化，可以推动化学、光、电等微观过程的进行，可以为生物圈和人体提供背景能量；无序性具有缓冲运动、保存能量的作用；无序性具有容纳物质、保存物质的作用；热力学第二定律决定了自然事物发展的方向。

●在五行的水木火土之中，集合了热力学的两大定律、两组矛盾。水与火反映了物质能量的对立和统一，是热力学第一定律即能量守恒和转化定律隐含的矛盾关系；木与土反映了负熵和熵即有序与无序的对立和统一，是热力学第二定律隐含的矛盾关系。水生木，木生火，火生土反映了两大定律、两组矛盾之间的密切关联。

●热力学第一定律决定了能量可以转化和转移，热力学第二定律则决定了能量转化转移的方向性，也就是决定了热力学第一定律的实现条件。而热力学第二定律也与一定的实现条件相关联，即系统边界的封闭与开放状态。开放和封闭是两个相反的方向，但开放又以一定程度的封闭为基础，两者既相互对立又相互依存，构成了自然界又一最重要的矛盾关系——封闭与开放的关系。

●边界及其封闭性的存在，是系统走向无序的重要因素，而边界及其选择性通过的作用，又成为有序性发展的重要契机。边界使物质世界区分为一个个不同的系统，使物质、能量、熵、信息的分布局限化、特异化，使物质世界由单一、均匀走向丰富多彩；边界使物质、能量、负熵由低向高转移成为可能，从而使有序、复杂事物的出现成为可能，其中包括信息与精神的产生。

●所谓“麦克斯韦妖”，实质上是以选择性通透的边界为基础，以一定能量为动力，驱动跨边界物质能量转移，从而高效获得有序性的系统。在生物体内，它具体表现为生物膜与各种离子泵的配合。生物有序性的获得，是与膜和泵的作用分不开的。在生命以外的许多领域，由边界和泵机制构成的系统也是获取局部有序性的有效途径。

●热力学第二定律指出了自然界熵增大的自发趋势，而未指明自然事物如何从无序回返有序，由此引发了“宇宙热寂”的困惑。本节指出：物质内在的相互作用力——万有引力、电磁相互作用力、强相互作用力等，形成了使事物静守、聚集的阴性力量，正是它们使物质能量得以实现和保持非均匀分布的态势，使世界呈现为相对有序的状态。而能量则构成了使事物躁动、离散的阳性力量，它使事物有能力摆脱物质相互作用力的束缚，获得更大的变化自由度和更强的运动能力，由此导致物质与能量在充分运动的基础上在尽可能大的空间范围内均匀（等概率）分布的趋势性，这种趋势性就是热力学第二定律。因此，有序与无序的形成和转归是由物质与能量即阴与阳的关系决定的。透过系统边界释出部分能量的机制，即五行的金所代表的阳中之阴机制，能改变系统的阴阳平衡，使系统从高熵无序向低熵有序变化，这一过程在五行中表达为“金生水”。宇宙大爆炸后的演化过程中，这种转变的条件是必然具备的，因此宇宙从无序向有序的转变是一种必然发生的过程，而非如“涨落”“干扰”这种偶然发生的情况，也不一定依赖于引力系统的负热容。

●物质和能量形成了指向有序与无序的两种力量，但又可以在不同条件下实现平衡与协同，使事物在更高能量支持下具有更强的运动能力和更大的变化自由度，而这种运动变化又在物质相互作用的制约下保持较好的稳定性与规律性，实现有序性的发展，使有序性呈现为多元、多层次的状况。包括生物圈在内的许多事例都说明，热力学系统可从低能量基础状态开始，从外界获取能量，在能量参与下形成较高层次的有序结构，完成有序的运动变化过程，使有序性在能量参与下实现质的升华，这种情况就是五行的“水生木”。

●从大爆炸开始到生物有序性的产生有两个紧扣的环节，首先是通过能量释出和万有引力等使宇宙从混沌无序转变为由恒星、星系等逐级形成的相对有序的体系，完成宇宙的第一阶段有序化过程，实现低阶有序；其次是在特定条件下以边界和泵机制等为契机逐步演变出生命，完成宇宙的第二阶段有序化过程，实现高阶有序。低阶有序是高阶有序的基础，高阶有序是低阶有序的升华，两者的连续使宇宙摆脱了“热寂”的困扰，造就了高度有序的生命世界。

●物质与能量、有序与无序、封闭与开放，构成了广泛影响自然过程的三对矛盾。它们是热力学第一、第二定律隐含的矛盾，是在物质能量关系的基础上依序展开的。物质系统的能量最低趋势与热力学第二定律一起，决定自然演变的方向，两者在能量转移转化的规律上有共同性：能量的有序流动有赖于能量阶差的存在；能量只能由高能量区向低能量区有序流动；到达平衡状态时，有序过程停止；要使有序过程连续进行，必须有保持能量阶差的机制。

●熵不是一个独立于能量之外的概念，它是对于能量分布和运行状态的说明。熵和“负熵”都不能离开物质能量而独自地摄入或排出，熵的减小或“负熵”的增大都须通过物质与能量（基本的是能量）的转移转化来实现。生物圈和人体的有序过程，都是在能量阶差驱动下，通过物质与能量的流动来实现的。生命赖负熵为生，但负熵必须通过物质能量的转移转化而在系统内部产生。研究熵降低的机制，只能通过研究物质能量的转移转化来进行。

●给系统补充能量是使系统保持能量阶差，使有序过程连续进行的必备条件。能量的加入首先引起系统内物质能量分布的改变，形成有序的分布或有序的结构，能量与有序性可以通过边界的作用或大分子合成等机制静态地保持。这样就呈现了由“水生木”所提示的能量增长与有序性增长的偶联。此后能量释放驱动有序的运动变化，即“木生火”；继而走向自发的无序化，即“火生土”。水生木、木生火、火生土，反映了热力学系统从物质制约下的静守聚集到能量推动下的躁动离散、从低熵有序到高熵无序的演变过程，这一过程中物质、负熵、能量、熵依序展现其突出的性质，“相生”的单向性是由热力学第二定律决定的。

●当系统完成有序运动，出现熵增大后，共同的出路是通过系统边界向外界释出部分能量，使系统内部能量降低，运动减缓，物质趋向静守聚集，回归初始准备状态，完成“土生金，金生水”所提示的过程，为后续的能量输入和有序性增长做好准备。“土生金，金生水”连接了从无序回返有序的链条，使热力学系统的有序过程成为可以循环、可以持续的过程。

●卡诺热机、生物圈、生命等所代表的连续有序过程，提示了共同的规律，即以系统的低能量基础状态为起点获取能量，使系统的能量水平和有序化程度提高，实现有序的运动变化过程，而后自发地向无序转化，再以透过边界释出能量的方式使系统的能量水平降低，回归初始准备状态，如此周而复始，使有序过程得到持续。表现在阴阳关系上是完成了从阴到阳、从阳到阴的循环转化，在五行中就表达为水生木，木生火，火生土，土生金，金生水。它反映了自然界连续有序过程的必然规律，反映了自然界三对矛盾的紧密关联。

●五行的金代表着系统的边界及其封闭性，它与透过边界释出部分能量的阳中之阴机制相关联，而后者又与边界及其封闭性的增强相关联。系统在“木生火”的阶段产生了强烈的开放性，其影响到“金”的阶段依然存在，为透过边界的能量释出提供了条件，其结果使系统从开放向封闭转化；系统在“金”的阶段产生了强烈的封闭趋势，到了“水生木”的阶段其影响仍存在，“水生木”的过程就利用了系统的一定程度的封闭性，而其结果是系统从封闭向开放转化。

●水、木、火、土、金分别代表自然界三对矛盾的物质、有序、能量、无序、封闭诸方面，在自然界连续有序过程中依序显示其突出的性质。而火同时还代表了开放性，即开放性是在能量释放、运动激化的环节自发形成的。这样，自然界三对矛盾就以其密切的相互关联而构成了五行。从另一角度看，热力学第二定律使阴阳演化的阳中之阳环节自发地展开，成为有序和无序两个环节，分别对应于五行的火和土，加上阴中之阴的水、阴中之阳的木、阳中之阴的金，就成为五行。

●五行的水与木、木与火、火与土、土与金、金与水分别形成协同与演进的关系，即“相生”关系，反映了自然界连续有序过程的演化规律，相生的单向性是由热力学第二定律决定的。五行的水与火、木与土、金与火分别反映了物质与能量、有序与无序、封闭与开放的关系，成为“相克”的双方；而木与金反映了能量的上升与下降，水与土反映了物质与能量、有序与无序的关系，同样构成了“相克”关系。迄今没有发现“相克”单向性的依据，“相克”应当是相互的、双向的。

●五行反映了热力学第一、第二定律背后隐含的自然界三对矛盾及其紧密关联，反映了热力学系统循环演化的完整规律。五行的“火生土”正面反映热力学第二定律。“土生金”“金生水”反映热力学系统“排熵”的过程。“水生木”“木生火”与耗散结构理论相关。但五行在反映热力学规律时比现代科学更清晰更完整。它提示自然界三对矛盾在热力学演化中形成紧密关联，而非“能熵竞争”这类关系。“火生土”提示无序化过程是以能量释放为起点，而“水生木”提示有序化过程是以物质相互作用对能量的充分制约为起点。“水生木”提示的能量增长与有序性增长的偶联，表达的意义可能比耗散结构更完整。五行对系统边界、对封闭与开放矛盾的提示，有利于热力学的纵深发展。

●物质与能量、有序与无序、封闭与开放共同成为广泛影响自然进程的最重要的矛盾关系。围绕这三对矛盾形成的自然规律，是宇宙中最普遍最基本的自然规律。是否还有其他守恒关系未被发现，值得探讨。能量最低、熵最大、边界最小，共同的特点是使能量分布趋向于均衡，很可能形成了影响自然演变的三种趋势性力量。

●五行提示的热力学演化完整规律，虽然在现代科学中尚未形成清晰的认识，但它是热力学第二定律的必然推论。热力学第二定律的“熵恒增”说法可以等效表述为：当系统与外界没有物质能量交流时，熵不可能减小。因此，负熵必须通过物质能量交流而在系统内产生；有序过程必须通过能量的引入（“水生木”“木生火”）和排出（“土生金”“金生水”）来实现。

●热力学演化各环节中自然界三对矛盾的状态决定了水、木、火、土、金各自的特征。水为阴中之阴，是有序化的初始状态，是封闭性趋势的延续；木为阴中之阳，是有序性的典型状态，是封闭向开放转化的环节；火为阳中之阳，是有序向无序转化的环节，是开放性的典型状态；土为阳中之阳的延续，是无序性的典型状态，是开放向封闭转化的环节；金为阳中之阴，是无序向有序转化的环节，是封闭性的典型状态。

●根据水、木、火、土、金各自的特征，可以对自然事物和自然过程进行五行关系的分析。对六气与五行的关系做了着重的讨论，提出了分析校正的意见。与阴阳属性划分一样，可以把五行属性划分看作是自然界三对矛盾在具体自然事物的不同角度的投影，正面反映自然界三对矛盾者具有较强的自然科学意义，侧面反映者具有较弱的自然科学意义，不反映者不具有自然科学意义。

●人体是完整、复杂、严密的热力学系统。人的生命过程是可循环可持续的有序过程。自然界三对矛盾及其关联在人体及其生命过程中得到最完整、最复杂、最严密的表达。人体及其生命过程的五行规律是自然界三对矛盾及其关联的反映，是客观存在的。《内经》在五行基础上建立了藏象理论，为中医学的纵深发展打下了基础。

参考文献

[1] 尚书 [M]．北京：中华书局，2009.

[2] 黄帝内经素问 [M]．北京：人民卫生出版社，1963.

[3] 任应秋．阴阳五行 [M]．上海：上海科学技术出版社，1960.

[4] 孙广仁．中医基础理论 [M]．北京：中国中医药出版社，2008.

[5] 熊吟涛．热力学 [M]．北京：人民教育出版社，1979.

[6] 王晓鸥．物理学概论 [M]．上海：同济大学出版社，2007.

[7] 瑞斯尼克，哈里德．物理学：第一卷第二册 [M]．郑水令，译．北京：科学出版社，1980.

[8] 冯端，冯少彤．溯源探幽：熵的世界 [M]．北京：科学出版社，2005.

[9] 薛定谔．生命是什么？[M]．罗来欧，罗辽复，译．长沙：湖南科学技术出版社，2007.

[10] 艾思奇．辩证唯物主义 历史唯物主义 [M]．北京：人民出版社，1978.

第三章 人体热力学演化——藏象

《内经》在系统阐述了阴阳、五行及其医学关联之后，提出了“藏象”的概念。其后数千年来，藏象与阴阳五行一起成为中医理论体系的核心。即使在近、现代，藏象受到的直接攻击也较少，但五行受到的冷落使藏象失去源头活水。当我们明确了阴阳五行的现代自然科学含义之后，对藏象的认识将获得新的视角。

本章将说明：藏象，是脏腑功能对应的自然界阴阳演化之象，是自然界阴阳五行规律在人体脏腑和各器官功能的表达，它反映了人体生命过程中的物质与能量、有序与无序、封闭与开放这三对矛盾及其紧密关联，概括了人体热力学演化的环节与过程。

藏象使古代对于自然界基本规律的认识延展为对生命规律的认识，进而通过血阴精气阳和寒热燥湿等体质因素而影响于中医临床。对藏象现代科学含义的理解有利于“证”的整理与完善，有利于寒温统一等理论的发展，有利于中医在现代科学基础上的快速推进。

本章内容涉及物理学、生物学、医学（中医与西医）各领域，期待相关领域的学者批评指正。

第一节 “藏象”的含义

“藏象”一词首见于《素问·六节藏象论篇第九》：“帝曰：藏象何如？岐伯曰：心者，生之本，神之变也，其华在面，其充在血脉，为阳中之太阳，通于夏气。肺者，气之本，魄之处也，其华在毛，其充在皮，为阳中之太阴，通于秋气。肾者，主蛰，封藏之本，精之处也，其华在发，其充在骨，为阴中之少阴，通于冬气。肝者，罢极之本，魂之居也，其华在爪，其充在筋，以生血气，其味酸，其色苍，此为阴中之少阳，通于春气。脾胃大肠小肠三焦膀胱者，仓廪之本，营之居也，名曰器，能化糟粕，转味而入出者也，其华在唇四白，其充在肌，其味甘，其色黄，此至阴之类，通于土气。凡十一脏，取决于胆也。”其中，“肝者……为阴中之少阳”，唐代王冰次注本作“阳中之少阳”，宋代林亿等作了校正：“当从全元起本及《甲乙经》《太素》作阴中之少阳为得。”《素问·金匮真言论篇第四》有“腹为阴，阴中之阳，肝也”之述，确证“阴中之少阳”为内经原意。

关于“藏象”的含义，王冰说：“象谓所见于外，可阅者也”，认为是脏腑功能显现于体表的可阅之象，也就是“其华在面”之类。但如果完整地分析藏象原文的内容，可知“其华在面，其充在血脉”等只是五脏功能的部分表现，而“生之本，神之变”等则是对五脏功能更具概括性的表达，“阳中之太阳，通于夏气”等更是从自然界阴阳演化的角度对五脏在人体生命过程中的定位作了最高层次的概括。因此，采用“可阅之象”来表达藏象，应当不足以反映藏象的本质特征。

由于“藏象”一词在《内经》中只在六节藏象论篇出现，并且只有以上一段论述，因此缺少其他的直接依据来解读其原意。但藏象的“象”还见于“阴阳应象大论”，有助于我们了解“藏象”的真实含义。《素问·阴阳应象大论篇第五》对阴阳、五行、五脏以及它们与人体解剖、生理、病理、诊疗的关联作了系统性、概括性的论述，指出人体器官及其功能与自然界的阴阳五行规律密切相关。在这里，“象”的含义并不局限于显现体表的可阅之象。而关于“阴阳应象大论”的“应”字，在《素问·金匮真言论篇第四》有一段相关的论述：“故背为阳，阳中之阳，心也；背为阳，阳中之阴，肺也；腹为阴，阴中之阴，肾也；腹为阴，阴中之阳，肝也；腹为阴，阴中之至阴，脾也。此皆阴阳表里内外雌雄相输应也，故以应天之阴阳也。”五脏分别具有阳中之阳、阳中之阴、阴中之阴、阴中之阳的属性，这种属性区分可以借助于解剖位置来解读，但其根本的、深层次的原因还在于“天之阴阳”，它是自然界阴阳演化在人体的反映，是与“天之阴阳”“相输应”的。物质与能量——阴与阳，是自然界一切事物的构建者和决定力量。在物质与能量的基础上，出现了阴中之阴、阴中之阳、阳中之阳、阳中之阴的演化，出现了五行。自然万物包括人体的各种发展演变过程，都是物质能量对立统一关系的展开，是阴阳演化的具体表现，是“应天之阴阳”的；而阴阳的存在及其作用，也必须通过自然万物包括人体的发展演变而表现出来。这种情况，就是“阴阳应象”。人体作为大自然的产物，作为自然万物的一员，其器官结构的产生和功能的分化，都是受自然规律支配的，是与自然界阴阳五行的普遍规律“相输应”的。因此在人体内部，出现了具有阴中之阴、阴中之阳、阳中之阳、阳中之阴基本特征的器官结构，或者说具有水、木、火、土、金基本特征的器官结构，而肾肝心脾肺五脏就是这些器官结构的代表。由此可知，“阴阳应象大论”的“应”，是指自然万物包括人体对于“天之阴阳”的“相输应”。而所应之“象”，就是自然界的阴阳演化之象，就是由阴阳演化为阴中之阴、阴中之阳、阳中之阳、阳中之阴，演化为春夏秋冬四季，演化为五行，演化为寒暑燥湿风，演化为五方、五脏、五色、五味等。在这里，“象”的寓意深刻，并非仅指所见于外的可阅之象。如果把以上金匮真言论、阴阳应象大论的内容和六节藏象论作一比较，可以看出具有互相呼应的关系，六节藏象论的内容是对前两篇内容的简要概括。因此，藏象的“象”，应当是指自然界的阴阳演化之象，而不局限于“所见于外”的可阅之象。“阳中之太阳，通于夏气”等概括性的阐述应当是藏象的核心内容，而“其华在面，其充在血脉”等则是与核心内容相关的部分推论。

至此可以作如下概括：藏象，是脏腑功能对应的自然界阴阳演化之象，是自然界阴阳五行规律在人体脏腑和各器官功能的表达；它把肾肝心脾肺五脏视为水木火土金在人体生命过程的代表，以肾肝心脾肺五脏的形式反映了人体生命过程的五行关联。自然界有阴中之阴、阴中之阳、阳中之阳、阳中之阴的演化，有春夏秋冬四季，有五行，有寒暑燥湿风，有五方、五色、五味等，人体也有五脏、六腑、五体、五官、精神魂魄意志等，与自然界阴中之阴、阴中之阳、阳中之阳、阳中之阴的演化相对应，与春夏秋冬四季相对应，与五行、寒暑燥湿风、五方等等相对应。因此，藏象学说是从自然界的阴阳演化入手研究人体生理、病理、诊疗规律的学术体系。它涉及《内经》中四气调神大论、生气通天论、金匮真言论、阴阳应象大论、阴阳离合论、六节藏象论、五脏生成、五脏别论、藏气法时论、宣明五气、天元纪大论、五运行大论诸篇的内容，以及散在其他篇章的部分内容。

明代李中梓作《内经知要》，把“藏象”作为其中一篇，收录了《内经》中金匮真言论、阴阳应象大论、六节藏象论等众多篇章的内容，其中广泛涉及脏腑功能与阴阳五行的关联，提示古代医学家已经不把藏象的内容局限于“所见于外”的“可阅”之象，而是看作以阴阳五行为基础研究人体脏腑及各器官功能的学术体系。在现代的中医教科书中，沿用了《内经知要》对于藏象的理解，也早已不把藏象局限于可阅之象，而是看作在阴阳五行基础上的中医理论体系的核心。显然，这样的处理是符合《内经》原意的。

此前我们已经探讨了阴阳和五行的现代自然科学含义。物质与能量作为构建自然万物的两大要素，形成着既对立又统一的关系，这就是中华古典文明描述的阴阳关系。在物质与能量基础上，展开了有序与无序、封闭与开放的对立统一关系，形成了自然界的三对矛盾。自然界三对矛盾之间形成紧密的关联，在中华古典文明中用五行来表达。五行是阴阳演化的具体展现，是对于物质存在和物质运动基本规律的概括，是自然界连续有序过程共同遵循的规律。生命作为自然界连续有序过程的最高形式，最充分地体现了自然界三对矛盾及其关联，体现了自然界的阴阳五行规律。藏象是自然界阴阳五行规律在人体脏腑和各器官功能的表达，我们可以从自然界的阴阳演化入手，探讨藏象的现代自然科学含义。

第二节　从五行到藏象

生命过程的物质与能量、有序与无序、封闭与开放

物质与能量作为构建自然万物的两大要素，形成了静守聚集和躁动离散的阴阳两种力量，决定着事物的发展演化，使事物的发展呈现阴阳两个方向。物质与能量的转化转移，使事物从阴向阳或从阳向阴的演化成为可能，从而使事物的环节或状态由阴阳两种情形展开为阴中之阴、阴中之阳、阳中之阳和阳中之阴四种情形。

阴中之阴标志事物的低能量或能量潜藏状态，物质的静守、聚集、稳定特征充分显现。阳中之阳标志事物的高能量或能量释放状态，能量的躁动、离散、活跃特征充分显现。阴中之阳标志事物从阴向阳的转化，而这一过程又与有序性的增长相关联。阳中之阴标志事物从阳向阴的转化，而这一过程又与边界及其封闭性相关联。

热力学第二定律决定了事物在运动过程中会自发地从有序向无序转化，

从而使阴阳演化的阳中之阳环节自发地展开为有序和无序两个环节，使阴阳演化的全过程从阴中之阴、阴中之阳、阳中之阳、阳中之阴四个环节发展为五个环节，在中华古典文明中分别用水、木、火、土、金来表示，就成为五行。五行代表了阴阳演化的不同环节或状态，并且分别与事物的物质性、有序性、能量性、无序性、封闭性相关联。而事物的开放性则与运动的激化即火的环节相关联。

因此五行源于物质与能量对立统一关系的展开，源于物质能量转化转移引发的自然界阴阳演化，也就是热力学的演化；它完整反映了热力学第一、第二定律背后隐含的自然界三对矛盾及其关联，反映了自然界物质存在和物质运动的基本规律，是中国古代科学家高度智慧的产物。

生命是自然界物质存在和物质运动的最高形式。自然界三对矛盾及其紧密关联，在生命过程中得到了最充分的展示。因而阴阳和五行的规律，也必然在生命过程中充分展示。

浩瀚宇宙中，只有地球这个小小的行星上被证实存在着生命，存在着人类。生命是宇宙物质的演化中阴阳两种力量实现最佳平衡与协同的产物。地球上，物质主要以固体、液体、气体的状态存在，而非以宇宙中更多见的等离子、辐射场、中子星、黑洞等更离散或更密集的状态存在，从而使分子水平以上物质结构的形成与保持成为可能，这是生命产生的必备条件。这与地球和太阳的大小、地球在太阳系的位置、太阳在银河系的位置等均有关联。地球上存在生命所需的各种物质元素，存在陆地、海洋和大气，适宜的太阳能量使地球得以保持 300K（约 27℃）上下的背景温度，液态水的存在为生命产生与发展提供了最为重要的条件。

在阴阳两种力量充分平衡与协同的地球上，碳、氢、氧、氮、磷、硫诸元素得以由小分子无机物质合成为蛋白质、糖、脂、核酸等生物分子，组成细胞器、细胞、组织、器官、系统，直至形成复杂完整的生物体。太阳能量经过光合作用进入生命世界，成为动物、植物、真菌、细菌等各种生命形态共同的能量来源。生命的生长和修复、运动与应激、营养获取与补充、适应与防卫等功能活动，都是在生命特有的物质结构基础上在能量的驱动下实现的。

与其他一切自然事物一样，生命是由物质与能量共同构建的。在生命整体中，包含了物质与能量两大要素。物质与能量的关系即阴阳关系，是生命过程中最重要的关系。物质的稳定和运动的活跃，都是生命过程中不可少的。物质与能量的充分平衡与协同，为生命有序性的产生与发展提供了最关键的条件。生命是已知自然界中有序程度最高的事物，从分子水平到细胞水平直至整体水平形成了最复杂最严密最完整的有序结构，在此基础上能完成各种最复杂最有序的功能活动，直至精神意识活动。在生命过程中自发产生的无序性也与生命有序性形成了对立中的统一，参与了有序性所需的背景能量与背景物质的形成，参与了系统的物质能量保存，使有序与无序成为在生命过程中又一最重要的关系。高度有序的生命是具有完整边界的相对独立的热力学系统，边界完整性的保持、系统独立性的维护是生命存在与发展的重要环节，而系统的有条件的开放又是实现系统与外界的物质能量交流、完成系统功能的必需环节，因而封闭与开放的关系成为生命过程中又一最重要的关系。

物质与能量、有序与无序、封闭与开放，作为广泛影响自然进程的三对矛盾，不可避免地成为生命过程中最重要的矛盾关系。反映自然界三对矛盾及其紧密关联的五行关系，也就成为生命过程中最重要的关系。人体的生命过程，与自然界的一切连续有序过程一样，遵循着从阴中之阴到阴中之阳到阳中之阳到阳中之阴，再回返阴中之阴的周而复始的演变过程，也就是水生木、木生火、火生土、土生金、金生水的循环演变。这是一种热力学的演化，反映了热力学系统从基础状态开始，加入能量实现有序性的增长，释放能量实现有序的运动变化，按热力学第二定律从有序走向无序，再通过边界相关的能量降低机制使系统回归基础状态，如此周而复始的演变过程。水、木、火、土、金，代表着物质、有序、能量（开放）、无序、封闭，成为生命过程的五个基本的转化环节。人体的生命活动和人体的器官结构分化，不可避免地围绕这五个基本环节而展开。中医的藏象学说，就是把肾、肝、心、脾、肺视为水、木、火、土、金在人体的代表性器官结构，研究它们在生命整体和生命过程中的定位，进而解决生理、病理和临床的一系列问题。藏象，是脏腑功能对应的自然界阴阳演化之象，它反映了人体作为执行连续有序过程的热力学系统所发生的循环演化，以及这种演化的各个关联环节。

肾肝心脾肺在人体生命过程的定位

《素问·六节藏象论篇第九》说："肾者，主蛰，封藏之本，精之处也……

为阴中之少阴，通于冬气。”“冬气”即冬天的自然趋势，古代把这一趋势概括为“藏”。如《素问·四气调神大论篇第二》说：“冬三月，此谓闭藏，天冰地坼，无扰乎阳。”肾为“封藏之本”，它使人体具有“藏”的能力，因而“通于冬气”。“蛰”也是“藏”，是动物在冬天潜藏起来，减少运动，减少能量和物质消耗，等待春天的到来。从藏象角度看，肾的基本作用，就是让人体具有“藏”的能力，或者说肾是人体中主管“藏”的部门（“肾者，主蛰”）。“精”是对于人体的物质稳定起关键作用的精微物质，肾是“精”产生与收藏的场所，因而也凸显了“藏”的作用。“藏”意味着静守、聚集，意味着运动的减少、能量释放的减少、能量消耗的减少，也意味着物质变化的减少、物质消耗的减少、物质稳定性的增加。“藏”是一种低能量状态、能量潜藏的状态，是物质的静守聚集稳定特征突出显现的状态，从而也就是事物的阴中之阴状态，而阴中之阴正是“冬气”的本质特征。“藏”是一种形象的概括，阴中之阴是本质定位，冬气、藏、阴中之阴具有等同的内在含义。藏象的肾“通于冬气”，因此它的本质特征和冬天一样，是阴中之阴。而阴中之阴对应于五行的水，因此肾就是五行的水在生命过程的代表。五行的水代表自然界三对矛盾的物质方面，凸显物质的静守聚集特征，因此肾就成为自然界三对矛盾中的物质方面在生命过程的代表，而与生命过程的物质稳定相关联。概括起来，肾是具有阴中之阴本质特征的藏象器官，是五行的水即自然界三对矛盾的物质方面在生命过程的代表。根据阴中之阴的含义和水的物质性特征，肾的存在使人体具有稳定的物质基础，使人体的一切生命活动在稳定的物质基础之上有控制有规律地进行，使人体的物质能量消耗尽可能地减少，人体的物质稳定性尽可能地保持。当肾的作用突出显示，人体的运动与兴奋受到抑制，物质与能量消耗减少，物质稳定性增强，其典型状态正如动物冬眠时所见到的，因此肾的功能要点被概括为“蛰”与“藏”。

《素问·六节藏象论篇第九》说：“心者，生之本，神之变也……为阳中之太阳，通于夏气。”“夏气”即夏天的自然趋势，古代把它概括为“长”。《素问·四气调神大论篇第二》对夏天的“长”作了进一步解释：“夏三月，此谓蕃秀，天地气交，万物华实……”王冰注曰：“阳自春生，至夏洪盛，物生以长，故蕃秀也。”因此“长”或“蕃秀”是与阳气的洪盛即能量的充沛相关联的，表达了夏天的生物界在充足能量支持下呈现的生命活力。夏天是一年之中阳气最盛、太阳能量最充足的季节，地球生物界也相应地处在繁茂、活跃的状态，生命活力充分显现。“长”意味着能量的充沛和生命活力的旺盛，它通过自然万物在夏天的变化趋势反映了事物的阳中之阳状态，而阳中之阳正是“夏气”的本质特征。藏象的心“通于夏气”，“为阳中之太阳”，意味着它与生命过程中能量的充沛、运动变化的活跃和生命活力的旺盛相关联。人体的生命活力，在《内经》中称为“神”或者“神明”，它是在生命有序结构基础上在能量支持下形成的有序而活跃的运动变化能力，它可以表现为精力的充沛、思维的活跃，可以表现为面部的神采与华色，可以表现为脉搏的充实整齐有力，而它更为广泛地表现为各器官组织细胞生理功能的活跃。藏象的心是产生和储存生命活力的器官，它与一年之中的夏天一样，具有阳中之阳的本质特征，而阳中之阳对应于五行的火，因此心就是五行的火在生命过程的代表。五行的火代表自然界三对矛盾的能量方面，凸显能量的躁动离散特征，因此心就成为自然界三对矛盾的能量方面在生命过程的代表，而与生命过程中运动变化的活跃相关联。概括起来：心是具有阳中之阳本质特征的藏象器官，是五行的火即自然界三对矛盾的能量方面在生命过程的代表。根据阳中之阳的含义和火的能量性特征，心的存在使人体具有充足的能量支持和活跃的运动变化能力，得以在有序的物质结构基础上实现有序而活跃的运动变化过程，在整体表现为生命活力的旺盛，即“神”的旺盛。心是人体内部产生、储存和主管“神”的器官，“神”是生命的标志，因而心的功能要点被概括为“生之本，神之变”。

《素问·六节藏象论篇第九》说：“肝者，罢极之本，魂之居也……为阴中之少阳，通于春气。”“春气”即春天的自然趋势为“生”。《素问·四气调神大论篇第二》解释说：“春三月，此谓发陈，天地俱生，万物以荣。”寒冷的冬天过去了，和煦的阳光唤醒了大地，草木生长出嫩芽，动物也焕发出新的生机，整个世界呈现欣欣向荣的景象。在这里，“生”表现出地球生物界在春天的苏醒与生机。生命是自然界最有序的事物，生命的苏醒与发展提示着地球上伴随能量的增长而出现的有序性增长。这是一种“阴中之阳”的演化过程，而“春气”的本质特征就是阴中之阳。藏象的肝“通于春气”，“为阴中之少阳”，意味着它与生命过程中伴随能量增长而实现的有序性增长相关联。关于肝为“罢极之本”，王冰解释说：“夫人之运动者，皆筋力之所为也。

肝主筋，其神魂，故曰肝者罢极之本，魂之居也。”筋是由肌肉和肌腱等组成的运动结构，中医把肌肉痉挛称为“转筋”。肝所主的肌肉是人体从事有序的机械运动的基本结构，肌肉摄取能量、释放能量而实现有序的机械运动，人从事高强度的体力运动须依靠肌肉的作用，因此说肝为“罢极之本”。除了肌肉的作用以外，高强度体力运动是一种力量高度集中的运动，需要统一的协调指挥，因而神经系统乃至一些内分泌激素也参与了肝为“罢极之本”的形成。神经也被看作是一种“筋”，脑神经曾被称为“脑气筋”（见于张锡纯：《衷中参西录》）。《素问·五脏生成篇第十》说：“人卧血归于肝，肝受血而能视，足受血而能步，掌受血而能握，指受血而能摄。”通过肝与血的关系，《内经》指出肝的作用与足的协调步伐、手的精细动作均有关联，而各种感觉活动中信息量最大的视觉也与肝直接关联。在临床实践中可知，听觉和皮肤的敏感性等也是与肝有关的。因此肝的作用涉及神经系统和部分内分泌激素的协调统一作用。肝在各种运动和感觉中起了协调统一的作用、核心与灵魂的作用，因而为“魂之居”。概括起来，肝是具有阴中之阳本质特征的藏象器官，是五行的木即自然界三对矛盾的有序性方面在生命过程的代表。根据阴中之阳的含义和木的有序性特征，肝的存在使人体具有协调有序的结构，具有集中力量和协调统一的能力，使人体得以保持充分的紧张度与敏感性，得以完成高度集中力量的运动，得以产生高度灵敏的感觉，因而《内经》概括为“罢极之本，魂之居”。

《素问·六节藏象论篇第九》又说：“肺者，气之本，魄之处也……为阳中之太阴，通于秋气。”“秋气”即秋天的自然趋势是“收”。《素问·四气调神大论篇第二》说：“秋三月，此谓容平，天气以急，地气以明”，显示了地球生物界在萧瑟秋风中呈现的收敛态势。秋天是投放地球表面的太阳能量逐渐减少的季节，是从阳向阴转化的季节，因而是阳中之阴的季节。随着太阳能量的减少，夏天的繁茂景象逐渐消退，植物把营养物质贮存于根部、树干或果实中，绿叶转黄而后落于地面，通过各种收敛性的变化以静守态势迎接冬天的到来；动物和人的腠理变得致密，以减少热量的散失，并收藏食物以度过寒冷的冬天。伴随能量减少而形成的封闭性趋势，在秋季的生物界得到印证。阳中之阴作为秋天的本质特征，是与系统封闭性增强即“收”的态势相关联的。肺和它所主的皮肤，都是位于人体表层与大气直接接触的器官，构成了人体这个热力学系统的表层边界。其中肺为容纳和交换气体的器官，故为“气之本”。肺与皮肤等作为边界的存在，使人体得以保持相对的独立性和完整性，使人体的物质能量不轻易丢失，也使人体不轻易受到外界物质能量的侵扰，这种作用是通过边界的完整性和适度封闭性来实现的，即通过“收”的作用来实现的。人体是个选择性开放的系统，系统边界的选择性开放是生命有序过程的持续所必需的。肺与皮肤等担负的一项重要任务，是排除体内自发形成的无序化产物，如散热、排出二氧化碳等，其意义在于使系统摆脱无序化的进程，实现阳中之阴的转化，回归阴中之阴的初始准备状态，到达新的有序过程的起点，同时也使人体得以保持稳定的背景物质能量平台。因此肺与皮肤通过选择性开放所实现的，是一种阳中之阴的效应，“收”的效应，是生命有序过程的延续所必需的，也是生物体保持独立性完整性所必需的；肺和一年之中的秋天一样，具有阳中之阴的共同的本质特征，具有“收”的特征。边界的“收”使人体得以保持独立性和完整性，而“魄”赋予人以独立的决断能力，因而肺为“魄之处”。概括起来，肺是具有阳中之阴本质特征的藏象器官，是五行的金即自然界三对矛盾的封闭性方面在生命过程的代表。根据阳中之阴的含义和金的封闭性特征，肺的存在使人体具有完整的表层边界，使人体得以保持充分的独立性和完整性，得以抵御各种外来的侵扰，使人体通过选择性的物质能量交流实现从无序向有序的转化，使生命有序过程得以连续。肺在与外界大气直接接触、交流的同时保持了人体的独立性和完整性，因而《内经》概括为“气之本，魄之处”。

《素问·六节藏象论篇第九》把关于脾的讨论放在了心肺肾肝之后：“脾胃大肠小肠三焦膀胱者，仓廪之本，营之居也……此至阴之类，通于土气。”不按心脾肺肾肝的顺序，而把脾和六腑合在一起最后讨论；不提脾与春夏秋冬的关系，而说脾“通于土气”；没有“为阳中之太阳”这类判断，而说“此至阴之类”，显示了脾的特殊之处。它们或许提示这样的情况：脾及其所属的土在五行中处在特殊的环节，具有一些独特的性质，古代科学家和我们一样感受到了解读的难度，因而需放在最后特别讨论。此前的五行章里，我们讨论过：无序性是自然演变中必定发生和不可缺少的环节，它具有新旧更替、决定事物发展方向、构建背景物质能量平台、缓冲运动保存能量和容纳物质保存物质等重要意义。在自然界阴阳演化中，土是处在阳中之阳的火和阳中之阴的金之间的环节。从火到土是个等能量过程，熵增大而能量不变，因而从能量变化角度看，土应当仍属于阳中之阳的环节，具体而言是阳中之阳明。而从物质分布角度看，无序性对应于物质在系统的均匀分布，与金、木、水、火的向里、向表、在里、在表相对应，由此形成了“土居中位”的状态。因此土的本质特征应当是“居中”或阳中之阳明，而不应当是“至阴”或阴中之太阴。自然演变过程中，经历了能量增长伴随的有序性增长，经历了能量的释放与有序运动的迸发，按照热力学第二定律自发地从有序走向无序，系统从能量集中到能量分散，从紧张、激烈的状态进入松弛、和缓的状态，这就是土所处的环节。它是旧的有序过程的终结，是有序运动之后自然进入的相对无序的阶段，也是为新的有序过程进行前期准备的阶段。像生命这样的连续有序过程，是由无数个具体的有序过程前后连接而成的。有序运动形成的紧张状态，需要休息缓解；有序运动所产生的物质能量消耗，需要得到补充。犹如军队凯旋而归，需要回到营地休整，从营地的仓库得到给养与装备补充。而在人体藏象器官中属于土的脾就起了部队营地的作用，担当了休整恢复的任务、仓储的任务、后勤保障的任务，因此称为“仓廪之本，营之居”。至此对于藏象的脾也可以作一初步的概括：脾是处在阳中之阳的心和阳中之阴的肺之间的藏象器官，是五行的土和自然界三对矛盾中的无序性在人体生命过程的代表。根据土在阴阳演化中所处的环节以及它的无序性特征，脾的存在使人体得以从紧张兴奋状态进入松弛和缓的状态，使人体得到营养补充和休整恢复，为各种有序的功能活动提供后勤保障，为生命有序性构建背景物质能量平台，因而《内经》概括为“仓廪之本，营之居”。

从《内经》的阐述可以看出，藏象学说把人的生命看成一个统一整体，这个整体和地球上的春夏秋冬一样，完成着阴中之阴、阴中之阳、阳中之阳、阳中之阴也就是水、木、火、土、金的循环演变，实现着周而复始的连续有序过程。这个整体的器官结构，就是围绕这样的连续有序过程而分化发展的，由此而形成了代表水、木、火、土、金等五个方面的功能性结构，而肾、肝、心、脾、肺五脏就成为这五方面功能性结构的代表和统领者。它们是自然界的水、木、火、土、金在人体生命过程的代表，与阴阳演化的阴中之阴、阴中之阳、阳中之阳、阳中之阴诸环节相对应，与一年之中春、夏、秋、冬的自然趋势相对应。根据五行的热力学含义，肾、肝、心、脾、肺分别与生命整体的物质、有序、能量（开放)、无序、封闭各要素相关联，对于生命整体的物质稳定、结构有序、功能活跃、后备充实、边界完善起决定作用（表3-2-1)。

表3-2-1　藏象的简要概括

藏象器官	本质特征	五行属性	对应季节	对应要素	功能要点	在人体生命过程的定位
肾	阴中之阴	水	冬	物质	封藏之本，精之处	物质基础的稳定与特异
肝	阴中之阳	木	春	有序	罢极之本，魂之居	有序的结构和功能联系
心	阳中之阳	火	夏	能量	生之本，神之变	能量充沛，活力旺盛
脾	阳中之阳	土		无序	仓廪之本，营之居	无序化环节，后备充实
肺	阳中之阴	金	秋	封闭	气之本，魄之处	边界完善，选择性通过

从实体器官到藏象虚拟器官

古代有解剖。如《灵枢·经水篇》说：“夫八尺之士，皮肉在此，外可度量切循而得之，其死可解剖而视之。”即使正式的医学解剖受到局限，但在频繁的战乱中，以及日常生活屠宰牲畜的过程中，都给人们提供了直接观察实体器官的机会。《内经》所述的“心主血脉”“肺朝百脉”“诸髓者皆属于脑”“诸筋者皆属于节”“诸血者皆属于心”“诸气者皆属于肺”“肺者……为心之盖也”等，都是通过对实体器官的观察而得到的准确描述。而“心悸动，脉结代”这类临床描述，也是针对实体器官的。实体器官的直接观察给古代医学提供了直接认识人体的机会，肝心脾肺肾等脏器名称的产生，应当是来自实体器官的直接观察。

古代中医界认识人体器官的另一途径，是在针灸等医学实践中获得的关于经络的认识。《内经》中关于五脏六腑相关症状的描述，有相当一部分是基于经络联系的。如《素问·藏气法时论篇第二十二》说：“肝病者，两胁下痛引少腹，令人善怒，虚则目䀮䀮无所见，耳无所闻，善恐如人将捕之，取其经，厥阴与少阳……”这类描述，显然是在实体器官基础上引入了关于经络的认识。

藏象学说把物质运动的基本规律即阴阳五行规律用于分析人体，给解剖所见的肝心脾肺肾注入了新的内涵，使之分别成为木火土金水在生命整体的代表，由此构建了以物质运动基本规律为基础的生命物理模型。藏象的肾肝心脾肺作为这一物理模型中代表某一基本热力学要素的单元，具有了某种抽象或虚拟的性质。《素问·刺禁论篇第五十二》说的“肝生于左，肺藏于右，心部于表，肾治于里”，显然不是对于解剖位置的描述，而是表达肝心肺肾作为藏象虚拟器官的某种性质，这种性质通过阴阳五行关系很容易得到解读。生命物理模型的建立，藏象虚拟器官的推出，使古代医学得以在相当程度上摆脱在解剖、生理、生化、病理研究等方面的时代限制，获得了一次跨越发展的机会。通过生命物理模型，人们得以借助于宏观物理规律的认识，由表入里，从宏观到微观，由简单到复杂，建立起人体生理、病理的分析体系，指导诊疗，并从临床诊疗的效果中得到反馈，逐步建立起卓有成效的临床医学体系。中医的研究方法与物理学常用的研究方法有很大程度的相似性。从宏观向微观认识人体，有如从卫星上观察地面物体，虽然在精细程度上不及地面的直接观察，但在把握物体之间的相互关系上有其优越性。而随着现代科学技术的发展，中医的方法是可以进入从模糊到精细的过程的。今天，西方起源的现代医学借助于现代科学技术的发展，而获得了深及分子水平和亚细胞水平的有关形态、生理、病理、药理等各方面的精确知识。然而，以宏观规律为指导，从宏观向微观认识人体的方法，尚未为西方起源的现代医学所重视。而东方起源的、以藏象为基础的医学，不仅可以保持其既有的生命力，而且应当能够借助于现代科学的发展，进入由不完整到完整、由模糊到精确的过程，直至成为现代医学不可缺少的组成部分。

藏象的肾肝心脾肺来源于解剖所见的实体器官，但在注入了阴阳五行的内涵以后，逐渐超出了作为单个实体器官的意义，而成为自然界基本要素在生命整体的代表，具有了某种抽象或虚拟的性质。与此同时，五行所代表的物质、能量、有序、无序、封闭、开放等，又是在一切自然过程中起实质性作用的要素，不可避免地在热力学系统的结构演变中留下印迹。从细胞水平开始，生物体内就出现了与各要素密切相关的亚细胞结构分化。而在人体的整体水平上，则出现了与各要素密切相关的系统器官分化。藏象虚拟器官作为自然界基本要素的代表，它的踪迹是渗透到每一个细胞、每一项功能活动中的。但同时，在细胞水平上和系统器官水平上，又都有某个或某些具体的结构着重行使着某一要素的功能。由此形成了藏象虚拟器官与人体各层次水平上具体物质、结构、功能的关系，有待我们进一步来探讨。

第三节 人体物质基础与藏象的肾

藏象的肾是人体内具有阴中之阴本质特征的藏象器官，是五行的水即自然界三对矛盾的物质方面在人体生命过程的代表，它使人的一切生命活动展开于人体自身的稳定的物质基础之上。我们可以从人体的物质构成、生命基础物质的产生、基础物质信息的保存与延续来分析藏象的肾与人体内具体物质、结构、功能的关联。

人体物质构成

人体的物质构成中，有来自地球的数十种化学元素，其中含量最多的碳、氢、氧、氮（C、H、O、N）约占细胞总量的90%，其次为钙、磷、硫、氯、钾、钠、镁、铁（Ca、P、S、Cl、K、Na、Mg、Fe）等，前12种元素合起来约占细胞总量的99.9%。此外，人体还含有铜、锌、锰、钼、钴、铬、硒、氟、溴、碘、锂、钡（Cu、Zn、Mn、Mo、Co、Cr、Se、F、Br、I、Li、Ba）等微量元素。除了占体重约60%的水以外，这些化学元素主要构成蛋白质、聚糖、核酸等生物大分子，此外还有脂类（磷脂、糖脂、胆固醇、甘油三酯、脂肪酸等）、其他糖类（单糖、寡糖、糖原等）、其他肽类（氨基酸、寡肽、多肽）、核苷酸及其衍生物、维生素和其他有机物质，以及小分子无机物质。

蛋白质是人体生命活动过程中起核心作用的基础物质

在人体生命结构中居核心地位、人体生命活动中起核心作用的是蛋白质。蛋白质约占人体固体成分的45%，在细胞干重中可占50%至70%以上，是人体内除水以外含量最多的物质。依氨基酸含量、组成和排列顺序的不同，蛋白质可以形成千差万异的一级结构，进而形成千差万异的整体结构，使一个细胞内可以出现成千上万种不同的蛋白质，显现出不同的性质与功能，在生命结构的不同部位和生命过程的不同环节发挥作用。组成人体生命结构的蛋白质、核酸、聚糖、脂等物质，都须由蛋白质酶类催化合成。人体其他物质的代谢转化，也须由酶类来催化。人体生命活动的能量供给，须依靠分解代谢的酶类和线粒体呼吸链（具递电子递氢作用的酶复合体）来实现。细胞和细胞器内外有序的物质能量分布，须通过镶嵌于生物膜脂质双层的通道蛋白与载体蛋白对相关物质的跨膜运输来完成。细胞兴奋的产生与传导，也是在细胞膜载体蛋白和通道蛋白作用下建立了有序的跨膜离子分布而实现的。由纤维蛋白、微管、微丝、中间丝、硫蛋白等蛋白质成分联结而成的细胞膜、细胞质、细胞核骨架，使细胞及细胞核得以保持适当的形状、强度与柔韧性，实现细胞的变形与运动，使细胞器能保持和改变其空间定位，为细胞内物质的有序运输提供轨道与动力，为细胞内信息传递提供通路，为 DNA 精确而高效的复制提供空间支架，为基因转录与加工提供附着点，在染色体构建中起维系和支架作用，在细胞分裂中起引导和驱动作用。细胞核内的组蛋白与 DNA 一起构建染色质和染色体；细胞核内的非组蛋白参与染色体的构建，启动和推进 DNA 分子的复制，调控基因转录。位于细胞膜、细胞质和细胞核的受体蛋白，与细胞质的蛋白激酶、蛋白磷酸酶、GTP 结合蛋白等一起，担当了细胞信号识别与转导的任务。溶酶体的酶类能消化分解大分子、大颗粒物质，过氧化物酶体的酶类能清除细胞代谢中产生的过氧化氢等有害物质，从而对细胞起保护与营养等作用。综合起来，在细胞水平上，蛋白质在合成细胞物质、获取细胞能量、传导细胞信息、保持细胞形态、驱动细胞运动、实现物质能量的有序分布以及细胞的防御保护等体现生命活力的环节，都起着核心的作用。而在细胞遗传信息的保存与复制、细胞分裂与分化等环节，蛋白质也成为主要的工作物质。在整体水平上，肌肉收缩、心脏搏动、胃肠道蠕动等是由肌细胞的肌球蛋白、肌动蛋白、原肌球蛋白、肌钙蛋白以及钙通道、钙泵等蛋白质的共同作用而完成的；神经系统的功能活动是在神经细胞的载体、通道、受体、酶类、微丝、微管等各种蛋白质的共同作用下完成的；营养物质的消化吸收需依靠各种消化酶以及小肠黏膜上皮细胞的通道、载体；对病毒、细菌等的免疫需依靠抗体和水解酶类等蛋白质的作用；胶原、弹性蛋白、纤连蛋白、层粘连蛋白、纤维蛋白、蛋白聚糖等组成细胞外基质，不仅成为细胞之间相互联结的骨架，而且关联着细胞的形态、运动、分化、迁徙与黏附，参与细胞信号转导与免疫识别；血红蛋白、脂蛋白、清蛋白等使氧气、脂和其他多种物质经血流的运输成为可能；各种凝血因子与血小板的配合使循环系统的完整性得到保护。因此，蛋白质也是整体生命活动的各个方面起核心作用的活性物质。核酸是遗传信息的载体，核酸在生命过程的作用必须通过它指导合成的蛋白质来体现。而在核酸信息的保存、复制、转录、翻译过程中，都必须有蛋白质作为主要工作物质来参与。聚糖是生命结构的重要组成部分，成为细胞表面的保护性物质和识别信号，也成为细胞外基质的重要成分，而它是由蛋白质酶类催化并指导合成，并且与蛋白质结合成为糖蛋白、蛋白聚糖而发挥作用的，蛋白质成为这些结构的核心成分。磷脂、糖脂、胆固醇等脂类物质是生物膜脂质双层的主要成分，它们也是由蛋白质酶类按需合成的，并且必须有蛋白质镶嵌于脂质双层之中，才能实现选择性的物质能量信息交流，成为具有生命活力的生物膜。糖、脂、氨基酸等经过蛋白质酶类促成的代谢转化，而成为生物活性物质的合成原料，或成为能量供给的燃料。维生素、微量元素等常常成为蛋白质的辅助成分。水、电解质等在蛋白质主导下形成了有序的分布，获得了生命的活力，成为生命内环境的基本组成部分。因此，蛋白质是人体生命活动过程中起核心作用的基础物质。人体生命活动的正常进行，有赖于各器官、组织、细胞内蛋白质种类、含量、分布的正常。蛋白质种类、含量、分布的稳定，决定着人体生命过程的稳定。

蛋白质的特异与稳定取决于遗传信息载体——DNA

人体各器官、组织、细胞内蛋白质种类、含量、分布的正常与稳定，是由人体细胞核以及线粒体的脱氧核糖核酸（DNA）遗传信息决定的。DNA是由脱氧腺苷酸、脱氧鸟苷酸、脱氧胞苷酸和脱氧胸苷酸等4种核苷酸按不同顺序以3′，5′-磷酸二酯键连接形成的长链状生物大分子。4种核苷酸可以形成不同的排列，以代表不同的生命信息，从而使DNA成为生命信息的载体。在DNA的蛋白质编码区，每3个连续排列的核苷酸对应于进入肽链的1个氨基酸，由此构成了肽链合成时的氨基酸密码。4种核苷酸通过排列顺序

的变化可以产生 4^3（=64）种组合，其中三种用于提示肽链合成的终止，61 种对应于进入肽链的氨基酸；而参与蛋白质合成的氨基酸为 20 种，1 种氨基酸可以对应于 1～6 种核苷酸组合。这样，DNA 上的核苷酸种类与顺序就决定了肽链上的氨基酸种类与顺序，也就是决定了蛋白质的一级结构，进而决定了蛋白质的二、三级结构与蛋白质的功能。在 DNA 上还有编码多种核糖核酸（RNA）的区段，可以碱基互补的方式转录为核糖体 RNA（rRNA）、转运 RNA（tRNA）以及各种具有特殊功能的小 RNA（small RNA）。而编码蛋白质的信息也是先转录为信使 RNA（mRNA），再以 mRNA 为直接的模板在蛋白质合成中翻译为肽链的氨基酸种类与顺序。在编码区邻近的非编码区，以核苷酸序列的方式隐含了多种调控信息，用以调控蛋白质、RNA 编码信息的转录，包括启动子、终止子、增强子、沉默子等。真核生物包括人类的 DNA 中，还有一些穿插在蛋白质编码区中的序列，与编码区一起被转录，但转录后的修饰中被切除，不用于指导合成蛋白质，被称为内含子。指导蛋白质生物合成的编码序列则称为外显子。包括了编码序列，非编码调控序列和内含子的 DNA 片段，就构成基因，是细胞内遗传物质的最小功能单位。基因上包含了合成 1 条肽链或 RNA 链的编码信息和基本调控信息。DNA 链条上除基因外，尚含有大量调控 DNA 功能的信息，包括 DNA 转录控制区、调控 DNA 复制或结构基因表达的序列、与各种调节因子相互辨认相互结合调控基因功能的区域、重复序列等。基因和基因外的 DNA 序列构成了基因组，它代表一个生物个体所具有的全部遗传信息。对包括人类在内的真核生物而言，基因组是指一套完整的染色体（单倍体）DNA 及线粒体（在光合生物还包括叶绿体）DNA 的全部序列。这些序列中蕴含的遗传信息决定了生物体的发生与发展，决定了生命过程中各种演变的种群特异性和个体特异性。人类基因组的 DNA 总长可达 1.1m，约有 3.0×10^9 个碱基对（构成 DNA 的 4 种核苷酸之间只有碱基不同，通常用 DNA 双链的碱基对代表核苷酸），内含 2 万～3 万个基因。其中人线粒体 DNA 的长度是 16569 个碱基对，共有 37 个基因，分别编码 13 个蛋白质、2 个 rRNA 和 22 个 tRNA，支持线粒体内小部分蛋白质的合成。其余的编码和调控任务均由细胞核 DNA 完成，包括线粒体绝大部分蛋白质的编码与调控。

从 DNA 转录的 mRNA，携带着来自 DNA 的遗传信息，成为蛋白质合成的直接模板，以三联体密码子的方式，由核苷酸顺序决定了肽链的氨基酸种类与顺序。rRNA 作为核糖体的核心物质，与多种蛋白质一起组建了核糖体。核糖体具有与 mRNA 结合的位点、与氨基酰-tRNA 结合的位点、与肽酰-tRNA 结合的位点，还有与蛋白质合成所需的起始因子、延长因子、释放因子及各种酶结合的位点，以及一个 GTP 水解供能的位点，构成了蛋白质合成的装配机。tRNA 具有与氨基酰-tRNA 合成酶识别的位点、与特定氨基酸结合的位点、与 mRNA 密码子识别的反密码子位点、与核糖体识别的位点，从而能与特定的氨基酸生成氨基酰-tRNA，转运至核糖体，通过反密码子与 mRNA 的密码子识别并对号入座，把特定氨基酸按 DNA 的遗传信息准确地输送到肽链上。mRNA、rRNA、tRNA 和种类繁多的酶、因子等相关蛋白质一起，组成了蛋白质合成的精密体系，经过氨基酸活化（生成氨基酰-tRNA）、肽链合成起始（形成翻译起始复合物）、肽链延长（进位、成肽、转位，构成核糖体循环，每循环一次在肽链上增加一个氨基酸残基）、肽链合成终止及肽链释放、翻译后加工（肽链折叠、修饰与聚合）等 5 个阶段，把 DNA 的蛋白质信息再现为具有天然构象和生物学活性的蛋白质，实现基因的表达。

从 mRNA 翻译的肽链上，有引导肽链分流和定位的信息，它以氨基酸序列的形式存在，大多位于氨基端，也可在肽链的其他部位。对于定位在内质网、高尔基复合体的蛋白质以及经内质网、高尔基复合体进一步分流的分泌蛋白、膜蛋白和溶酶体蛋白，此氨基酸序列称为信号肽，约含 13～26 个氨基酸残基。翻译的初始阶段在细胞质中进行，形成自由状态的核糖体，从氨基端开始合成一段肽链后，信号肽显现，被细胞质中一种称为信号识别体的核蛋白体识别，形成信号识别体-核糖体复合体并移动到内质网上，与信号识别体受体停靠蛋白结合，成为粗面内质网上的膜结合核糖体，肽链向内质网腔延伸，信号肽在完成引导任务后被切除。肽链上还隐含了进一步分流和定位的信息，例如定位于内质网的蛋白质，肽链上有驻留信号，可引导相关的蛋白质从高尔基复合体返回内质网并驻留。对于定位在细胞核的蛋白质（亲核蛋白），引导肽链进入细胞核的氨基酸序列称为核定位信号，含 4～8 个氨基酸，可以位于肽链的任何部位，并且在引导亲核蛋白进入细胞核后不被切除。肽链在细胞质游离核糖体合成后，与一种称为输入蛋白的核定位信号受体结合，经核孔复合体转运到细胞核内。线粒体的1000～1500种蛋白质，98%以上由细胞核DNA编码，在细胞质游离核糖体合成后运入线粒体，其肽链的氨基端有一段氨基酸序列称为基质导入序列，能被线粒体外膜和内膜上的受体识别并结合，在一种称为分子伴侣的蛋白质协助下引导肽链进入线粒体基质。定位于线粒体膜间隙的蛋白质还有一段氨基酸序列称为膜间隙导入序列，可进一步引导肽链从基质进入膜间隙。而在过氧化物酶体基质蛋白的羧基端，有一段由3个氨基酸组成的过氧化物酶体引导序列，可引导细胞质中合成的过氧化物酶体蛋白进入过氧化物酶体。

在DNA的非编码区，以核苷酸序列的形式隐含着大量的基因表达调控信息，如基因非编码区有启动子、增强子、沉默子等，基因外DNA序列中有DNA转录控制区、与各种调节因子辨认结合的区域等。在DNA的编码区，又编码了大量与基因表达调控相关的蛋白质（酶、因子等）和微小RNA（microRNAs）。DNA的非编码调控信息和DNA编码的调控性蛋白质、RNA，组成了复杂而严密的调控网络，使基因表达按一定的时空规则有序地进行，在人体发生发展的不同阶段和人体的不同细胞组织器官选择性地开放或关闭不同的基因，增加、减少或排除不同的基因表达产物，从而使人的生命活动按一定时空规则有序地进行。

至此，DNA以核苷酸编码的方式决定了肽链的氨基酸种类与顺序，进而决定了蛋白质的整体结构与功能，同时还决定了蛋白质在细胞内外的定位；而DNA又以非编码调控信息和编码调控性蛋白质、RNA的方式，决定着生物体各部位各时期蛋白质种类与数量的变化，进而决定各部位各时期糖、脂等各类生命物质的种类与数量，决定生物个体各部位各时期的物质结构和功能，决定着生物体的基本生物学性状。DNA的稳定，决定着蛋白质的稳定，进而决定整体的稳定；DNA的变化，关联着蛋白质的变化，进而决定整体的变化。生物体通过相对稳定的保存条件、DNA复制、细胞分裂、个体繁殖等方式，实现DNA遗传信息的稳定保存、稳定传递与进化发展。

细胞核，细胞的分裂与分化，干细胞及其微环境

在人类和其他真核生物中，DNA的主要存在部位是细胞核。双层核膜隔开了细胞核与细胞质，使细胞质中复杂而频繁的化学变化不易影响核内物质。

核膜内外均有致密的纤维网架，使细胞核得到稳定支撑，核内的DNA分子不易因细胞骨架运动而受机械损伤。DNA的两条链，即编码链与模板链，以密集的氢键相互联结，形成高度稳定的双螺旋。双螺旋的DNA在组蛋白八聚体上缠绕，形成核小体。众多核小体形成串珠样的长链，成为染色质的一级结构。在此基础上还可进一步螺旋化，形成螺线管，成为染色质的二级结构。构成核内纤维网架的核纤层蛋白可与染色质上的一些特殊位点结合，为染色质提供了结构支架。随着细胞的分化，部分染色质的基因关闭，呈现为转录不活跃或无转录活性的状态，称为异染色质，多位于细胞核的边缘或围绕于核仁的周围，处于高度凝缩和长期静默的状态，仅在细胞分裂、DNA复制时以及偶尔的转录时显示活性。另一部分经常处于转录活跃状态的染色质，称为常染色质，多位于间期核的中央，一部分介于异染色质之间，螺旋化程度低，处于伸展状态。常染色质也仅在转录或复制时展开螺旋、打开双链，而其余时间同样是双链紧闭，盘曲静守。转录过程中打开双链的DNA，也仅以其中的模板链参与RNA合成的化学过程，而编码链保持静守。因此万一模板链动中出错，可从编码链完美纠正。于是我们看到，作为人体遗传信息载体的DNA，不仅深“藏”于细胞核之中，而且在保持必要的转录、复制活性的前提下，尽可能处于静守、聚集、低能量的状态，以保持自身的稳定，进而保持生命整体的物质稳定和功能稳定，体现了“肾水”的阴中之阴属性。与细胞核DNA比，线粒体DNA所受保护相对薄弱，遗留着生命进化早期的某些特征。因此尽管线粒体DNA只含有人体2万～3万个基因中的37个，只编码线粒体1000～1500种蛋白质中的13种，但与疾病和衰老的关联却不可忽视。而承载人体几近全部遗传信息的细胞核DNA，若非在细胞核重重保护之下尽可能处于蛰伏潜藏的状态，那也绝不可能维系人体生命达百年之久。

处在台前的工作物质蛋白质和处在幕后的信息载体DNA，其间形成着完美的配合。蛋白质在能量驱动下带领其他生命物质完成各种物理、化学、生物的变化过程，因而处于易变和易损的状态。生物体的蛋白质总是处在不断的更新中，人体每日更新体内蛋白质总量的1%～2%，各种蛋白质的半衰期在数分钟至数百天不等。当蛋白质发生损伤或缺失，或者随着任务的改变而须进行种类与数量的更新，有关部分的DNA就从蛰伏中被唤醒，转录、翻译出新的蛋白质，以补充失去的蛋白质，或根据新的任务调整蛋白质的构成。

翻译完成后，DNA 回返蛰伏状态。以蛰伏状态稳定保存的 DNA，为蛋白质的准确合成奠定了基础。而按照 DNA 密码准确合成的蛋白质，则使生物体的各种生命过程运行于稳定的物质基础之上。

DNA 复制和细胞分裂是地球生物在进化早期就发展起来的生命能力，它为生命信息的保存与发展建立了有效而积极的途径。在单细胞生物，细胞分裂直接导致生物个体的繁殖发展。在人体这样的多细胞生物，细胞分裂仍然是个体繁殖的必经途径，但在更多情况下成为新个体成长发育、组织器官分化、衰老细胞更新、创伤修复等生命过程的实现途径。通过细胞分裂，遗传物质可在亲代与子代细胞间传递，保证了细胞遗传的稳定性。细胞分裂完成后，新产生的子代细胞就进入继续生长、保持活力和完成各种功能活动的过程。细胞分裂与生长是周期性进行的，通常将细胞从上次分裂结束到下次分裂终了所经历的过程称为细胞周期。真核细胞在长期进化中，形成了一套由多种蛋白构成的、被称为“细胞周期调控体系”的复杂网络，控制着细胞周期的进程。细胞周期包括分裂期及分裂间期两个阶段。DNA 复制在分裂间期完成，复制时亲代 DNA 双链解开为两条单链，分别作为模板以碱基互补合成新的单链；在子代 DNA 双链中一条单链来自亲代，另一条单链是新合成的，遗传信息以这种半保留复制方式忠实地从亲代传给子代。在分裂期，已经复制的 DNA 组装到染色体中，平均分配到两个子细胞，实现细胞分裂，实现遗传信息的准确传递与扩增。

细胞分裂使人得以从一个受精卵开始发育成长为具有 400 万亿以上细胞的成熟个体。这一过程中不仅有细胞的分裂增殖，而且还伴随着细胞的分化。受精卵通过有序而复杂的细胞增殖、迁移、分化和死亡等过程发育成多细胞生物个体，从单一的受精卵细胞分化出 230 多种不同类型的细胞，在形态结构、生化组成和生理功能等方面均呈现显著的差异。细胞的增殖与分化贯穿于个体发育的全过程，包括胚胎发育（受精卵至胎儿）和胚后发育（新生儿至成年再至衰老死亡）两个阶段，其中胚胎期变化最显著。受精卵和胚胎发育早期的细胞具有近乎无限的增殖和分化能力，可以向成体的各种细胞类型分化，称为全能性细胞。三胚层形成后，细胞的增殖和分化能力受一定限制，各胚层细胞只能向本胚层组织和器官的方向分化发育，称为多能细胞。组织器官形成后，细胞的增殖分化能力进一步受限，大部分细胞不再具有向多种细胞分化的能力，呈单能性。在成年人体，除一些组织器官保留了部分微分化的组织干细胞外，其余均为终末分化细胞。终末分化细胞在形态结构和功能上保持稳定，一般情况下不能逆转到未分化状态或者转变为其他类型的分化细胞。细胞分化的分子基础是基因组中不同基因的选择性表达，使分化后的细胞出现蛋白质种类、数量和分布的特异性，包括在特定细胞中合成具有特定功能的特异性蛋白质，从而使不同类型细胞之间呈现出形态结构、生化组成和生理功能的差异。

高等多细胞生物的生殖遗传、生长发育和修复更新过程都涉及一类具有强大增殖分化潜能的细胞，称为干细胞。干细胞是高等多细胞生物体内具有自我更新及多向分化潜能的未分化或低分化细胞，能通过细胞增殖完成自我更新以长期维持自身种群，能在特定分化信号刺激下分化生成不同表型的成熟细胞。依所处发育阶段和所承担任务的不同，干细胞分为生殖干细胞、胚胎干细胞、组织干细胞。按分化潜能的不同，干细胞又可分为全能干细胞、多能干细胞和单能干细胞。发育期胚胎中存在的胚胎干细胞是目前已知分化功能最为强大的干细胞，能够分化为三种胚层干细胞，进而在不同信号诱导下分化为生物个体的各种组织细胞，显示出全能性。成熟人体的大部分细胞为终末分化细胞，但在一些已分化定型的组织器官中也存在低分化的组织干细胞，如造血干细胞、间充质干细胞、表皮干细胞、毛囊干细胞、毛囊黑素干细胞、胃干细胞、小肠干细胞、大肠干细胞、Ⅱ型肺泡细胞、心肌干细胞、肝干细胞和神经干细胞等。这些干细胞保持着自我更新和分化的潜能，能够在外来刺激如细胞衰老死亡等信号的作用下启动分化进程，生成成熟的功能细胞，以替代衰老死亡或损伤丢失的细胞，修复组织，保持组织器官结构和功能的完整性。组织干细胞在生物体的终生中都具有自我更新能力，但是其多向分化能力较胚胎干细胞弱，只能分化为特定谱系的一种或数种成熟细胞。其中造血干细胞能分化形成红细胞、粒细胞、单核/巨噬细胞、淋巴细胞、血小板等，间充质干细胞能分化为成骨细胞、软骨细胞、脂肪细胞、肌细胞等，属于多能干细胞；而表皮干细胞只能分化成为皮肤表皮的角质形成细胞，心肌干细胞只能发育为心肌细胞，等等，属于单能干细胞。

组织干细胞能够长久地保持其干细胞状态，与以下特有的性质密切相关：①能长久地保持增殖能力；②能长久地保持低分化状态；③能长久地保持分化潜能；④能对分化信号做出灵敏的反应，启动增殖分化。这些特质首先来自干细胞自身，同时又与干细胞所处的特定微环境密切相关。干细胞微环境是由特定结构与功能形成的统一体，一般认为它主要由干细胞本身、与干细胞相互关联的支持细胞、维持干细胞微环境所需的细胞外基质等构成。微环境为干细胞保持增殖能力所必需，把造血干细胞从其正常生存的微环境中分离，它们即丧失自我更新的能力。微环境能通过多种信号的整合和协同作用，对干细胞种群的数量和生物功能进行精密的调控。微环境还能调控干细胞的分化发育方向，干细胞在不同微环境中可能向不同的谱系细胞分化。

组织干细胞的微环境中，骨髓微环境有其突出的重要性，它哺育着至少两种极为重要的多能干细胞。血液里的红细胞、白细胞、血小板为机体的能量代谢、防病免疫和血管保护所必需，它们都属终末分化细胞，在执行繁忙的生理功能时处于易变、易损、易衰老的状态。正常人红细胞的平均寿命为120天，中性粒细胞寿命为4～5天，血小板寿命为7～14天。因此各种血细胞需通过造血干细胞的分化增殖来不断输送。胚胎发育早期，造血部位是卵黄囊。胚胎第二个月起，由肝、脾造血。胚胎第四个月以后，骨髓逐渐成为造血的主要部位。成年人的各种血细胞均来自红骨髓，红骨髓为造血干细胞营造了特有的微环境。骨髓的造血干细胞微环境包括骨内膜微环境和血管周围微环境两方面，其中包括所有支持和调控造血细胞定居、增殖、分化、发育和成熟的成分，包括骨髓基质细胞（成纤维细胞、成骨细胞、破骨细胞、巨噬细胞、脂肪细胞、网状细胞、内皮细胞）、细胞外基质（胶原、纤维连接蛋白、层粘连蛋白等）、造血生长因子以及进入造血器官的神经和血管等。在骨内膜微环境中，造血干细胞与排列在骨小梁空隙内表面的成骨细胞密切关联，成骨细胞提供了调节造血干细饱数量及功能所需的许多信号分子，其中骨桥蛋白可使造血干细胞保持静息状态，一些旁分泌信号分子可以调控造血干细胞的功能，黏附分子能促使造血干细胞锚定在骨内膜微环境中，并调节造血干细胞的非对称分裂。在血管周围微环境中，造血干细胞黏附于血管周围，通过血管内皮细胞分泌的重要细胞因子影响造血干细胞的生物学行为，包括干细胞的增殖分化、跨内皮迁移、归巢及动员等。存在于干细胞微环境中的一些小分子和离子也对干细胞的功能具有重要的调节作用，如骨髓局部高浓度的钙离子有助于造血干细胞的定位。存在于骨髓微环境的另一种多能干细胞——间充质干细胞，可分化产生成骨细胞等多种功能细胞，在骨骼的生长、修复以及骨密度骨质量的维护上起决定作用。一些研究表明间充质干细胞不仅能分化产生中胚层来源的成骨细胞、软骨细胞、肌细胞和脂肪细胞等，而且在一定条件下还可能分化产生外胚层来源的神经元样细胞、内胚层来源的肝脏细胞和胰岛细胞等，具有跨胚层分化的能力。间充质干细胞分化产生的网状细胞、成纤维细胞、巨噬细胞、内皮细胞、脂肪细胞、成骨细胞等骨髓基质细胞，构成了造血微环境的核心成分，关联着造血干细胞的造血能力，调控着造血干细胞的造血过程。

组织干细胞需通过反复的分裂而终身保持其群体，需通过反复的分化而为器官组织提供功能细胞，因而其遗传物质的稳定与否具有重大的影响。为了在反复的分裂分化中保存遗传物质的稳定，组织干细胞总是在微环境支持下尽可能处于深藏和静息的状态。成人心肌干细胞、肝干细胞和神经干细胞通常处于静息状态，仅在相应组织需要再生或修复时在特定微环境下被激活，分化生成所需的功能细胞。此时组织干细胞的分裂为不对称性有丝分裂，分裂产生的两个子细胞中只有一个分化为早期定向祖细胞，另一个则保持干细胞的全部特征不变，即干细胞在产生分化细胞的同时本身不扩增也不减少，保持原有的种群数量不变。当分裂增殖的任务完成，干细胞回归静息状态。造血干细胞是人体中分化增殖任务较繁重的干细胞，但在正常生理情况下仍有90%～99.5%的造血干细胞处于细胞周期之外的静息状态（G_0期），当机体需要时则有更多的造血干细胞从G_0期进入细胞周期参加造血。处于静息状态的干细胞不需打开DNA链条进行复制，因而减少了发生损伤、变异的机会；静息状态有利于干细胞对有丝分裂中发生轻微点突变的基因进行修复，避免发展为不可逆的多基因突变。与DNA在细胞核保存的情况类似，骨髓微环境对干细胞来说也是一种“深藏”的环境，它在皮肤、皮下组织、肌肉等的重重被覆下处于躯体的最深层次，骨小梁作为刚性骨架使微环境中的血管、神经、细胞、因子等的空间关系不受各种机械变动的影响，与消化系统启动后的肝脏相比它与毒性物质相对远离，而高钙的骨质或多或少减轻了射线的危害，由此使人体的两种重要的多能干细胞长久地处于最佳保护的微环境中。

生殖干细胞，生殖系统，生殖生长发育相关的内分泌激素

DNA的复制和细胞的分裂，使生物体得以实现细胞的增殖，使生命遗传物质得以在细胞水平上延续、传递与发展。细胞的分化，尤其是胚胎干细胞与组织干细胞的作用，使生物体得以实现组织器官的分化、生长与修复，使生命遗传物质得以在组织器官水平上延续、传递与发展。而在更高的生物个体层次上，生命遗传物质的延续、传递与发展是通过生殖系统及相关结构来实现的，其中处于核心的地位的是生殖干细胞及其分化产生的各级生殖细胞。

生殖干细胞是形成成熟配子体（精子或卵子）的前体细胞，通常认为它源自原始生殖细胞，后者是各级生殖母细胞和成熟配子的共同祖先。在胚胎发育早期，小部分干细胞退出分化发育过程，逃逸组织器官定向分化信号的调控，逐渐发育为原始生殖细胞。雄性哺乳动物的原始生殖细胞在胎儿期分化为雄性生殖干细胞即精原干细胞，后者在出生后的睾丸内继续存在并增殖分化，其位置在生精小管内紧贴生精上皮基膜，形态上属于暗A型精原细胞。精子发育过程中，一部分暗A型精原细胞继续作为干细胞，另一部分分化为亮A型精原细胞，再分化为B型精原细胞，后者分裂生成初级精母细胞，此后经2次减数分裂，经次级精母细胞生成精子细胞，再进一步发育成熟为精子。雌性哺乳动物的原始生殖细胞在胎儿期分化为雌性生殖干细胞即卵原细胞，并在出生前进一步增殖分化为初级卵母细胞。每个初级卵母细胞与包绕在其周围的多个卵泡细胞组成原始卵泡。进入生育期后，原始卵泡在内分泌激素调控下依序发育，经初级卵泡、次级卵泡、成熟卵泡而后排卵，在此过程中初级卵母细胞经次级卵母细胞发育为卵细胞，在受精卵形成之前同样完成了2次减数分裂。经过了2次减数分裂的精子和卵子，所含遗传物质分别由2倍染色体、4组DNA减少为1倍染色单体、1组DNA，因此受精卵的遗传物质是来自父系和母系各1组DNA的结合，再经DNA复制恢复为2倍染色体、4组DNA。在2次减数分裂中，发生了同源染色体的分离与自由组合、姊妹染色单体之间的基因交换以及姊妹染色单体的分离和自由组合，从而给参加受精的配子（精子和卵子）带来遗传性状的多样性。受精使父系和母系的遗传物质融合，形成了新的染色体组合和基因组合，使遗传性状进一步更新。受精卵是新生命的开始，受精卵的遗传物质来自父母双方，在总体上又有别于父母的任何一方，体现了继承性和创造性的统一。通过受精，来自生殖干细胞的遗传信息注入到新的个体中，实现了遗传信息的代际传递，实现了生物个体的增殖，也实现了遗传信息的延续与发展。

生殖系统的全部结构，都是围绕生殖细胞的增殖发育、受精过程以及（对母体而言）胚胎发育及胎儿产出而构建的。在生殖干细胞和各级生殖细胞的周围，有各种起营养支持作用的细胞，以及血管、神经等，构建了生殖细胞生存发育的微环境。生殖系统内有多种具有内分泌或旁分泌功能的细胞，可分泌多种性激素、其他激素以及活性物质，支持生殖细胞的存活与增殖，调控生殖细胞的分化与发育，调控配子的产生与排出，调控与受精相关的性活动，以及在母体中调控胚胎的发育和胎儿产出。在睾丸间质中分布着间质细胞，其作用是合成、分泌雄激素，主要是睾酮。血液中的睾酮有90％以上由睾丸间质细胞合成、分泌，其余由来自肾上腺皮质的脱氢表雄酮、雄烯二酮转化而成。外生殖器、前列腺和皮肤等器官组织中存在5α-还原酶，可将睾酮转化为作用更强的双氢睾酮。雄激素的主要作用是支持生殖细胞的生长发育、维持精子发生，促进外生殖器和性腺的发育与成熟，激发男性第二性征的发育，维持性功能；此外还有促进蛋白质合成，促进骨骺融合，刺激骨髓造血等作用。卵巢分泌的性激素主要为雌激素和孕激素。卵巢的次级卵泡与成熟卵泡中都有膜细胞和颗粒细胞，两者协同合成、分泌雌激素，主要为雌二醇、雌酮和雌三醇。雌二醇的生物活性最强，雌酮的活性仅为雌二醇的1/10，雌三醇的活性最弱。雌激素是女性完成生殖功能必不可少的激素，贯穿于从女性生殖器官的发育和副性征的出现到促进卵泡发育、排卵、妊娠、分娩乃至哺乳各个环节，此外对骨代谢等也有明显的影响。卵巢的孕激素主要为孕酮，由排卵后的黄体合成并分泌。孕激素的作用以雌激素的作用为基础，主要为保障孕卵的着床和维持妊娠。在生殖系统以外，肾上腺皮质的网状带细胞可终生合成雄激素，主要为脱氢表雄酮和雄烯二酮，分泌的量少，雄激素作用较弱，但对女性而言是体内雄激素的重要来源，可促进毛发生长、维持性欲和性行为，在女性一生中都发挥作用，此外对男童生殖器官的发育有一定的作用。腺垂体的催乳素分泌细胞分泌催乳素，后者能促进乳腺的发育与分泌，并参与对生殖活动等的调节。下丘脑的神经内分泌细胞分泌促性腺激素释放激素，可促进腺垂体远侧部的促性腺激素细胞分泌卵泡刺激素和黄体生成素，后两种激素调控着卵巢的排卵和内分泌功能。雌激素就是膜细胞和颗粒细胞在卵泡刺激素和黄体生成素的促进下协同合成的。卵巢分泌的激素则对下丘脑促性腺激素释放激素和腺垂体卵泡刺激素与黄体生成素的分泌起反馈调控作用。下丘脑、腺垂体和卵巢之间形成调控与反馈的紧密关联，构成了下丘脑-腺垂体-卵巢轴。在男性，黄体生成素又称为间质细胞刺激素，促进间质细胞合成和分泌雄激素；卵泡刺激素促进支持细胞合成雄激素结合蛋白，后者可与雄激素结合，使生精小管内保持较高的雄激素水平，促进精子发生；催乳素可增进间质细胞刺激素的作用而增加睾酮合成，此外还可促进前列腺及精囊腺的生长。下丘脑、腺垂体和睾丸激素分泌之间形成调控与反馈的关系，构成下丘脑-腺垂体-睾丸轴。以上的下丘脑-腺垂体-性腺轴使生殖系统与内分泌系统形成紧密的关联，共同维系并调控生殖细胞的生存、增殖、分化、发育，促进和调控配体的成熟与受精，促成生命新个体的产生。

受精卵的形成开启了生命新个体的发展演变历程。从受精卵开始，经胚前期、胚期和胎期，完成胚胎发育，经分娩离开母体，再经婴儿期（含新生儿期）、幼儿期、学龄前期、学龄期、青春期，发育为具有生育能力的成年个体，又经青年期、中年期、老年期，走完人生的全部历程。在生命个体的发展演变过程中，经历着细胞的增殖分化与衰老死亡，经历着组织器官的分化成长与退变。这是来自受精卵的基因组按照一定的时空程序选择性表达的过程，同时也受着胚胎期的母体以及尔后的环境、饮食、生活活动状态等的影响。在生命个体的发育成长演变过程中，有一类组织细胞在整体水平上执行DNA 的遗传指令，对整体的发育成长老化过程进行调控，对环境的影响作出反应，它们构成内分泌系统。此前述及的下丘脑-腺垂体-性腺轴，通过分泌的性激素和其他激素，支持和调控着生殖系统的发育成熟、配子的产生与受精以及在母体支持胚胎的发育，此外也关联着骨骼的成长与骨质量的维护、蛋白质的合成等等，从而关联着整体的发育成长。而由腺垂体生长激素分泌细胞分泌的生长激素，则在整体的发育成长演变中起着更为核心的促进和调控作用。生长激素受体广泛分布于肝、心、肺、肾、胃、肠、胰、软骨、骨骼肌、性腺以及脂肪组织、成纤维细胞和淋巴细胞等多种器官组织细胞。通过这些广泛分布的受体，生长激素广泛影响机体各组织器官的生长，对骨骼、肌肉及内脏器官的作用尤其显著。生长激素能加速软骨、骨、肌肉、肝、肾、肺、肠、脑及皮肤等组织的蛋白质合成，并伴随相应组织 DNA 和 RNA 合成的增加。生长激素促进蛋白质合成的效应与其促进生长的作用相互协调。生长激素不仅促进身体的生长，还促使机体不断补充自身生命过程中衰老、损伤和死亡的细胞，并具有抗衰老、促进脑功能和调节免疫等作用。生长激素的促生长有两条途径，一是对细胞组织器官的直接作用，二是通过对胰岛素样生长因子的促分泌作用而间接实现促生长。胰岛素样生长因子具有与胰岛素相似的结构，也有一定的降糖作用，但它是一类多功能激素，主要作用是促生长。循环中95%的胰岛素样生长因子由肝脏产生，此外在肾、心、肺、软骨、肌肉、脊髓等许多器官组织都有合成。血液中胰岛素样生长因子的含量依赖于生长激素的水平。胰岛素样生长因子能促进DNA、RNA的合成，促进蛋白质合成，抑制蛋白质分解，促进细胞的生长、分化、增殖和代谢活动，抑制细胞凋亡，从而促进组织器官的生长。在此间接途径中，生长激素起促激素的作用。而下丘脑分泌的生长激素释放激素，则作用于腺垂体的生长激素分泌细胞，促进其增殖分化，启动生长激素基因的表达，促进生长激素的分泌。由下丘脑及胃肠道等众多部位分泌的生长激素抑制激素，则对生长激素的合成与分泌起抑制作用。在胃肠道和下丘脑弓状核合成并分泌的生长素，具有与生长激素释放激素类似的作用，能促进分泌生长激素，而对生长激素抑制激素则起抑制作用。由此形成了复杂而严密的调控体系。在生长激素及其上下游激素之外，由胰岛β-细胞分泌的胰岛素也是一种重要的促生长因子。胰岛素作为全面促进合成代谢的唯一激素，具有促进蛋白质合成和抑制蛋白质分解的作用，从而对生长激素等的促生长作用形成重大支持。然而胰岛素的促生长作用主要还是通过物质代谢以外的信号转导途径进行的，包括直接作用和间接作用，前者通过胰岛素受体实现，后者则通过其他促生长因子如生长激素和胰岛素样生长因子的作用实现。胰岛素还可透过血脑屏障，对神经细胞起营养、支持和抗凋亡的作用，对摄食行为、学习与记忆、认知活动以及生殖功能等方面都有影响。

蛋白质的活性环境，水的调节

DNA、细胞核、干细胞、生殖系统、内分泌系统，处在生命结构的不同层次，但指向同一个目标——遗传信息的承载、传递与表达。而它们对生命过程的实际影响，都须通过蛋白质来实现。蛋白质是完成各种生命活动的工作物质，是生命的物质基础，生命的活力须通过蛋白质来展现。而蛋白质也不能独自显示生命活力，它不能离开液态水。水是细胞中含量最多的成分，是良好的溶剂。蛋白质颗粒表面大多为亲水基团，可吸引水分子，使颗粒表面形成一层水化膜，而细胞中的水除了以游离形式存在之外，还能以氢键与蛋白质分子结合，成为结合水。其结果是，使蛋白质得以在水溶液中保持胶体状态，避免了蛋白质颗粒的相互聚集，避免了沉淀析出。在水溶液中处于胶体状态的蛋白质，得以展现其两性解离的性质，得以展现其侧链基团的多样性和特异性，得以形成具有生物活性的二级、三级、四级结构。水使蛋白质的活性本质得以尽显，蛋白质也给水带来了生命的活力。人体含量最多的固体物质是蛋白质，而人体含量最多的物质是水，两者共同成为人体一切生命活动的物质基础。水的作用还得到钠、氯等无机离子的配合，各种离子的共同作用还使水溶液呈现一定的酸碱度。适当的酸碱度和离子浓度与水联结在一起，共同成为蛋白质展现活性的条件。人体器官中，肾脏的主要作用是调节机体的水、电解质和酸碱度，使之处于适当的状态，为蛋白质保持活性提供条件，因而与人体生命活动的物质基础形成紧密的关联。肾脏通过肾小球的滤出和肾小管的回吸收，排出机体不需要的物质，保留机体需要的物质，调节体内的水、电解质和酸碱度平衡，使各器官组织细胞的蛋白质工作在适宜的状态。肾脏分泌的肾素、肾上腺分泌的醛固酮、下丘脑分泌的抗利尿激素，以及下丘脑的渴觉中枢等，参与对肾脏功能的调节。

藏象的肾与人体各层次水平上具体物质、结构、功能的关联汇总

水环境中具有生物活性的蛋白质，成为人体生命活动中起核心作用的基础物质。肾脏等器官结构通过水、电解质、酸碱度等的调节，为生命的基础物质保持基本环境。DNA 承载着人体的全部遗传信息，以核苷酸顺序的方式决定着蛋白质的结构、合成与定位，进而决定其他生命物质的合成，成为生命基础物质的产生之源。细胞核是 DNA 遗传信息稳定保存与运作的场所。DNA 复制、细胞分裂和生物个体繁殖使遗传信息得以扩增和传承。DNA 决定的细胞分化使人体得以形成形态功能各异而又紧密关联的各种细胞、组织、器官。干细胞具有强大的生存能力和增殖分化潜能，成为细胞水平上最重要的遗传信息载体。干细胞的存活和增殖分化需要一定微环境。骨髓微环境是人体最重要的干细胞微环境，哺育了两种最重要的多能干细胞。生殖干细胞承担着遗传信息代际传递的重任。生殖系统为生殖干细胞和各级生殖细胞提供了微环境，为生殖细胞的增殖发育、配子的成熟、受精过程以及胚胎发育及胎儿产出（对母体而言）提供了条件，是整体水平上最重要的遗传信息载体。下丘脑-腺垂体-性腺轴的内分泌激素对生殖系统在各时期的功能活动进行调控。而包括下丘脑-腺垂体-性腺轴在内的内分泌系统还在整体水平上执行 DNA 的遗传指令，对整体的生长、发育、成熟、老化过程进行调控，尤以生长激素、胰岛素样生长因子、胰岛素等起着突出的作用。围绕 DNA 遗传信息的保存、扩增、传递与表达，从亚细胞结构到整体水平，形成了完整而严密的基因遗传体系。细胞核、干细胞、骨髓、生殖系统、内分泌系统，成为这一体系在各水平上具有代表性的、起突出作用的结构。以上生命结构的共同作用，使人的一切生命活动展开于人体自身的稳定的物质基础之上，从而与藏象的肾形成密切的关联。

《内经》关于肾的阐述分属众多篇章，可以大致归纳为：肾者，主蛰，封藏之本，精之处也，其华在发，其充在骨，为阴中之少阴，通于冬气；其类水，其气寒，其位北方，其应冬（主冬），其色黑，其数六，其日壬癸，其应四时上为辰星；为作强之官，伎巧出焉，藏志，生骨髓，养骨髓，主骨髓，主耳，主二阴，开窍于二阴；在天为寒，在地为水，在脏为肾，在体为骨，在窍为耳，在液为唾，在志为恐，在变动为栗，在声为呻，在音为羽，在味为咸，在臭为腐；其合骨，其荣发，其主脾，其病在骨、在溪，其脉石（营）；肾苦燥，急食辛以润之；肾欲坚，即食苦以坚之，用苦补之，咸泻之。

《素问·上古天真论篇第一》系统阐述了人体随年龄增长而发生的“肾气”改变，及其与人体生殖、生长、发育、成熟、衰老过程的关联。如：“丈夫八岁，肾气实，发长齿更。二八，肾气盛，天癸至，精气溢泻，阴阳和，故能有子。三八，肾气平均，筋骨劲强，故真牙生而长极……七八，肝气衰，筋不能动，天癸竭，精少，肾脏衰，形体皆极。八八，则齿发去。”

从以上阐述可以看到，肾是人体中代表北方寒水的具有阴中之阴性质的脏器，与同属北方寒水的事物形成广泛的关联，通过其主蛰、藏精等作用广泛影响人的生命活动，而其中又与人的生殖、生长、发育、成熟、衰老过程以及骨、齿、发、骨髓、二阴等形成了最为密切的关联。从生命基础物质的产生过程中，从生命遗传信息的复制、扩增、传递与表达过程中，可以方便地解读这些关联。

藏象的肾是人体内具有阴中之阴本质特征的藏象器官，是五行的水即自然界三对矛盾的物质方面在人体生命过程的代表。人体的每个器官、每处组织、每个细胞直至每种亚细胞结构都是由物质构成的，人体所有的生命活动都是在物质的基础上发生的，因此藏象肾的踪迹遍及人体的所有器官、组织、细胞直至亚细胞结构，也涉及人体所有的功能活动。反映在中医的临床上，对于各系统器官的疾病，诊断上都可能涉及肾的分析，治疗上都可能涉及肾的调整。肾的虚实，关联着各系统器官物质基础的充实与稳定，进而关联着各系统器官功能状态的有序与稳定。补肾的方法，涉及各系统器官物质稳定性的增强和运动状态的制约，从而也就涉及六节藏象论所述“蛰”与“藏”的问题。与此同时，在人体生命结构的各层次上，都有某种特定的结构着重行使着生命基础物质的产生与稳定的职能，细胞核、干细胞、骨髓、生殖系统、内分泌系统等就是这样的结构，因此和人体的其他结构相比，这些结构和藏象的肾就有着更为密切的关联。这些结构的作用在人体的生殖、生长、发育、成熟、老化以及创伤修复过程中突出地表现出来，因而藏象的肾与人体的生殖、生长、发育、成熟、老化以及创伤修复过程就形成了特别密切的关联。人体的生殖、生长、发育、成熟、老化可从骨、齿、发的变化中突出显现，因而骨、齿、发的状态也与藏象的肾形成了特别密切的关联。而解剖学的肾脏决定着人体内部的水环境，后者与生命的基础物质形成不可分离的关系，由此解剖学的肾脏也与藏象的肾存在着较为密切的关联。

第四节 人体有序化环节与藏象的肝

藏象的肝是人体内具有阴中之阳本质特征的藏象器官，是五行的木即自然界三对矛盾的有序性方面在人体生命过程的代表，它使人体各组成部分之间形成高度有序的结构和功能联系。我们可以从人体有序结构和有序功能联系的建立与行使过程来分析藏象的肝与人体内具体物质、结构、功能的关联。

人体有序化的基础平台

人始生，先成精，受精卵是新生命的开始，是新的生命有序性的开端。

受精卵的核心成分，是来自父母双方而经过整合的遗传信息载体——DNA，它是人体有序结构的蓝图，人体有序化过程的原点。人体的有序化过程，就是以DNA遗传信息为指导，以摄入人体的基础物质为原料，以能量为驱动力，合成人体自身的有序性物质，组成有序的生命结构，建立有序的功能联系，由此形成的连续与渐变的过程。

建立人体有序结构所需的物质原料需从消化系统摄入。进入消化系统的蛋白质、淀粉等物质，是植物等其他生物体的有序化产物，不能直接变为人体自身的有序性，而需经过消化降解，以基础状态进入人体的代谢过程，在DNA信息的指导下重新合成为人体自身的有序物质，组建为人体的有序结构。在组成人体有序结构的主要物质中，蛋白质的合成以氨基酸为起点，聚糖的合成以单糖为起点，磷脂的合成以甘油、脂肪酸、磷酸盐、氨基酸（丝氨酸、S-腺苷甲硫氨酸）等为起点，这些处于基础状态的物质与DNA遗传信息一起，成为人体有序化的基础平台。

人体有序结构的建立，内质网和高尔基复合体的作用

DNA指导的蛋白质合成是人体有序化过程的初始环节，各种有序结构的建立都须以蛋白质的合成为基础。蛋白质的合成是在细胞质基质中或内质网上，以核糖体为装配机、以氨基酸为原料、以转录自DNA的mRNA为模板而完成的。细胞质基质中合成的蛋白质，除直接分布于细胞质基质者外，分别在核定位信号、线粒体基质导入序列、过氧化物酶体引导序列的引导下，前往细胞核、线粒体、过氧化物酶体。内质网上合成的蛋白质，在不同定位信号引导下分别定位于内质网、高尔基复合体、溶酶体、细胞膜、细胞外基质等。定位于滑面内质网的蛋白质中，包含了各种脂类物质合成的酶类，由此催化合成的磷脂、胆固醇、糖脂，是生物膜脂质双层的主要成分，与粗面内质网合成的膜蛋白一起先加入到内质网膜，再以囊泡等方式转移至高尔基复合体、细胞膜、细胞核以及其他亚细胞结构，使细胞成为具有完整细胞膜的、与外界相互区别又相互关联的单元，使细胞内部通过膜的分隔形成各种亚细胞区域。填充于细胞质基质、细胞核以及各种细胞器的水、电解质和其他小分子物质，在膜蛋白等的调度下形成了有序的分布。定位于细胞质基质、细胞核和各种细胞器的酶类，为糖、脂、蛋白质、核酸以及其他物质的代谢转化建立了通路。微管、微丝、中间丝、纤维蛋白、硫蛋白等蛋白质联结成了细胞膜、细胞质、细胞核骨架，为细胞和亚细胞结构的定形、变形、定位、运动、运输、信号传递等提供了支持、引导和动力。位于细胞膜、细胞质和细胞核的受体蛋白，某些具有特异修饰功能的酶蛋白，与一些受酶类或通道蛋白控制的小分子物质一起，构成了细胞信号转导通路。通过蛋白质的合成，通过蛋白质的有序分布，通过蛋白质之间的相互联系，建立起了完整而有序的细胞结构。在内质网和高尔基复合体合成并分泌到细胞外的氨基聚糖与蛋白聚糖、胶原蛋白与弹性蛋白以及非胶原糖蛋白等构成了细胞外基质。分布至细胞膜的闭合蛋白、密封蛋白、连接黏附分子、细胞内锚定蛋白、穿膜黏着蛋白、连接子蛋白等分别在相邻细胞的细胞膜、细胞骨架、细胞信号转导通路之间建立起封闭连接、锚定连接和通讯连接，与细胞外基质之间也建立起锚定连接。分布于细胞膜的钙黏着蛋白、选择素、免疫球蛋白超家族和整联蛋白家族等黏附分子介导细胞与细胞之间以及细胞与细胞外基质之间的黏附。分布于细胞膜表面的抗原、受体等使细胞之间得以实现信号识别，建立信号联系。细胞外基质、细胞连接、细胞黏附、细胞联系，把众多细胞连成有序的整体，逐级建立起组织、器官、系统，直至形成有序而完整的生物体。

以蛋白质合成为核心环节的有序化过程，使 DNA 遗传信息再现为生命的实体有序结构，而内质网和高尔基复合体是这一过程中形成了专业化分工的亚细胞结构，它们承担着蛋白质、聚糖和脂质双层的合成与定向输送任务，这三者是形成生命有序结构的主要物质。

蛋白质合成的初始阶段在细胞质基质进行。前往细胞外、生物膜、内质网、高尔基复合体和溶酶体的蛋白质，合成一段肽链后信号肽显现，引导核糖体移动至粗面内质网成为膜结合核糖体，在内质网继续肽链的延长。合成过程涉及肽链的剪切，包括切除信号肽。合成后的肽链在内质网相应酶类的催化下进行不同类型化学基团的共价修饰，如磷酸化、糖基化、羟基化、甲基化、乙酰化和二硫键形成等。肽链还须在内质网折叠形成立体的蛋白质构型，此折叠过程须在内质网内多种网质蛋白的协助下完成，包括结合蛋白、内质蛋白、钙网蛋白、钙连蛋白等分子伴侣，以及蛋白质二硫键异构酶等。具有四级结构的蛋白质还须完成亚基的聚合。以上分子伴侣可对未折叠或未聚合的蛋白质肽链予以滞留，对错误的折叠予以纠正，由此构成蛋白质质量监控的环节。在内质网合成、修饰、折叠的蛋白质，少部分留在内质网成为驻留蛋白，其余被内质网膜包裹，以“出芽”方式形成膜性囊泡送往高尔基复合体。高尔基复合体可继续蛋白质的修饰加工，如蛋白质糖基化、穿膜蛋白细胞质基质侧结构域的酰基化、蛋白质酪氨酸残基的硫酸化，以及部分蛋白质的水解剪切等。经过修饰、加工的蛋白质可被高尔基复合体网膜上的受体识别，再经分拣、浓缩形成不同去向的囊泡，分别送往细胞膜分泌至细胞外，或暂留细胞质中等待分泌，或送往溶酶体，还有小部分返回内质网加入为驻留蛋白。从细胞质基质到内质网到高尔基复合体再到囊泡转运，完成了蛋白质合成、修饰、折叠、分拣直至输送到位的全过程。

以蛋白质合成为先导，聚糖的合成和蛋白质的糖基化修饰是人体有序化过程的又一重要环节，它开始于内质网而完成于高尔基复合体。聚糖是复合糖中的糖类成分。复合糖是由聚糖与蛋白质、脂质、有机小分子等非糖成分共价连接产生的活性物质。人体内的复合糖主要有糖蛋白、蛋白聚糖和糖脂。糖脂由聚糖与脂质共价连接产生，是细胞膜的构成成分，在细胞间的信号识别和信号传递中起重要作用。红细胞 ABO 血型物质以及神经细胞膜的神经节苷脂等都属于糖脂。糖蛋白和蛋白聚糖均由共价连接的蛋白质和聚糖两部分组成，但两者在聚糖所占比例以及结构、功能、合成途径上都有显著不同。蛋白聚糖由核心蛋白和糖胺聚糖组成。糖胺聚糖是由二糖单位重复连接而形成的长链，不分支，二糖单位中含有一个葡萄糖胺或半乳糖胺。体内重要的糖胺聚糖有硫酸软骨素、硫酸皮肤素、硫酸角质素、透明质酸、肝素和硫酸类肝素等 6 种。糖胺聚糖共价连接于核心蛋白，一个核心蛋白上可同时结合一个到上百个同一种类或不同种类的糖胺聚糖链，形成大小不等的蛋白聚糖单体，使蛋白聚糖具有高分子量（平均为 2 000 000）、高含糖量（50%～95%）和多态性的特点。若干蛋白聚糖单体还能通过连接蛋白与透明质酸以非共价键结合形成蛋白聚糖多聚体。蛋白聚糖的合成从内质网开始，先合成核心蛋白的肽链，随即在肽链的丝氨酸残基上连接糖基，而后在高尔基体内以单糖的二磷酸尿苷衍生物为供体逐个添加单糖，使聚糖链延长，再进行硫酸化等修饰。蛋白聚糖广泛分布于结缔组织、细胞外基质和多种细胞表面，是细胞外基质的主要成分，它与胶原蛋白、弹性蛋白等以特异的方式相连而赋予基质特殊的结构，使细胞、组织、器官得以形成有序的联结，与细胞的黏附、迁移、增殖、分化都有重要关联。而糖蛋白中聚糖所占分量在5%以下至20%不等。组成糖蛋白的聚糖由多种不同的单糖以不同顺序按不同结构连接而成，可分叉，形成千差万异的聚糖结构。聚糖与肽链中天冬酰胺残基的酰胺氮形成N-连接，或与丝氨酸或苏氨酸羟基形成O-连接，使糖蛋白分N-连接和O-连接两型。N-连接型糖蛋白合成时，以长萜醇为载体先合成含有14个糖基的长萜醇焦磷酸聚糖结构，而后整体连接至肽链糖基化位点的酰胺氮上，再进一步延长与修饰。O-连接型糖蛋白合成时，先在肽链糖基化位点的羟基上连接N-乙酰半乳糖胺，而后逐个添加单糖并修饰。以上过程均开始于内质网而完成于高尔基复合体。在细胞内，聚糖参与并影响糖蛋白从合成至定位的全过程，包括肽链的稳定与折叠，蛋白质空间构象的形成与保持，蛋白质的识别、分拣、投送、定位等。位于细胞膜和构成细胞表面糖被的糖蛋白，在细胞间的连接、黏附、免疫识别、信号转导以及细胞保护等方面都起重要作用。在细胞质或细胞核中，还可进行蛋白质的β-N-乙酰氨基葡萄糖糖基化修饰，与蛋白质磷酸化一起参与信号通路的调节。综合起来，聚糖作为糖蛋白、蛋白聚糖、糖脂的组成部分，是构建细胞间联系、形成整体有序结构的重要物质，在细胞内外的分子识别中都起重要作用。这种作用得益于聚糖结构的多样性与特异性。各种复合糖的聚糖结构存在单糖种类、化学键连接方式及分支异构体的差异，加上聚糖中单糖修饰（如甲基化、硫酸化、乙酰化、磷酸化等）的差异，使聚糖的组成序列和空间结构千变万化，呈现高度的复杂性与多样性。其结果是，使聚糖获得了携带大量生物信息的能力，成为继核酸、蛋白质之后又一携带生物信息的载体，可以容纳的信息量可能不亚于核酸和蛋白质。聚糖在携带和识别生物信息上具有一定的特异性。不同聚糖具有不同的能被蛋白质阅读并与蛋白质（如凝集素）结合的三维空间构象，成为糖生物学家设想中的糖密码。红细胞ABO血型物质仅有聚糖非还原端一个糖基的差异，就使红细胞能识别不同的抗体，表现出不同的相容性，体现了聚糖结构与功能的特异关联。一般认为聚糖结构的多样性和特异性与各种特异的糖基转移酶以及糖苷酶相关，DNA决定着糖基转移酶与糖苷酶的合成，糖基转移酶与糖苷酶决定着特定糖基的连接，而不认为有肽链合成那样的模板。不过模板也可能就在某种蛋白质（例如糖基转移酶）的肽链结构上，它不一定是连续的氨基酸序列，而可以是蛋白质折叠成型后暴露于活性中心表面的氨基酸序列与构型，类似于指导蛋白质定位的“信号斑”。这样，DNA 的遗传信息先翻译为蛋白质结构，而后转化成为指导聚糖合成的信息。

构成细胞膜脂质双层的磷脂、胆固醇等也是组建人体有序结构的重要物质，它们不是蛋白质那样的大分子，但外来的磷脂、胆固醇在消化系统中也经过一定的处理，而内质网中有完整的合成酶类，可根据各器官、组织、细胞和亚细胞结构的需要从其他小分子物质合成特定种类与数量的磷脂、胆固醇，因而也成为人体有序化过程的重要组成部分，细胞所需膜脂几乎都由内质网合成。内质网和高尔基复合体也承担甘油三酯和糖原等的合成，这也是为人体有序过程而进行的物质准备，是根据人体代谢的需要而在神经、内分泌系统指挥下有序进行的。内质网、高尔基复合体还负责各种小分子有机物质的生物转化，这是根据人体有序过程的需要，使人体得以保留需要的物质，排出不需要或有害的物质，因而是人体有序化过程的又一必要步骤。

以有序的蛋白质结构和膜结构为基础，在人体内形成了有序的物质能量分布。在此过程中“边界加泵”的机制（可参阅第二章第四节：系统的边界——封闭与开放的矛盾）起重要作用。例如细胞膜内外有序的 Na^+、K^+ 分布，就是由细胞膜脂质双层与 Na^+-K^+-ATP 酶（“Na^+-K^+泵”）的配合来实现的，而肌浆网内外有序的 Ca^{2+} 分布，则由“Ca^{2+}泵”与肌浆网膜的配合来实现。

能量在有序化过程的作用

有序的物质结构与有序的物质能量分布的建立过程，是在引入外来能量的基础上，在能量支持下完成的，体现了有序性增长与能量增长偶联的基本物理规律，即“阴中之阳”的规律（可参阅第二章第六节：自然界三对矛盾的相互关联）。在蛋白质合成过程中，每个氨基酸活化为氨基酰-tRNA 消耗 2 个三磷腺苷（ATP）高能键，进位、转位各消耗 1 个高能键，合成过程中的任何步骤若出现不正确连接都需要消耗能量水解清除再连接，因此每增加 1 个肽键实际消耗可能多于 4 个高能键。其后肽链的修饰、折叠、运输等过程都是耗能的过程。由单糖合成聚糖的过程中，单糖必须先活化为二磷酸尿苷（UDP）或二磷酸鸟苷（GDP）衍生物，在此过程中需消耗 ATP。在生物膜主要成分磷脂的合成过程中，甘油、胆碱、乙醇胺均需先消耗1分子ATP，分别转化为磷酸甘油、磷酸胆碱、磷酸乙醇胺，而后磷酸甘油与2分子脂酰辅酶A合成为磷脂酸，再各消耗1分子三磷酸胞苷（CTP），产生CDP-甘油二酯、CDP-胆碱、CDP-乙醇胺，其后CDP-甘油二酯分别与CDP-胆碱、CDP-乙醇胺合成为磷脂酰胆碱、磷脂酰乙醇胺；而丝氨酸、肌醇、磷脂酰甘油无需活化，仅甘油须按前述途径活化为CDP-甘油二酯，进而合成为磷脂酰丝氨酸、磷脂酰肌醇以及心磷脂。人体的脑、肾上腺、卵巢、肝、肾、肠、皮肤、脂肪等器官组织的细胞质中可以葡萄糖、氨基酸及脂酸的代谢产物乙酰辅酶A为原料合成胆固醇，在合成过程中还需还原型辅酶Ⅱ（NADPH）供氢、ATP供能。合成1分子胆固醇需18分子乙酰辅酶A、6分子ATP及16分子NADPH。DNA复制和RNA合成的起始原料分别为高能磷酸化合物脱氧核苷三磷酸与核苷三磷酸，合成中每增加一个碱基脱去2个高能磷酸键，因此也是耗能过程。此外，在形成复制起始复合物的过程中，在DNA解链形成开放型复合物的过程中，在打开DNA双螺旋形成复制叉的过程中，在“DNA夹子”加载于DNA的过程中，都须水解ATP获得能量。而在糖原、脂肪等的合成过程中，也须从ATP等高能物质获取能量，在能量支持下获得有序性的增长。由Na^+-K^+泵、Ca^{2+}泵等建立有序的物质能量分布的过程，当然也是消耗能量的过程。Na^+-K^+-ATP酶运行中，每水解一个ATP分子，可逆浓度梯度输送3个Na^+到细胞外，2个K^+到细胞内。Ca^{2+}泵运行中，每水解一个ATP分子，能逆浓度梯度转运2个Ca^{2+}进入肌浆网或泵出细胞外。

肝脏在人体有序化过程的作用

在人体发育、成长、生存、修复等过程中，各器官组织都通过自己细胞的内质网、高尔基复合体等来完成蛋白质、聚糖、脂质等结构性物质的合成与输送，建立、发展、维护、修复自身的有序结构，维系自身的有序化过程。而人体的一些器官组织在满足自身的有序化需要之外，还为整体或其他器官组织的有序化担负重任，肝脏是其中最突出的代表。肝脏是人体物质代谢的中心，肝细胞具有特别发达的内质网和高尔基复合体。肝脏除合成自身需要的蛋白质外，还为血浆输送白蛋白、球蛋白、凝血因子等多种蛋白质。在肝脏可实现氨基酸的转化，为其他器官组织的蛋白质合成提供所需的氨基酸。肝脏合成极低密度脂蛋白和高密度脂蛋白，为各器官组织输送脂类物质。肝脏为糖、脂、蛋白质等的代谢提供整体性的调节，使之适应人体有序化过程的需要。肝脏是人体生物转化的主要器官，使体内代谢产物和从肠道进入的物质能按照人体有序性的需要进行筛选、修饰与分送，决定去留。

在 DNA 遗传信息指导下，经过细胞质、内质网、高尔基复合体中复杂的合成与转化过程，经过肝脏等器官在整体水平上的补充与调节，建立、发展、维护、修复着人体各层次水平的有序结构和有序的功能联系。这种有序结构与有序的功能联系，包括了各器官组织、各细胞、各亚细胞结构的共同参与，使人体成为有序、统一的整体。而在各层次水平上，又形成了某种专业化的分工，有特定的结构在相应的层次水平上成为有序统一的代表性、专业化、起核心作用的结构，同时也是该层次水平上保持形态与驱动运动的基本结构。细胞骨架、细胞信号转导通路以及运动系统和神经系统就分别成为细胞水平和整体水平上有序统一的代表。

细胞骨架和细胞通讯

近 50 年来人们相继发现在细胞质、细胞膜内表面以及细胞核中都存在复杂的三维网络架构，分别构成细胞质骨架、细胞膜骨架和细胞核骨架，共同组成细胞骨架，并且在细胞与细胞之间、细胞与细胞外基质之间形成紧密的关联。细胞骨架是由不同的蛋白质亚基装配成的纤维状的动态结构，根据细胞不同的功能状态，不断改变其排列、分布方式，相互交叉贯穿在整个细胞中，使细胞在结构和功能上成为有序、统一的整体。

细胞质骨架由微管、微丝、中间丝等蛋白质成分组成。微管是由微管蛋白组装形成的中空管状结构，具有一定的强度，能够抗压和抗弯曲，在细胞内呈网状或束状分布，构成细胞内的网状支架，对细胞形态的保持起着机械支持作用，被视为细胞的骨骼系统。微管还参与组装中心体、基体、鞭毛、纤毛等特定结构。微管蛋白以异二聚体或多聚体的形式存在，能根据细胞生理活动需要快速地聚合或解聚，引起微管的组装或去组装，从而改变微管的结构与分布，使细胞形态发生改变，或完成其他特定的功能。中心体等作为微管组织中心在空间上为微管装配提供始发区域，控制着细胞质中微管的数量、位置及方向。微管以中心体为中心向四周辐射延伸，不仅构成细胞的网状支架，而且为细胞内物质运输提供了轨道。细胞内合成的一些运输小泡、分泌颗粒、色素颗粒等就是以微管为轨道定向运输的。有两种马达蛋白可水解 ATP 产生能量驱动自身带着各种运载物沿微管运动，其中驱动蛋白只带动背离中心体的运输，动力蛋白只带动朝向中心体的运输，如神经元轴突中的驱动蛋白负责将胞体内合成的物质快速运至轴突的末端，而动力蛋白负责将轴突顶端摄入的物质和蛋白降解产物运回胞体。马达蛋白与微管配合，维持细胞器的分布与定位。驱动蛋白与内质网膜结合，沿微管向细胞的周边牵拉展开分布；而动力蛋白与高尔基复合体膜结合，沿微管向近核区牵拉，使其位于细胞中央。此种配合还与有丝分裂过程中纺锤体的定位和有丝分裂后期染色体的分离有关。微管还参与细胞的运动。白细胞等是通过细胞变形来运动的，而细胞变形与微管相关。纤毛和鞭毛的运动则通过相邻微管的侧滑来实现。微管还参与细胞内信号传递，一些信号分子可形成小泡由马达蛋白带动沿微管输送，例如从神经细胞的轴突末梢运至胞体，实现信号的远程传递。微丝是由肌动蛋白组装形成的细丝，呈束状、网状或散在分布于细胞质中，与微管和中间丝共同构成细胞的支架，参与细胞形态维持、细胞运动、细胞内物质运输、细胞质分裂、细胞信号传递与细胞连接。微丝具有收缩、运动的功能，被视为细胞的肌肉。微丝参与的运动包括肌肉收缩、细胞变形、胞质环流、细胞的内吞和外吐、细胞内物质运输等。微丝的运动主要通过与肌球蛋白的相对滑动来完成。肌球蛋白是一种马达蛋白，以微丝为运行轨道，可水解 ATP 释放能量驱动沿微丝的滑动。此外通过微丝束的聚合和解聚，也可引起微丝网络结构的变化，产生细胞变形等运动。在细胞皮层等富含微丝的部位，肌球蛋白以微丝为轨道带动“货物”运行而实现细胞内物质运输。细胞有丝分裂末期，在核分裂完成后，还须经过细胞质分裂才能形成两个子细胞，此过程依靠细胞膜下由微丝束构成的收缩环来完成。微丝经细胞皮层与细胞膜相连，并通过黏着带、黏着斑与相邻细胞或细胞外基质形成锚定连接。细胞内存在一大类能与肌动蛋白单体或肌动蛋白纤维结合的、能改变其特性的蛋白，称为肌动蛋白结合蛋白，它们以不同方式与肌动蛋白结合，形成多种不同的亚细胞结构，如细胞皮层、应力纤维、肌原纤维等，以执行特定的功能。细胞皮层是在细胞膜下由微丝与肌动蛋白结合蛋白相互作用形成的一层网状结构，使细胞膜具有强度和韧性。应力纤维是由肌动蛋白丝和肌球蛋白Ⅱ丝组成的可收缩微丝束，具有肌节结构，常与细胞的长轴平行并贯穿细胞的全长，有对抗细胞表面张力、维持细胞形态、参与细胞运动等作用。肌细胞的肌原纤维由一连串相同的收缩单位即肌节组成，每个肌节又由粗肌丝和细肌丝组成，粗肌丝为肌球蛋白Ⅱ丝，细肌丝为肌动蛋白丝，肌肉收缩时粗肌丝两端的横桥水解 ATP 释放能量，拉动细肌丝移动使肌节缩短。此外微丝还构成小肠微绒毛的轴心以支持微绒毛的舒展和摆动，构成精子的顶端刺突以完成受精。中间丝是由不同类型中间丝蛋白组成的纤维网络，直径介于微丝和微管之间，结构稳定而坚韧，在受到较大的变形力时不易断裂。不同来源的组织细胞表达不同类型的中间丝蛋白，为各种细胞提供了独特的细胞骨架网络。中间丝在细胞质中与微管、微丝及其他细胞器相连，向外与细胞膜相连，并通过桥粒和半桥粒与相邻细胞或细胞外基质形成锚定连接，向内与核膜、核基质相连，参与细胞核的形态支持和定位。由此在细胞内形成一个完整的支撑网架系统，使细胞能够承受较大的机械张力和剪切力，并且在建立细胞间联系、维持组织的完整性方面起重要作用。中间丝构成外连细胞膜和细胞外基质、内连核骨架的穿膜信息通道，参与了细胞的信息传递。中间丝还与 mRNA 的运输有关，胞质 mRNA 锚定于中间丝，对其在细胞内的定位及翻译可能有重要影响。

细胞膜骨架是在红细胞、小肠上皮细胞、肌细胞、精子和成纤维细胞等的细胞膜内表面发现的一种网架结构，主要由一种称为血影蛋白的纤维蛋白连接产生，锚定于细胞膜脂质内表面，分布于整个细胞膜下方，给细胞膜提供机械支持，使之具备必要的强度、弹性和柔韧性，并与细胞质骨架相连。

细胞核骨架是分布在整个细胞核内的纤维网架，构成成分复杂，有 200 余种蛋白质参与，多数属于纤维蛋白，也含有硫蛋白，此外还有各种功能性的核基质结合蛋白，以及少量的 RNA。核骨架密布于细胞核中，并与细胞质骨架相连接，使细胞核得以保持稳定的空间形态和空间定位。DNA 组装的染色质和染色体是一种高度有序的结构，核骨架对此起着维系和支架的作用，使 DNA 遗传信息得以稳定保存。核骨架还为 DNA 遗传信息的复制和转录提供了必要的附着点、空间支架和工作环境。在核骨架上可能有特定的 DNA 聚合酶结合位点，DNA 聚合酶结合于核骨架上而激活。DNA 襻环与有关的酶和因子锚定在核骨架上形成 DNA 复制复合体，进行 DNA 复制。DNA 遗传信息的转录也在核骨架上进行，只有与核骨架结合的基因才能转录。新合成的 RNA 在核骨架上加工修饰。在亲核蛋白进入细胞核和 mRNA、tRNA、核糖体输往细胞质的过程中，核骨架也可能起重要作用。

细胞核骨架、细胞质骨架、细胞膜骨架紧密相连，构建了完整的细胞骨架。组成细胞骨架的微丝和中间丝在细胞与细胞之间、细胞与细胞外基质之间形成锚定连接，微丝还通过细胞膜黏附分子参与细胞黏附和信号转导，使细胞骨架扩展为跨细胞的、遍及组织器官的网络架构。细胞合成并主导细胞外基质，细胞外基质又构成了细胞生存与活动的微环境，影响着细胞的增殖分化、转移迁徙、通讯联络、识别黏着以及组织器官的形态发生等多种生命过程，使细胞群体之间实现形态功能的有序联结，形成组织器官直至整体。

细胞骨架使细胞内和细胞间在形态、结构、运动、运输等方面形成整体的、有序的联系，同时也提供了细胞信号传递的通路。信号物质可在马达蛋白驱动下沿细胞骨架传输，例如从神经细胞的胞体到末梢或从末梢到胞体传输，从而使细胞骨架成为细胞通讯网络的组成部分。细胞通讯是个复杂的体系，涉及细胞间的连接、黏附以及细胞骨架和细胞外基质的作用等，其基本的实现方式为细胞信号转导，此过程中来自细胞外的配体与位于细胞膜、细胞质、细胞核的受体结合，引起下游的一系列反应，实现特定的生物学效应。可被细胞识别并产生效应的信号称为配体，它可以是光、声、热、电、机械等物理信号，也可以是蛋白质、短肽、氨基酸及其衍生物、核苷酸、类固醇激素、脂类衍生物和气体分子（NO、CO）等化学信号。绝大部分配体是生物体内由细胞产生的化学信号，分为内分泌激素、神经递质、局部化学介导因子和气体分子四类。激素、递质、因子等在内质网、高尔基复合体合成加工后以囊泡形式向细胞外释放，此过程有细胞骨架的参与。依作用远近又分为内分泌、旁分泌和自分泌三类，神经递质向相邻神经细胞或肌肉细胞的传递就属于旁分泌。可识别配体并产生效应的蛋白质称为受体，可位于细胞膜、细胞质或细胞核。其中，糖皮质激素、盐皮质激素的受体在细胞质中，维生素 D 及维 A 酸受体在细胞核内，而雌激素受体、雄激素受体可同时存在于细胞质及细胞核。NO 等气体分子的受体也在细胞内。而绝大部分物理、化学信号须通过膜受体产生效应。细胞膜有近 20 个受体蛋白家族，如受体酪氨酸激酶、配体门控通道、G蛋白偶联受体、鸟苷酸环化酶受体、细胞因子受体等。膜受体接受外来信号后，或引起自身酶活性的改变，或引起自身通道状态的改变，或引起细胞膜内侧G蛋白的改变，或引起细胞膜内侧转录因子的激活，进而引发细胞内的一系列效应。还有一类位于细胞膜的受体，与配体特异性结合后介导了细胞的内吞作用，把配体分子带入细胞并产生进一步效应，此过程也涉及细胞骨架的作用。细胞内的效应涉及一些以浓度改变来传递信息的小分子物质，被称为第二信使，如cAMP、cGMP、甘油磷脂类、Ca^{2+}、NO等。信号通路的蛋白质影响第二信使浓度的变化，第二信使再促成效应蛋白活性的改变。蛋白激酶、蛋白磷酸酶、GTP结合蛋白是细胞质中介导信号转导的三种主要蛋白质，其作用都涉及磷酸基团的简单添加或去除，使靶蛋白的丝氨酸、苏氨酸或酪氨酸残基位点发生磷酸化或去磷酸化，靶蛋白的构象在活性和非活性状态之间切换，形成“分子开关”的效应，并可逐级放大并优化。细胞骨架中的微丝参与了GTP结合蛋白介导的信号转导。细胞信号转导的最终效应，一种情况是使已合成蛋白质的功能和活性状态发生改变，如通过酶活性的变化影响物质能量的代谢过程，通过膜通道的开闭影响离子分布与膜电位，通过细胞骨架的改变影响细胞的形态、结构、运动、运输，通过核蛋白的改变影响染色质、染色体的状态，等等；另一种情况是影响基因转录和蛋白质合成，使新合成蛋白质的种类、数量发生变化，进而影响细胞的代谢和各种生命进程。细胞通讯并非仅在细胞之间进行。细胞自身的代谢、运动状态以及细胞内产生的各种化学物质都可成为信号，经过细胞内部的各种传递、反馈过程，产生局部或整体的反应，在基因、代谢、运动水平进行调节，以适应细胞生命活动的整体需要。这种细胞自身的信号传递、反馈与调节，构成了生命整体有序性的基础环节。

运动系统、神经系统和儿茶酚胺激素

构成细胞骨架的微管、中间丝和微丝（肌动蛋白丝），分别具备抗压抗弯曲、抗拉抗剪切和收缩运动的能力，在细胞水平形成完美的配合。这种配合发展至整体水平上就是骨骼、肌腱筋膜和肌肉之间的配合，其中肌肉的收缩是消耗能量的过程，在器官和整体的运动变化中起核心作用。各种肌细胞的收缩都是通过粗肌丝和细肌丝的相对滑动来实现的，细肌丝即肌动蛋白丝。

骨骼肌收缩时，神经冲动经运动终板传至肌膜，肌膜去极化，冲动沿横小管传入肌纤维，使肌浆网内的 Ca^{2+} 释放到肌浆内，引起肌钙蛋白和原肌球蛋白的构型变化，球形肌动蛋白单体上的活性位点暴露出来，迅速与肌球蛋白头接触，肌球蛋白头上的 ATP 酶激活而分解 ATP 释放能量，拉动细肌丝而实现肌肉收缩。

神经系统是在整体水平上建立的通讯和控制网络，以脑和脊髓为中枢连接各系统器官。神经细胞膜内外有序的 Na^{+}、K^{+} 分布，神经细胞的包括细胞骨架在内的信号传导通路，成为神经细胞直至整个神经系统感知与传导信息的物质结构基础。神经系统把人体的各系统器官联结为有序的整体，各系统器官功能活动的信息能迅速上传至中枢，中枢对各系统器官的信息迅速反应，按整体的需要做出调控。神经系统连接着人体的各种感觉器官，以获取声、光、机械、温度等各种来自外界的信息。在神经系统的调节下，各系统器官能对内、外环境的变化做出迅速而准确的反应。神经系统指挥着以肌肉为核心的运动系统，产生有序的机械运动，完成各种生产、生活活动，直至集中全力完成高强度的体力运动，使藏象的肝成为“罢极之本”。

肾上腺髓质的嗜铬细胞在来源上相当于交感神经的节后神经元，在功能上接受交感神经节前纤维的支配，分泌的肾上腺素、去甲肾上腺素和少量多巴胺统称为儿茶酚胺激素，进入血液后在机体的应急反应中起重要作用，与交感神经系统兴奋引起的全身性效应相一致。交感神经末梢释放的去甲肾上腺素和肾上腺髓质释放的儿茶酚胺类激素使机体处于一种应急状态，表现为肺通气增加、心肌收缩力加强、心率加快、全身器官血流量重新分配、肝糖原和脂肪分解加快以增进供能，形成整体的动员，以利于集中力量应付紧急情况。因此这些内分泌激素成为神经系统功能活动的辅助与延伸。

藏象的肝与人体各层次水平上具体物质、结构、功能的关联汇总

至此我们看到，人体有序化过程是以 DNA 遗传信息和基础物质原料为起点，以细胞质基质、内质网和高尔基复合体为依托，在能量支持下合成蛋白质、聚糖、脂质等结构性物质，组成有序的物质结构，形成有序的功能联系，完成这样一个连续和渐变的过程。肝脏对整体的有序化过程起补充与支持的作用。在细胞水平上，细胞骨架和细胞信号转导通路是有序结构与有序功能联系的核心，并且决定着细胞的形态和运动。在整体水平上，神经系统及以肌肉为代表的运动系统成为有序结构与有序功能联系的核心，并且决定着整体的姿势与运动。儿茶酚胺类激素对神经系统的应急功能起协同作用。肌肉组织除了在整体水平上成为运动系统的动力结构，也分布于多种系统器官，如循环系统、呼吸道、消化道、泌尿道、感觉器官等，决定着相应器官的形态、张力与运动。神经系统和内分泌系统的调节控制作用涉及各系统、器官、组织，并影响于每个细胞。由此而形成了从细胞到整体的调节控制体系。围绕着人体有序结构和有序功能联系的建立、运行与维护，以上生命结构与藏象的肝形成了密切的关联。

《内经》诸篇对于肝的阐述也可以作一大致的归纳：肝者，罢极之本，魂之居也，其华在爪，其充在筋，为阴中之少阳，通于春气；其类木，其气风，其位东方，其应春（主春），其色青（苍），其数八，其日甲乙，其应四时上为岁星；为将军之官，谋虑出焉，藏魂，藏血，生筋，养筋，主筋膜，主目，开窍于目；在天为风，在地为木，在脏为肝，在体为筋，在窍为目，在液为泪，在志为怒，在变动为握，在声为呼，在音为角，在味为酸，在臭为臊；其合筋，其荣爪，其主肺，其病在筋、发惊骇，其脉弦；肝苦急，急食甘以缓之；肝欲散，即食辛以散之，用辛补之，酸泻之。

《素问·五脏生成篇第十》说："人卧血归于肝，肝受血而能视，足受血而能步，掌受血而能握，指受血而能摄。"通过肝与血的关系，指出了肝与协调运动、精细动作、灵敏感觉之间的关联，成为"其华在爪，其充在筋"和"在体为筋，在窍为目……在变动为握"的注解。

从以上阐述可以看到，肝是人体中代表东方风木的具有阴中之阳性质的脏器，与同属东方风木的事物形成广泛的关联，通过其罢极之本等作用广泛影响人的生命活动，而其中又与人的感觉、运动、协调、应急等形成最为密切的关系。从人体有序结构与有序功能联系的建立与行使过程中可以较为便利地解读这些关联。

藏象的肝是人体内具有阴中之阳本质特征的藏象器官，是五行的木即自然界三对矛盾的有序性方面在人体生命过程的代表。人体各层次水平上有序结构的形成、有序功能联系的建立、协调统一能力的行使与应急能力的保持，都与藏象的肝直接关联，因此藏象肝的踪迹是遍及人体所有器官、组织、细胞的，也涉及人体所有的功能活动。反映在中医临床上，对于各系统器官的疾病，诊断上都可能涉及肝的分析，治疗上都可能涉及肝的调整。与此同时，在人体的各层次水平上，也都有某个或某些物质结构与藏象的肝形成最为密切的关联，整体中的神经系统、运动系统以及肾上腺髓质分泌的儿茶酚胺激素即为这种情况。为此，《内经》把主运动的筋和爪、主精细感觉的目以及反映神经系统状态的谋虑、惊骇、怒等归到了藏象肝的门下，进而还涉及与以上相关的泪、握等。肝的失调或过度表达表现为神经的紧张与肌肉的拘急，出现脉弦和“肝苦急”，采用缓解急迫的方法来治疗。而解剖学的肝脏由于在整体有序性的建立与维护上起着重要的作用，因此也与藏象的肝形成较为密切的关联。

第五节 人体能量代谢与藏象的心

藏象的心是人体内具有阳中之阳本质特征的藏象器官，是五行的火即自然界三对矛盾的能量方面在人体生命过程的代表，对生命整体的功能活跃起决定作用。我们可以从人体的能量代谢以及由能量所驱动的功能活动来分析藏象的心与人体内具体物质、结构、功能的关联。

人体能量的来源和存留方式

人体能量天上来。太阳的光能经植物的光合作用转化为糖、脂、蛋白质等生物分子中储存的化学能。这些物质的一部分为动物或菌类所摄取，转化为动物或菌类的糖、脂、蛋白质等物质。人类通过素食或肉食获取来自植物、动物、菌类的含能物质，经消化系统的消化分解，成为单糖、脂肪酸、氨基酸等小分子物质后，在小肠黏膜上皮吸收，经门静脉血流、肝脏、心脏送往全身，为人体各器官、组织、细胞提供能量。其中，葡萄糖等可合成糖原并储存，脂肪酸等可合成脂肪并储存，氨基酸等可合成蛋白质，这些大分子物质在必要时可再分解为小分子物质，为人体供能。光合作用过程中，植物从空气中获取二氧化碳，把其中的碳合成到糖、脂、蛋白质等生物分子中，氧则以氧分子形式释放于大气。人体通过肺的呼吸使空气中的氧进入肺血流，使血液中的去氧血红蛋白转化为氧合血红蛋白，送往全身各器官、组织，在流经组织时氧合血红蛋白解离，氧经组织液进入细胞，构成能量进入人体的另一半回路。经消化系统吸收的含能物质和经呼吸系统摄入的氧，最终到达人体各器官组织细胞，经氧化反应释放能量，驱动人体的代谢和功能活动。

糖、脂、蛋白质等在体内分解、氧化释放的能量，有40%左右转化为ATP分子的化学能。ATP分子的高能磷酸键水解可释放大量自由能，可被各种生命过程直接利用，例如驱动大分子物质合成和物质转化，驱动离子和其他物质的逆梯度跨膜转运，驱动细胞骨架的运动乃至整体的肌肉运动，驱动信号转导，驱动膜电位的形成与保持等等。ATP的能量可以方便地转化为GTP、CTP、UTP等的能量，用于蛋白质、磷脂、糖原的合成。ATP的能量还可以转移到磷酸肌酸中储存，必要时再转回ATP，为骨骼肌、心肌、脑组织紧急供能。因此，ATP是为生命活动提供有序能量的核心物质。人体的能量代谢，主要围绕ATP的产生与使用来进行。

糖、脂、蛋白质等在体内分解、氧化释放的能量，有50%以上直接表现为热能。ATP的化学能在驱动机体的功能和代谢活动后，除了经肌肉运动传出的机械能，最终都在体内转化为热能。热能作为无序化的能量形式，不能直接驱动人体的有序过程，但它使人体得以保持一定的体温，为人体有序过程提供了必要的无序背景能量，使人体的生命活动得以在阴阳接近平衡的条件下最有利地进行。超过体温所需的热能经皮肤、肺等表面边界排出体外，进入地球大气中，再加入到从地球向太空排出能量的过程。

人体能量转化过程中还产生少量具有强氧化作用的物质，称为反应活性氧类，包括超氧阴离子、羟自由基、过氧化氢等，可使蛋白质、核酸等生物大分子受到氧化损伤。这种氧化过程不为人体有序过程所控制，却对人体有序结构造成伤害，成为一种有害的能量释放方式，而与细胞老化相关联。唯其中的过氧化氢参与甲状腺激素的生成，参与粒细胞等的杀菌过程，有一定的生理意义。人体有谷胱甘肽过氧化物酶、超氧化物歧化酶、过氧化氢酶等抗氧化酶类，与维生素C、维生素E等小分子自由基清除剂构成了抗氧化体系，可减少反应活性氧类造成的损伤。

ATP的合成，线粒体，过氧化物酶体

糖、脂、蛋白质等在体内氧化生成ATP，有无氧氧化和有氧氧化两种方式。葡萄糖和其他己糖可在体内通过无氧氧化产生 ATP，在此过程中 1 分子 6 碳的葡萄糖先酵解为 2 分子 3 碳的丙酮酸，后者再加氢还原为乳酸，全部反应在细胞质基质进行。其结果是酵解 1 分子葡萄糖仅获 2 分子 ATP，但反应过程便捷，不耗氧，可在机体缺氧状况下迅速供能，此外也为肌细胞、神经原、白细胞、骨髓细胞等代谢特别活跃的细胞辅助供能。红细胞没有线粒体，因此完全依靠糖无氧氧化供能。人体的绝大多数细胞主要通过有氧氧化获取能量。在此过程中，糖酵解产生的丙酮酸进入线粒体，氧化脱羧生成乙酰辅酶 A；脂肪（甘油三酯）先分解为甘油和脂肪酸，甘油进入糖的分解代谢途径，脂肪酸活化为脂酰辅酶 A，而后进入线粒体 β-氧化，产生乙酰辅酶 A、还原型黄素腺嘌呤二核苷酸（$FADH_2$）和还原型辅酶Ⅰ（NADH）；蛋白质分解为氨基酸并脱氨基后，其碳链骨架进入糖、脂的代谢途径。以上 3 类物质最终都在线粒体内生成 2 碳的乙酰辅酶 A，进入三羧酸循环，从 2 碳的乙酰辅酶 A 与 4 碳的草酰乙酸缩合成 6 碳的柠檬酸（含 3 个羧基）开始，经过 4 次脱氢氧化，生成 3 分子 NADH、1 分子 $FADH_2$ 和 1 分子 ATP。羟基氧化成羧基后，通过脱羧方式生成 CO_2；每次循环消耗 1 个 2 碳单位，生成 2 分子 CO_2。反应结束余下草酰乙酸，进入下一循环。三羧酸循环生成的 NADH 和 $FADH_2$，以及脂肪酸 β-氧化等过程中生成的 NADH 和 $FADH_2$，都须进入线粒体的电子传递链（呼吸链），氢被氧化生成水，释放的能量驱动 ADP 磷酸化而生成 ATP。1 分子葡萄糖完全氧化共可生成 30 或 32 分子 ATP，其中仅有 2 分子 ATP 是在线粒体外由糖酵解生成的。与无氧氧化相比，有氧氧化是一种高效的能量获取方式。

脂肪酸 β-氧化、三羧酸循环、电子传递、与氧化偶联的 ADP 磷酸化，都在细胞质的线粒体进行，线粒体成为三大物质有氧氧化获取能量的共同通路。线粒体是由双层单位膜套叠而成的封闭性膜囊结构，呈线状、粒状或杆状，每个细胞内的线粒体数在 0（红细胞）到 50 万个不等，与细胞的能量代谢状况相关。内膜和外膜把线粒体分为内腔（基质腔）和外腔（膜间隙）两个空间。内膜上有大量向内腔突起的折叠，形成嵴，使内膜的面积扩大。内腔充满了基质，催化三羧酸循环、脂肪酸 β-氧化等有关的酶都在基质中。内膜上分布着具有电子传递功能的蛋白质系统，构成电子传递链。内膜（包括嵴）的内表面附着许多突出于内腔的颗粒，称为基粒，是由多种蛋白质亚基组成的复合体，每个线粒体有104～105个。基粒分为头部、柄部和基片三部分，圆球形的头部突入基质腔，基片嵌于内膜，柄部将头部与基片相连。基粒头部具有酶活性，能催化ADP磷酸化生成ATP，因此基粒实质为ATP合酶复合体。糖、脂、蛋白质等物质经细胞质基质和线粒体的一系列代谢转化，进入三羧酸循环，脱下的氢（以NAD^+或FAD为载体）解离为电子和质子，电子经电子传递链传递，产生的自由能差驱动质子穿膜转移至膜间隙，形成横跨线粒体内膜的电化学质子梯度，而后质子顺梯度回流并释放能量，驱动结合在内膜上的ATP合酶，催化ADP磷酸化生成ATP，完成有氧氧化获取能量的过程。因此线粒体是各种含能物质以有氧氧化方式生成ATP获取能量的共同途径和必经通路。三大营养物质的有氧氧化都须通过线粒体进行，使线粒体成为细胞内高效获取ATP的专业化亚细胞结构。ATP是机体可以有序利用的便捷的能量载体，因此线粒体有如细胞内部的发电厂，它的正常运转关系着细胞整体乃至生命整体的正常运转。当组织、器官或生命整体的功能活动趋于活跃，能量代谢趋于旺盛，可以看到相应细胞内的线粒体数量、体积、膜面积和关键酶增加，ATP的产生加快。而线粒体功能的损害，将带来细胞整体直至生命整体的能量代谢障碍，引起生命过程的功能障碍甚至消亡。在细胞衰老过程中，线粒体的变化成为重要指标。在细胞凋亡过程中，线粒体的变化往往成为关键性的环节。线粒体在细胞能量代谢的作用，犹如心脏在整体的作用。

除了线粒体外，细胞内的过氧化物酶体也涉及物质的氧化与能量的释放，其耗氧量约占细胞耗氧量的20%，但所释放的是无序的热能，不产生ATP，其主要功能是对有害的物质与能量进行处理以减少对细胞、对机体的伤害，为此将在藏象的脾一节阐述。此外细胞膜对氧和能源物质的通透或转运、细胞质基质对氧和能源物质的容纳与储存、细胞质基质中参与三大物质代谢的酶系、生物活性物质与细胞内环境对酶活性的调节、细胞核与核糖体对代谢酶类的合成等，都在细胞的能量供给过程中起重要的协同作用。

当细胞的能量代谢活跃，能量供给充足，将表现为细胞整体生命活力的旺盛，细胞各方面功能的活跃，包括蛋白质等活性物质的合成、细胞有序结构的建立与调整、细胞骨架的组装与运动、细胞内的运输与细胞通讯、细胞膜的物质转运、跨膜离子梯度和跨膜电位的建立和保持等方面功能的活跃。

其对于外界或整体的影响，将通过细胞的运动、分泌、电活动等得以表现。

循环系统，脑，甲状腺激素

细胞能量代谢所需的糖、脂、氧等能源物质，依靠心脏所带动的循环系统日夜不停地输送。心脏是人体内运动最激烈、最持久的器官，以其每分钟数十次节律性的收缩与舒张，推动动脉血送往各器官组织细胞，再从外周回收静脉血，在肺脏重新氧合为动脉血，把来自门静脉的营养物质和氧一起再送往全身，由此形成循环。这种循环所达到的作用，包括了向各器官组织输送营养物质、从各器官组织回收废弃的代谢产物并由肾脏等器官排出、调节细胞外液的多种理化指标（如酸碱度、离子浓度、渗透压、温度等）的平衡以保持内环境稳态、输送内分泌激素和多种活性物质等。而影响最为急迫的是能源物质尤其是氧的输送。血液循环的中断迅即带来细胞能量代谢的中断，引起细胞的功能障碍和细胞损伤。尤以脑细胞对供氧的中断最为敏感，可在数分钟内造成不可逆的细胞死亡。因此心脏是与整体的能量供应关系最为密切的器官。一方面，它在整体各系统器官的能量供应中起着不可或缺、不可暂停的作用；另一方面，它本身持续不停的运动是个消耗能量的过程，需要有持续的能量支持。因此，心脏的状况，反映了整体的能量代谢状况，是整体生命活力的集中体现。而心脏的跳动又可以从脉搏间接体现，从而可以在临床的脉诊中间接感知。

脑是人体内对能量供应需求最大的器官。虽然脑重量仅占体重的2%～3%，但正常成人全脑血流量为800～1000ml/min，占每分钟心搏出量的20%，葡萄糖和氧耗量占全身供给量的20%～25%。脑组织中几乎无葡萄糖和氧的储备，当脑血供中断导致脑缺氧时，2分钟内脑电活动停止，5分钟后脑组织出现不可逆性损伤。其中尤以大脑皮层对血液供应有更高的需求，其每克每分钟的平均血流量为脑白质的3倍。脑尤其是大脑皮层对能量供应有最高的需求，是因为在此进行着最活跃的能量代谢，完成着能量释放所驱动的最激烈最复杂的有序运动——精神思维活动。脑的精神思维活动是由无数神经元的密切配合完成的。神经元之间的联系通过电活动和各种递质、受体、通道、载体的配合来实现。神经元细胞膜是可兴奋膜，具有接受刺激、处理信息以及产生和传导神经冲动的功能。神经冲动是一种电活动，可实现远距离的快速传递。跨膜离子梯度的形成，静息电位的保持，动作电位的形成，电兴奋的传递，各种递质、受体、通道、载体的合成与输送等等，都是在消耗能量的基础上实现的。神经元胞体内含有大量尼氏体和发达的高尔基复合体，尼氏体由许多平行排列的粗面内质网和游离核糖体构成，进行着繁忙的蛋白质合成。神经元合成的蛋白质包括合成更新细胞器所需的结构蛋白、合成神经递质所需的酶类以及肽类的神经调质。神经元的胞体和树突、轴突之间通过细胞骨架进行着频繁的物质运输和信息交流。神经元内丰富的线粒体为蛋白质合成、物质运输、电兴奋的产生与传导提供着能量。在此基础上实现的大脑皮层的精神思维活动，是人体最高层次的功能活动，也是宇宙间已知最高层次的有序运动。能量驱动着人体各系统器官的各种生理功能，由此而共同形成了人体的生命活力。心脏持久而有序的跳动集中地展示了这种活力，而脑的精神思维活动则在更高的层次上展示着这样的活力。而这种生命活力的维系，又与心脏驱动的血液循环密切关联；心脏驱动血液循环的功能，又受着属于中枢神经系统的延髓生命中枢的控制；延髓生命中枢又与大脑的状态密切关联。由此使脑与心脏共同成为人体生命活力的驱动机构和展示窗口。

人体能量的供给和使用过程，受到多个系统器官和众多因素的调节或影响。在细胞水平上，能量的产生过程受到含能物质浓度、酶的种类和数量、酶活性的调节等多种因素的影响。从整体到细胞水平，则通过神经、内分泌和旁分泌等机制把调控信号传给细胞膜或细胞内的受体，经过复杂而有序的信号转导过程，最后表现为酶活性等的改变，使能量的产生和释放得到改变。垂体、肾上腺、甲状腺、胰岛等众多结构都从不同角度影响能量代谢，而其中的甲状腺是与能量代谢关系最为密切的内分泌器官。甲状腺分泌的甲状腺激素以能量依赖性的载体介导方式转运进入细胞内，与细胞核、核糖体、线粒体以及细胞膜的受体结合，引起相关的蛋白合成的改变和酶活性的改变，使线粒体的数量、体积、膜面积和关键酶增加，使氧和含能物质的消耗加快，ATP 的产生加快，能量释放增加，从而对能量代谢起促进作用。甲状腺激素还可使心率加快、心肌收缩力增强、心脏做功增加、心输出量增加，使整体的能量供应加快、代谢产热加快。甲状腺激素也作用于神经系统，使交感神经和中枢神经的兴奋性增加，从而使思维、运动、应急等高层次的功能活动得到促进。总的结果，使整体的能量代谢加快，以能量代谢为基础的功能活动增强，物质消耗相应增加，整体的阴阳平衡朝着阳性方向变化。

藏象的心与人体各层次水平上具体物质、结构、功能的关联汇总

因此，人体能量的供给和使用过程，是由众多生命结构共同参与的、具有广泛影响的过程，但在细胞水平和整体水平上，又都有其核心代表性结构。在细胞水平上，这种代表性结构首先是线粒体。线粒体是糖、脂、蛋白质等各种含能物质以有氧氧化方式高效生成 ATP 获取能量的共同途径和必经通路，而 ATP 是为细胞的各种生命活动提供有序能量的核心物质。此外线粒体的有氧氧化也为机体提供热能，而细胞内的过氧化物酶体也以有氧氧化方式提供部分热能。能量供应的充足与能量使用的活跃将表现在细胞的运动、运输、通讯、代谢、离子分布、电活动等各个方面。在整体水平上，这种代表性结构首先是心脏及其所属的循环系统。循环系统以其日夜不停的搏动为人体的各器官、组织、细胞输送各种营养物质，而其中影响最为紧迫的是对能源物质的输送，血液循环的中断首先意味着能量供应的中断，而使细胞出现功能障碍直至坏死。而大脑尤其是大脑皮层是人体内功能活动最为活跃的器官，对能量的需求最为紧迫。属于内分泌系统的甲状腺从细胞至整体水平上对于能量供给和使用过程起重要的支持与调节作用。以上生命结构着重参与了人体的能量供给和使用过程，而与藏象的心形成密切的关联。

《内经》关于心的阐述可以大致归纳为：心者，生之本，神之变也，其华在面，其充在血脉，属阳中之太阳，通于夏气；其类火，其气热，其位南方，其应夏（主夏），其色赤，其数七，其日丙丁，其应四时上为荧惑星；为君主之官，神明出焉，藏神，生血，养血，主血脉，主舌，开窍于舌（耳）；在天为热，在地为火，在脏为心，在体为脉，在窍为舌（耳），在液为汗，在志为喜，在变动为忧，在声为笑，在音为徵，在味为苦，在臭为焦；其合脉，其荣色，其主肾，其病在脉、在五脏，其脉钩；心苦缓，急食酸以收之；心欲耎，即食咸以耎之，用咸补之，甘泻之。

以上阐述表明，心是人体中代表南方热火的具有阳中之阳性质的器官，与同属南方热火的事物形成广泛的关联。而心为“生之本，神之变也，其华在面，其充在血脉”以及“君主之官，神明出焉，藏神，生血，养血，主血脉”等，则指出了藏象的心与实体心脏以及中枢神经系统的密切关联，指出以心脏为核心的循环系统所承担的输送血液功能以及以大脑皮层为核心的中枢神经系统所担负的精神思维功能，就是藏象的心在整体中承担的最核心的功能。

古代中医没有“甲状腺”这一术语，但《素问·刺禁论篇第五十二》有“七节之傍，中有小心”之述，“小心”是否指的甲状腺？在没有颈椎、胸椎、腰椎区分的情况下，“七节”当指整条脊柱的第七节，即第七颈椎，或者直接就是指整段的一共七节的颈椎。而甲状腺是处于颈椎之旁的器官，血流丰富而呈红色，与心脏有某种外观上的对应性。古代没有条件了解甲状腺的内分泌功能，但从甲状腺手术的并发症推测，针灸时误刺甲状腺有可能引起出血、血肿与窒息，其后果与刺中心脏有某些近似。而误刺甲状腺也可能引起甲状腺素分泌的异常，引起心慌、心悸等症状。《内经》是否因此把甲状腺称为“小心”，而提出“刺禁”之诫？

藏象的心是五行的火，即自然界三对矛盾的能量方面在人体生命过程的代表，它统领着人体的能量代谢和能量驱动的功能活动。细胞水平的线粒体和整体水平的心脏、大脑皮层、甲状腺，就是藏象的心在人体最主要的代表性结构。其中，以心脏为核心的循环系统担负着向全身各组织器官输送氧气和含能物质的作用，同时又是在能量驱动下进行着持久、激烈运动的系统，心脏的停止意味着生命的停止，因此实体的心脏就成为藏象的心在人体内的直接代表。而脑的功能活动关系着心脏能否正常跳动，也关系着各器官组织细胞的能量代谢能否正常进行，而其中大脑皮层从事着以能量为支持的最活跃最复杂的思维等活动，因此脑尤其是大脑皮层也与藏象的心形成最密切的关联。甲状腺是对能量的产生和使用进行调节的最重要的内分泌器官，关系到细胞水平上能量代谢的活跃，关系着循环系统输送血液的功能，也关系着中枢神经系统的活跃，因此也与藏象的心形成最密切的关联。以心脏、大脑、甲状腺为核心，在人体各系统器官和各细胞结构的参与下，藏象的心决定着人体能量代谢的活跃，决定着由能量所支持的各种功能活动的活跃。能量的活跃给整体和局部带来了生命的活力，这种活力在内经中称为“神”或“神明”，它可以表现为精力的充沛、思维的敏捷，也可以表现为心脏及脉搏跳动的充实有力，还可以表现为脸上的神采与华色、舌的红润与灵活等。由于心脏与大脑对于生命的维系以及生命活力的保持至关重要，因此《内经》把藏象的心放到了“君主之官”“生之本”和主“神明”的决定性位置上，把它看作生命整体的核心。

第六节 人体无序化环节与藏象的脾

藏象的脾是人体热力学演化中处在阳中之阳延伸环节的藏象器官，是五行的土即自然界三对矛盾的无序性方面在人体生命过程的代表，对生命整体的后备充实起决定作用。我们可以从人体有序过程后的无序化环节以及新有序过程的前期准备来分析藏象的脾与人体内具体物质、结构、功能的关联。

人体能量代谢的无序化环节及其产物

无序性是所有自然进程中必定进入和不可缺少的环节，是对于旧的有序过程进行清理、为新的有序过程准备条件的环节，它使自然事物不断更新，自然演变不断发展，时间之箭直线向前。

人体是执行连续有序过程的复杂完整的热力学系统。人体的生命过程，乃至人体每个细胞的生命过程，都是由无数有序过程前后衔接形成的。这种前后衔接的已有表达是新陈代谢。新陈代谢是生命的基本特征之一，它是自然界新旧更替的普遍规律在人体的反映。

人体能量代谢遵循从有序到无序的发展方向，这是由热力学第二定律决定的。糖、脂、蛋白质等含能物质经线粒体的代谢转化，只有40%左右成为ATP高能磷酸键中储存的能量，有50%以上直接释放为热能。此外体内还产生少量的反应活性氧类。ATP储存的能量可用于推动人体有序的运动变化过程，成为有序的能量，在完成任务后即自发转化为无序的热能。在需要用于保持体温时，或在某些异常情况下，ATP的能量也可直接释放为热能。反应活性氧类只有在少数情况下为机体有序利用，其余的可对生物分子造成攻击损伤，并释放热能。有序能量转化为热能是各种自然进程共同的发展方向。热能是一种无序化的能量，但不等于无用或有害的能量。它参与了人体有序性所需的背景能量的形成。人体具有略高于地球表面平均气温的相对恒定的体温，使人体的物质结构保持在以液态为中心的阴阳平衡区域，各种化学反应能活跃而相对稳定地进行，而生命过程中产生的多余的热能可以便利地向周围环境释放。人体具有对热能进行容纳、缓冲、保持与调节的结构体系。占人体体重60%的体液，是容纳、缓冲、保持与传导热能的良好物质。昼夜不息的血液循环把热能带至全身各处，实现体温在全身各部位的对流，并根据人体各部位的功能需要进行调节。位于皮下的脂肪层是帮助人体保持温度，减缓热能向外散发的良好物质。人体通过对产热和散热的调节来维持相对恒定的体温，多余的热能通过体表边界向外界释放。

人体有序过程之后释出的无序化产物，除了热能外还有CO_2等物质。机体能量代谢过程中产生的CO_2，绝大部分在血液中以碳酸氢盐形式运输，并由碳酸氢盐与碳酸组成缓冲对，使血液能保持相对恒定的酸碱度，在肺部再释放为CO_2，经肺的换气和通气排出体外。能量代谢的另一重要产物是水，它来自含能有机物中氢和氧的结合。水是构建人体内环境的主要物质，承担着对营养物质和各种代谢产物的容纳、缓冲、保持与调节任务，其中包括了温度、CO_2、酸碱度、电解质等的容纳、缓冲、保持与调节。而水本身也在机体内环境中得到容纳、缓冲、保持与调节，多余的水经人体边界（肾、皮肤等）排出。其他无序化代谢产物也经过了内环境的容纳与缓冲，而后经肝、肾等的处理排出体外。

体内物质的无序化处理，溶酶体和泛素-蛋白酶体的作用

人体的蛋白质等有序性物质，在执行生理功能的过程中可能发生老化损伤。人体自发产生的反应活性氧类，人体代谢中产生的有害物质，来自外界的辐射和其他物理因素，来自外界的有害的化学物质，来自外界的微生物等，都可能使蛋白质等有序性物质受到损伤、破坏，不再适合人体生理功能的需要。人体在生理活动中往往需要合成大量的酶类等有序性物质，在活动结束后这些物质不再需要保留，或者需做量的调整。以上这些老化、损伤或不再需要的有序性物质，包括生物大分子、细胞器、细胞等，需在人体的一定结构中进行处理，使它们的有序程度降低，回到更简单更基本的形态，也就是发生降解，而后或为人体重新利用，或从人体边界排出。此外从外界侵入的微生物，携带着对人体有害的有序性物质，也需在人体的一定结构进行处理，使之有序程度降低，失去其攻击性，回到基础状态，而后加以排出或利用。

人体的细胞内有一种对人体不再需要甚或有害的有序性物质进行无序化处理的专业化亚细胞结构，那就是溶酶体。溶酶体是由一层单位膜包裹而成的囊球状结构小体，在形态大小、数量分布、生理生化性质等方面有高度的异质性，但都含有丰富的酸性水解酶，如蛋白酶、核酸酶、脂酶、糖苷酶、磷酸酶和溶菌酶等等。溶酶体膜上嵌有质子泵，可水解ATP释放能量而将H^+逆浓度梯度泵入溶酶体中，形成溶酶体囊腔中特有的酸性内环境，使酸性水解酶得以充分保持活性。各种溶酶体所含的酸性水解酶合起来有60多种，可分解机体中几乎所有生物活性物质，使之成为有序程度降低的小分子物质。通过形成自噬性溶酶体，可对细胞内衰老、残损的细胞器等进行消化降解。通过形成异噬性溶酶体，可对经胞吞（饮）作用摄入的来自细胞外的物质进行消化降解，如衰老红细胞、凋亡小体、外界入侵的细菌病毒等。经过以上处理，使可能影响细胞正常生命活动的物质得到清除，保证了细胞内环境的相对稳定，也有利于细胞和细胞器的更新替代。经过消化分解而产生的小分子物质，可被机体重新利用，为生命活动提供能量与营养。在生物个体发生发育过程中，在机体的防御免疫中，溶酶体都起重要作用。概括起来，溶酶体的作用是对旧有序过程产生的机体不再需要的有序性物质以及外来的对机体有害的有序性物质进行无序化处理，使之成为有序程度降低的小分子物质，不再对机体产生妨碍，进而可被机体重新利用。或者说，溶酶体的作用是对旧有序过程进行清理，为新的有序过程准备条件。

人体的细胞内还有一条专门途径可对人体不需要的蛋白质作无序化处理，称为泛素-蛋白酶体途径。蛋白酶体是一种由多个亚单位组成的蛋白酶复合体，能够精确降解细胞内各种靶蛋白。泛素是一种能作为“标签”结合到其他蛋白上的由76个氨基酸组成的小分子蛋白质，靶蛋白的泛素化是蛋白酶体降解蛋白的前提。泛素-蛋白酶体途径高选择性地降解在应激和非应激条件下在细胞内产生而不再需要的蛋白质，也包括受氧化损伤、突变、错误折叠或错误定位的蛋白质，从而参与调节细胞周期进程、细胞器的发生、细胞凋亡、细胞增生和分化调节、内质网蛋白质的质控、蛋白转运、炎症反应、抗原提呈、DNA修复，以及细胞对逆境的反应等，对维持细胞正常生理功能具有十分重要的意义。概括起来，泛素-蛋白酶体途径的作用也是对旧的有序过程进行清理，为新的有序过程准备条件。它与溶酶体任务相同，但分工和作用方式不同。溶酶体的作用广泛而模糊，处理的范围包括多种生物分子，直至完整的细胞器、细胞；泛素-蛋白酶体则高选择地针对泛素化的细胞内蛋白质，可以精确地调节控制。

有害能量的无序化处理，过氧化物酶体的作用

细胞内的过氧化物酶体在形态结构上与溶酶体有些相似，也是由一层单位膜包裹而成的膜性结构细胞器，在形态、大小、功能等方面也呈现显著的异质性。但过氧化物酶体所含的酶为氧化酶类、过氧化氢酶类、过氧化物酶类，而非酸性水解酶类，在生理功能上也与溶酶体显著不同。其主要作用为：对毒性有机物质如醛、酸、酚、醇等进行氧化处理以消除其攻击性，起解毒作用；将过氧化氢分解为水和氧气，以避免对细胞造成氧化损伤；通过氧化反应对过量的氧加以清除，以避免细胞的氧化损伤。此外过氧化物酶体可分解脂肪酸等高能分子，使其转化为乙酰辅酶 A，或者直接释放热能。氧化酶与过氧化氢酶催化作用的偶联，形成了一个由过氧化氢协调的简单的呼吸链，可以有效地消除细胞代谢过程中产生的过氧化氢及其他毒性物质，对细胞起保护作用。从氧化产能的角度看，过氧化物酶体与线粒体有些相似，但过氧化物酶体只能释放热能，不能产生 ATP。而过氧化物酶体氧化产能的主要意义，不在于为机体提供能量，而在于使毒性物质携带的具有杀伤力的能量可控制地释放为热能，而热能可在体液中很便利地容纳、缓冲与疏散，从而起解毒的作用。因而从热力学意义看，过氧化物酶体和溶酶体的作用也有其相似性，都是对人体有序性所不容的物质能量进行无序化处理，以服从人体有序性发展的需要。两者的区别在于，溶酶体承担对有序性物质的无序化处理，使之降解为有序程度降低的小分子物质；而过氧化物酶体承担对有害能量的无序化处理，使之成为无序化的热能。

衰老血细胞的无序化处理，脾脏的作用

人体对于旧有序过程的清理和对新有序过程的准备，涉及生物分子、细胞器、细胞的去旧更新，溶酶体和泛素-蛋白酶体途径均在其中起重要作用。而脾脏则是在整体水平上对老旧血细胞进行清理的器官。衰老的血细胞，主要是红细胞，由于膜骨架蛋白变性，细胞的变形性降低，不能穿过内皮细胞间隙，滞留在脾索中而被巨噬细胞吞噬清除。脾切除后，血内的异形衰老红细胞会大量增多。

外来有序性物质的无序化处理，消化系统的作用

人体无序化环节的另一个极为重要的任务，是对摄入体内的来自外界的有序性物质进行无序化处理，成为有序程度降低的小分子物质，以基础状态透过边界屏障进入人体，成为人体生命过程需要的能源物质和基础物质。在单细胞生物，这一任务是由细胞内的溶酶体完成的，而在人体，则进化发展了强大健全的消化系统来担当此任。

在地球生物圈，植物和其他光合生物承担了从太阳获取能量发展生命有序性的第一梯队的任务，可以水、二氧化碳、氮、磷、钾等小分子无机物质为起点发展生命有序性。而人和其他动物不能直接从太阳获取有序能量，不能直接以小分子无机物质为起点建立生命有序性，必须利用植物来源的能源物质和基础物质，以单糖、氨基酸、脂肪酸等小分子有机物质为起点发展生命有序性。光合生物的作用使有序性的基础平台提高，使人类和其他动物得以在更高平台的基础上发展出更高水平的生命有序性，直至发展出精神与智慧。

人体生命过程所需的物质能量，除水、无机盐和微量元素外，主要从植物、动物和菌类等食物来源摄取。食物中的蛋白质、淀粉、脂肪等，是植物、动物和菌类等生物个体有序化过程的产物，代表了其他生物个体的有序性，不能直接进入人体成为人体自身的有序性，相反还可能造成系统间的冲突，导致疾病甚至死亡。因此，这些物质在进入人体之前，须先经过无序化处理，降解为基础状态的物质，回归到人体有序性可以接受的基础平台，而后进入人体，在人体内部重新建立起属于人体自身的有序性。人的消化系统——在藏象学说中属于脾，在以上过程中就担当了使食物成分无序化降解的任务。

对外来有序物质进行无序化处理的过程，在摄食之前就已开始。就人类而言，在食物进入消化系统之前，先要经过剪切、蒸煮等程序，剪切使物体的连续性中断，蒸煮使蛋白质变性、淀粉糊化，分子的有序性破坏、混乱度增加。在口腔，物体的连续性由于咀嚼而进一步破坏。在胃，对摄入的食物进一步搅拌与研磨，胃蛋白酶对蛋白质肽链加以初步的剪切。质子泵给胃内建立高酸环境，有如放大的溶酶体。高酸给胃蛋白酶赋予活性，高酸对食糜起着“腐熟”的作用。在小肠，各种消化酶对食物成分进一步消化分解，直至成为肠黏膜可以吸收的小分子物质。胆汁的加入，使脂类物质发生乳化，易于在水环境中被酶类分解。胰液的加入不仅带来了各种消化酶，而且建立了小肠的碱性环境，给蛋白酶赋予活力，使食物成分加快腐熟。

食物中的蛋白质经胃液、胰液和小肠液的蛋白酶水解为氨基酸后在肠黏膜细胞中被吸收。少量的二肽、三肽由肠黏膜细胞的肽转运体系吸收，在小肠黏膜细胞内经寡肽酶的作用进一步水解为氨基酸。人体需要的 8 种营养必需氨基酸只能从食物蛋白质获取，2 种营养半必需氨基酸也需从食物蛋白质补充，另 10 种营养非必需氨基酸可在体内由糖代谢中间产物与铵（NH_4^+）合成，或经转氨基生成，其中铵或氨基的主要初始来源（氮源）也是食物蛋白。糖类物质是人类食物的主要成分，约占食物总量的 50%以上。人类食物中的糖主要有植物淀粉、动物糖原以及麦芽糖、蔗糖、乳糖、葡萄糖等。人体无 β-糖苷酶，不能对食物中含有的大量纤维素进行消化。食物中的糖以淀粉为主。糖消化成单糖后才能在小肠吸收。乳酸、甘油、生糖氨基酸等非糖化合物可在肝、肾等器官转化为糖，称为糖异生。食物中的甘油三酯经胆汁酸盐乳化后在胰脂酶作用下水解为 2-甘油一酯和 2 分子脂肪酸，在肠黏膜细胞中被吸收，在滑面内质网内重新合成为甘油三酯。食物中的磷脂在胰磷脂酶 A_2 催化下水解为溶血磷脂与脂肪酸在肠黏膜细胞中被吸收，在细胞内重新合成为磷脂。食物中的胆固醇酯经胆固醇酯酶水解成为胆固醇与脂肪酸。在肠黏膜细胞内，甘油三酯、胆固醇、磷脂和载脂蛋白组装成乳糜微粒，经淋巴系统进入血流。食物中少量由中短链脂肪酸（2～10 碳）构成的甘油三酯，经胆汁酸盐乳化后可直接被肠黏膜细胞摄取，继而在细胞内脂肪酶作用下水解成脂肪酸及甘油进入血液。人体可由糖代谢中间产物合成脂肪酸，进而合成甘油三酯。以上经充分消化分解后吸收进入血流的物质，与 DNA 遗传信息一起构建人体有序性的基础平台，成为人体有序性的起点物质。

因此，消化系统从热力学角度看，是外来有序性的粉碎机。外来有序性对于人体自身建立的有序性具有不相容性，外来有序性的直接入侵可以致病或致死。人体必须通过消化系统使以食物形式进入消化道的外来有序性受到粉碎，回返相对无序的状态，再经过人体边界的选择性通透作用，以人体可以接受的基础状态（即阴中之阴水的状态）进入人体，在能量支持下建立人体自身的有序性。根据五行所提示的从有序到无序的规律，消化系统对外来有序性的粉碎过程是一个阳中之阳（具体而言是阳中之阳明）的过程，需要在一定背景能量的支持下实现。背景能量中包括了消化系统的温度，消化系统内由质子泵等耗能机制形成的高酸度和高碱度，以及在此环境条件下的消化酶活力。人体的能量代谢为消化系统的功能活动提供了能量。由大分子分解为小分子的过程是释放能量的过程，在消化系统中这一过程不能产生人体所需的ATP，但可以产生热量，参与消化道温度环境的形成。肠道细菌分解食物成分释放的热能，肠道细菌代谢过程中释放的热能，也可加入到消化系统乃至整体的背景能量之中。胃肠道的腹腔环境，腹壁和腹腔中脂肪组织对温度的保持作用，也参与了消化系统背景能量的形成和保持。

人体无序化环节与营养物质储备

消化系统对整体的物质能量供给与储备起决定作用。消化系统的功能活跃，摄食增加，消化吸收完全，将表现为人体物质能量供给的充足和物质储备的增加，主要为葡萄糖、糖原、脂肪以及蛋白质供给及储备的充足。其中葡萄糖、糖原只能短时间对有限的组织供给能量，蛋白质仅在特殊情况下和不得已时分解产能，因此人体内最重要的能量储备物质是脂肪。消化系统的功能活跃，藏象的脾作为“仓廪之本”的充实，将着重表现为皮下脂肪层和内脏脂肪层的充实。脂肪不仅是人体最重要的能量储备物质，同时又有保持体温、减缓能量散失的作用，此外对相关的系统器官具有机械缓冲和保护的作用。当人体的消耗超过了供给，脂肪将用于分解产能，导致脂肪层的消减，表现为“肌肉”消瘦。当进一步消耗时，才分解蛋白质产能，而致肌肉本身的耗损。因此所谓“脾主肌肉”、脾“其充在肌”，是与脾为“仓廪之本”相关联的，首先涉及的应当是脂肪组织，其次才涉及肌肉组织的物质储备。此外细胞内外液的保持状况，也与“其充在肌”形成一定的关联。而肌肉的收缩和应激能力，则被归结为“筋”的作用，由于“木曰曲直”、肝为“罢极之本”，而与藏象的肝形成更为密切的关联。

人体的物质储备，除了消化系统的供给能力外，与整体的消耗状态密切相关。当机体处于持续的应急状态，有序运动带来的物质能量消耗即持续进行，消化系统的功能状态也将受到影响，整体的物质储备将受到耗损。反之，当机体进入松弛和缓的状态，物质的消耗减缓，而消化系统的功能状态也不受应急的影响，物质的生产与储备增加。因此，通过整体调节使有序运动减缓也是人体无序化过程的组成部分，运动减缓和营养增加的共同结果表现为物质储备的增加。机体的松弛和缓状态，是有序应激之后的休息状态，是一种相对无序的状态，是为新的有序过程做好前期准备的环节。这种准备的重要方面，就是物质储备的充实，它体现了脾为“仓廪之本”的作用。人体通过整体性的调节，使人的生命过程有张有弛，呈现于不同的环节，而各个环节都是人体生命过程的需要。

与生命过程的有张有弛相适应，人体的生命结构也呈现有张有弛的特点。肌肉、神经等组织适应于人体运动、应急的需要，体现了人体最高程度的集中和有序。而分布其周围成为背景的脂肪等组织则不具有同样的运动应急能力，成为相对无序的结构，这些结构对高度有序的肌肉、神经等组织起着衔接、缓冲和保护的作用，以及物质储备的作用。除了脂肪组织外，人的体液，包括血浆和组织间液，也起着为人体有序过程提供后勤服务的作用，包括营养物质的容纳与提供、对有序过程产生的无序化产物的容纳与缓冲等。它们都参与了藏象“脾”的形成。

来自内分泌系统的糖皮质激素可增加人体的葡萄糖、糖原、脂肪储备，在应急、免疫、炎症等可能造成伤害的反应中起缓冲和保护等作用，与藏象的脾形成较为密切的关联。胰高血糖素与糖皮质激素配合，也与藏象的脾具有较为密切的关联。

藏象的脾与人体各层次水平上具体物质、结构、功能的关联汇总

综合而言，人体生命过程的无序化环节包括按热力学规律自发进入的无序化和人体主动的无序化处理两方面。人体能量代谢遵循从有序到无序的发展方向，所释放的无序化产物包括热能、二氧化碳、水和其他物质。人体的体液，包括细胞内液、组织间液、血液和淋巴液等，构成了对温度、二氧化碳、水以及其他代谢产物进行容纳、缓冲、保持与调节的结构体系，而脂肪组织则起着储存能源物质和减缓热能散失的作用。人体生命活动中自发产生的无序化的物质与能量，先经过人体体液及脂肪组织等的容纳与缓冲，成为人体背景物质能量的组成部分，再经体表边界选择性地排出体外。溶酶体和泛素-蛋白酶体是细胞水平上对外来的和人体自身不再需要的有序性物质进行主动的无序化处理的专门结构，过氧化物酶体则是对有害能量进行无序化处理的专门结构，其意义都在于对不符合人体有序性发展需要的物质能量进行清除，为人体有序性的发展做准备。人体对于旧有序过程的清理和对新有序过程的准备，涉及生物分子、细胞器、细胞的去旧更新，溶酶体和泛素-蛋白酶体途径均在其中起重要作用，而脾脏则是在整体水平上对老化血细胞进行清理的器官。消化系统是外来有序性的粉粹机，其意义是对主动摄入体内的来自外界的有序性物质进行无序化处理，成为有序程度降低的小分子物质，以基础状态透过边界屏障进入人体，成为人体生命过程需要的能源物质和基础物质。通过整体调节使有序运动减缓也是无序化过程的组成部分。运动减缓和营养增加表现为物质储备的增加，主要为脂肪和糖原等储备的增加。来自内分泌系统的糖皮质激素等与营养储备增加有密切关联。以上生命结构着重参与了人体生命过程的无序化环节，而与藏象的脾形成密切的关联。

《内经》关于脾的阐述可以大致归纳为：脾者，仓廪之本，营之居也，其华在唇四白，其充在肌，此至阴之类，通于土气；其类土，其气湿，其位中央，其应长夏（主长夏），其色黄，其数五，其日戊己，其应四时上为镇星；为仓廪之官，五味出焉，藏意，藏肉，生肉，养肉，主肌肉，主口，开窍于口；在天为湿，在地为土，在脏为脾，在体为肉，在窍为口，在液为涎，在志为思，在变动为哕，在声为歌，在音为宫，在味为甘，在臭为香；其合肉，其荣唇，其主肝，其病在肉、在舌本，其脉代；脾苦湿，急食苦以燥之；脾欲缓，即食甘以缓之，用苦泻之，甘补之。

以上阐述表明了脾是人体中代表中央湿土的脏器，与同属中央湿土的事物形成广泛的关联，同时着重指出了脾为仓廪之本、营之居以及藏肉、生肉、养肉、主肌肉等特征，指出了脾与人体的后勤保障以及充实、和缓等状态的关联。通过人体无序化环节的分析可以较为便利地解读这些关联。

藏象的脾来自人体阴阳演化的阳中之阳环节的延伸与展开，是五行的土即自然界三对矛盾的无序性方面在人体生命过程的代表。无序性是自然演变中必定发生和不可缺少的环节，是对旧的有序过程进行清理，为新的有序过程准备条件的环节。生命从有序性角度看，是以新陈代谢为契机不断否定旧秩序、开启新秩序的过程。脾就处在送旧迎新的关节点上，其作用包括对旧的、人体不再需要的以及外来的有序性物质进行无序化处理，把有害能量转变为无序化的热能，对已经产生的无序化的物质能量加以容纳和缓冲，构建背景物质能量平台，为新的有序过程做好物质能量准备等等。为此而涉及消化降解、营养储备、容纳缓冲、解毒保护诸方面的功能。脾的充实，表现为人体内环境的稳定和物质储备的充实，即“仓廪”的充实，因此《内经》称脾为“仓廪之本，营之居”。消化系统是外来有序性的粉碎机，以无序化为契机为人体的有序化过程提供着物质能量准备，而整体的从容和缓状态也与物质储备密切关联，其综合结果将表现为“肌肉”的充实丰满，其中主要是脂肪组织的充实，也涉及肌组织和体液的充实。因此藏象把消化系统和与之关联的口、唇、涎等以及“肉”“肌肉”等归在脾及其所属器官的范围。本节还探讨了藏象的脾与溶酶体等亚细胞结构的关系，以及与体液（包括细胞内液、组织间液、血液和淋巴液等）及其容纳、缓冲等作用的关系，后者可从“仓廪之本，营之居”“其气湿，其位中央”以及充实、和缓等状态中得到提示，有劳学术界的进一步审视与校正。最后，解剖学的脾脏因参与了老化血细胞的无序化处理，也与藏象的脾存在一定的关联。

第七节 人体边界完善与藏象的肺

藏象的肺是人体内具有阳中之阴本质特征的藏象器官，是五行的金即自然界三对矛盾的边界及其封闭性在人体生命过程的代表，对生命整体的边界完善起决定作用。我们可以从人体与外界的物质能量交流、人体独立性完整性的保持来分析藏象的肺与人体内具体物质、结构、功能的关联。

细胞膜的边界屏障作用与选择性通过作用

人体是具有完善边界的独立、完整、复杂的热力学系统。边界是生命得以运行的不可或缺的要素，它使生命个体成为独立、完整的个体。处在生命发展早期的原核生物，细胞核尚未完善，而完整的细胞膜已经具备。人体是生命高度进化的产物，人体的边界高度复杂而又高度完善。经过边界实现的人体与外界的物质能量交流是生命得以持续的不可缺少环节。

在细胞水平上，完整的细胞膜是细胞生存的必备条件。成熟红细胞、血小板都不具有完整的细胞内结构，但不能没有完整的细胞膜。红细胞的老化着重表现为细胞膜的老化，因此而在经过脾脏时被清除。细胞膜脂质双层中形成了疏水的区域，使细胞膜内外水环境中的水溶性物质不能随意进出细胞膜。细胞膜脂质双层中镶嵌了蛋白质，成为物质、能量、信息进出细胞的通道或载体，由此建立了选择性通过的边界屏障。封闭性是边界成立的条件，使细胞成为独立完整的个体；选择性通过是边界功能的完善，使系统得以实现从无序向有序、从旧有序过程向新有序过程的发展演化。在细胞内的细胞核、内质网、线粒体、溶酶体等也都有选择性通过的生物膜与周围区域相区分而又相联系。

肺，皮肤，消化道黏膜，肾脏

在整体水平上，肺和皮肤都是与大气直接接触的器官结构，都参与了体温和水的保持与调节，并且和消化道黏膜一起处于抵御外来侵袭的第一道防线。其中，肺代表的呼吸系统承担了最繁重、最复杂的物质能量交流任务和免疫防御任务。人体有序性是引入并消耗能量而建立的，人体的各种生命活动都是消耗能量的过程。人体能量来自碳、氢的氧化，碳、氢的载体糖、脂、蛋白质等经消化系统的处理以小分子状态进入人体，经血流送往各器官组织细胞，氧则依靠肺的通气与换气，使肺循环血流中的去氧血红蛋白转化为氧合血红蛋白，经血液循环送往全身。正常成人体内氧储存量约为 1550ml，仅够维持机体 6min 的正常代谢，因此呼吸运动须不断地进行，否则将造成能量供给的中断。正常成人平静呼吸时，呼吸频率每分钟 12～18 次，进出肺的气体量 6～9 l/min，体力劳动或运动时最大通气量可达 150 l/min。因此，肺作为“气之本”，是与大量气体接触并完成交换的器官。而肺与机体能量供给之间的关系，则是“气之本”的又一重含义。肺的另一重要任务是排出 CO_2。在能量代谢过程中，氢的氧化产生水，碳的氧化产生 CO_2。水和 CO_2 都参与了机体内环境的形成，参与了内环境对代谢产物的容纳和缓冲作用，再经过体表边界排出与调节。CO_2 的排出依靠肺来完成，当肺的通气不足以充分排出 CO_2 时将造成 CO_2 在体内的积蓄，出现酸中毒等无序化的情况。

肺还参与了水和热量的排出与调节，人体每天经呼吸道蒸发的水分200～400ml，经呼吸道的散热量约占2%。肺每时每刻要进出大量的空气，上呼吸道有大量微生物寄居，呼吸系统尤其上呼吸道是感染最常发生的部位，因此防御免疫成为呼吸系统的重要任务。自鼻腔至终末细支气管的呼吸道称为传导气道，是气体进出肺的通道，同时具有加温、加湿、过滤和清洁吸入气体以及引起防御反射（咳嗽反射和喷嚏反射）等保护作用，减少了外来有害因素直接到达肺泡的机会。呼吸道黏膜对人体物质和外来物质形成分隔，对外来侵袭形成阻挡。在呼吸道黏膜下有大量非包膜化弥散性的淋巴组织和淋巴小结，构成了黏膜相关淋巴组织，在抵御微生物经黏膜的侵袭方面起重要作用。由此形成了呼吸道免疫屏障。

皮肤是位于身体表层与外界环境密切接触的器官，承担了人体主要的散热和体温调节任务，抵挡着各种物理、化学、生物因素侵害的风险。各种有序过程共同的特点是消耗能量，各种形式的能量最终都转化为无序化的热能。对五行的探讨告诉我们，热能能否经边界向外散发是有序性能否持续的关键。人体的散热主要由皮肤完成，皮肤散热有辐射、传导、对流和蒸发四种方式。当环境温度为21℃时，经皮肤的散热量约占机体总散热量的97%，其中通过辐射的散热量约占机体总散热量的60%。当环境温度等于或高于皮肤温度时，不感蒸发和出汗便成为唯一有效的散热方式。人体24小时经皮肤不感蒸发的水量600～800ml，出汗量因环境温度、湿度和人体活动状态等而异。通常情况下1ml水蒸发可带走2.43kJ热量。皮肤的散热量受体温调节中枢调控，对保持体温的相对稳定起关键作用。皮肤作为相对坚实的体表屏障，对外来的物理、化学、生物侵袭起着阻挡、隔离的作用。皮肤和皮下的免疫机制可对侵入的细菌、病毒、异物等加以清除。由此构成了皮肤免疫屏障。

消化系统是对外来有序物质进行无序化处理的结构，消化道黏膜是处在人体物质和外来物质之间的选择性通透的边界屏障。经过无序化处理的外来物质须以小分子状态通过消化道黏膜进入人体，成为人体需要的基础物质和能源物质，反映了五行中土、金、水的任务转化。胆道和结肠还担负了人体部分废弃产物排出的任务和水液调节任务，各种进入消化道的废弃产物最后经乙状结肠和直肠排出体外。消化道黏膜与皮肤和呼吸道黏膜一样与来自外界的物理、化学、生物因素直接接触，需要对来自这些方面的侵袭形成阻挡，需要对已经形成的入侵进行清除，因而需有强大的防御免疫功能来配合。与呼吸道一样，黏膜对外来侵袭的阻挡、黏膜相关淋巴组织对入侵微生物的清除等等，构成了消化道免疫屏障。

肾脏是维持机体内环境稳定的重要器官，在保持水、电解质和酸碱平衡等方面起核心作用，从而对人体生命物质的稳定有重要影响，成为与藏象的肾密切关联的实体器官。同时，肾脏又是人体边界的重要组成部分，参与了水、电解质和水溶性代谢产物的排出与调节。水是蛋白质等生命物质保持稳定与活力的最重要的背景物质，同时也是能量代谢的终产物。构建机体内环境的适量的水为生命过程所需要，而过度积蓄的水则会对机体产生毒性。代谢产生的水首先参与了内环境的容纳、缓冲过程，而后多余的部分经肾脏排出，带走水溶性废弃产物。肾脏主导的泌尿系统通过肾小球的滤过和肾小管的回吸收对钠、钾等参与内环境形成的电解质进行调节，以保持电解质和酸碱平衡。因此，肾脏保持内环境稳定的作用是由肾小球和肾小管的选择性通过来实现的，是一种边界相关的作用。由此看来，肾脏在工作方式上与藏象的肺也有密切的关联。反映在中医临床上，在治疗肾脏疾病时，往往会涉及治肺的药物和方法。与消化道、呼吸道一样，泌尿生殖道黏膜下也有大量非包膜化弥散性的淋巴组织和淋巴小结，构成了黏膜相关淋巴组织，成为抵御微生物侵袭的重要屏障。

免疫系统的屏障作用

人体抵御外来有序性入侵、保持机体独立性与特异性的任务，是由皮肤、黏膜的屏障作用与免疫系统对外来有序性的识别、清除作用配合完成的。免疫系统由免疫活性分子、免疫细胞、淋巴组织、淋巴器官逐级构成。免疫活性分子包括免疫球蛋白、补体、多种细胞因子等，主要由免疫细胞产生。免疫细胞包括淋巴细胞（T 细胞、B 细胞、NK 细胞）、抗原呈递细胞、浆细胞、粒细胞和肥大细胞等，它们或聚集于淋巴组织内，或分散在血液、淋巴及其他组织中。淋巴组织是构成胸腺、淋巴结、脾和扁桃体等淋巴器官的主要成分，也广泛分布于消化道、呼吸道等非淋巴器官内。淋巴器官包括中枢淋巴器官（胸腺和骨髓）和外周淋巴器官（淋巴结、脾和扁桃体等）。骨髓是所有免疫细胞的发源地和 B 细胞的发育、分化和成熟的场所。胸腺是 T 细胞分化、发育和成熟的场所。脾是对血源抗原产生免疫应答的主要场所和 B 细胞的主要定居地。淋巴结是免疫应答发生的主要场所和 T 细胞的主要定居地。黏膜相关淋巴组织针对经黏膜表面入侵机体的病原微生物产生免疫应答，在局部免疫中发挥重要作用。皮肤包含了由淋巴细胞和抗原提呈细胞组成的特化的皮肤免疫系统，对经皮肤入侵的病原微生物产生始动免疫应答。固有免疫细胞包括中性粒细胞、单核巨噬细胞、嗜酸性粒细胞、嗜碱性粒细胞与肥大细胞、自然杀伤细胞等，参与固有免疫应答，构成宿主抵御病原微生物入侵的第一道防线，并启动和参与特异性免疫应答。特异性免疫应答是由抗原诱导的具有抗原特异性的免疫功能性反应，由两类特异性淋巴细胞——B 细胞和 T 细胞对特异性抗原作出识别与应答。B 细胞识别抗原后，增殖、分化成为浆细胞，合成并分泌可溶性免疫球蛋白，在体液中结合和清除抗原，产生体液免疫应答。T 细胞识别抗原后，增殖、分化成为效应 T 细胞，可通过分泌细胞因子和行使细胞毒作用来发挥效应，产生细胞免疫应答。各种免疫活性分子参与了免疫应答。免疫系统可识别和清除进入机体的抗原，包括病原生物、异体细胞和异体大分子，产生免疫防御；识别和清除体内表面抗原发生变异的细胞，包括肿瘤细胞和病毒感染细胞，形成免疫监视；识别和清除体内衰老死亡的细胞，维持内环境的稳定，实现免疫稳定。免疫系统对外来或变异的有序性进行清除，是一种无序化处理的过程，经过杀伤、吞噬、降解等使外来或变异物质的有序性降低，成为人体有序性可以相容的基础状态。免疫系统的识别和清除功能，是与细胞膜表面结构的高度进化相关联的。人体所有细胞表面都有主要组织相容性复合分子，具有种属特异性和个体特异性，成为自身细胞的识别标志。T 细胞和 B 细胞表面有特异性的抗原受体，其种类可超过百万种，而每个细胞表面只有一种抗原受体。这样，淋巴细胞作为一个细胞群体，可以针对许多种类的抗原发生免疫应答，而每个淋巴细胞只参与针对一种抗原的免疫应答。因此，免疫系统的形成是以细胞膜边界在形态功能上的高度发展为基础的。

藏象的肺与人体各层次水平上具体物质、结构、功能的关联汇总

综上看来，选择性通过的边界是生命作为独立、完整、复杂的热力学系统不可缺少的组成部分。在最原始的单细胞生物中，已经有完整的细胞膜边界。在人体的细胞水平上，复杂完整的细胞膜构成了细胞的边界，而多种亚细胞结构也有生物膜作为边界。在整体水平上，肺和皮肤是与外界大气直接接触与交流的器官，其中肺是与大气进行最多物质能量交流的器官，涉及氧的摄入与二氧化碳的排出，也参与了水和体温的排出与调节；皮肤承担了主要的热量排出和体温调节任务，也参与了水的排出与调节。消化系统是对外来有序性进行无序化处理的机构，但消化道黏膜是对经过消化处理的小分子物质予以选择性摄入的边界屏障，同时也承担了部分废弃产物选择性排出的任务。肾代表的泌尿系统通过选择性排出与回吸收承担了水和电解质的排出与调节任务，以及其他代谢产物的排出任务。免疫系统与以上边界屏障相配合，对外来的和自体变异的有序性予以识别和清除，从而保持人体生命结构与生命过程的独立性、完整性、特异性和稳定性。免疫机制是边界功能的延伸，也是细胞膜边界高度发展的产物。以上生命结构共同参与了人体边界屏障的形成、人体独立性完整性的保持、人体与外界物质能量交流的实现与调节，由此而与藏象的肺形成密切的关联。

《内经》各篇关于肺的阐述，可以大致归纳为：肺者，气之本，魄之处，其华在毛，其充在皮，属阳中之太阴，通于秋气；其类金，其气燥，其位西方，其应秋（主秋），其色白，其数九，其日庚辛，其应四时上为太白星；为相傅之官，脏之长，心之盖也，治节出焉，藏魄，藏气，生皮毛，养皮毛，主皮毛，主鼻，开窍于鼻；在天为燥，在地为金，在脏为肺，在体为皮毛，在窍为鼻，在液为涕，在志为忧，在变动为咳，在声为哭，在音为商，在味为辛，在臭为腥；其合皮，其荣毛，其主心，其病在皮毛、在背，其脉毛（浮）；肺苦气上逆，急食苦以泄之；肺欲收，即食酸以收之，用酸补之，辛泻之。

从以上阐述可以看到，肺是人体中代表西方燥金的具有阳中之阴性质的器官，与同属西方燥金的事物形成广泛的关联，并以“气之本”的定位成为人体与外界接触和交流的边界，与呼吸系统、皮肤及与之密切相关的鼻、毛、气、咳、涕等形成了最为密切的关联。从肺的边界屏障作用及选择性物质能量交流作用可以方便地解读这些关联。

藏象的肺是人体内具有阳中之阴本质特征的藏象器官，是五行的金即自然界三对矛盾的边界及其封闭性在人体生命过程的代表。边界的完善包括封闭和选择性通过两方面。封闭是边界成立的条件，是使人体成为独立、完整、特异的热力学系统的必备条件；选择性通过是边界功能的完善，是热力学系统从无序回返有序的必经环节。人体有序过程中自发形成的无序化产物，包括热能、二氧化碳、水等，必须通过系统的边界排出体外，使人体不会因为无序化产物的堆积而出现熵的增大，使人体得以回归到有序过程的起点，得以开启新的有序过程。由此体现了火生土、土生金、金生水的热力学基本规律，这是自然界连续有序过程必定遵循的规律。人体有序过程所需的物质能量补充，也须通过系统的边界进行。边界还承担了信息交流的任务。人体各层次水平上构建的边界及与之相关的过程，都与藏象的肺密切关联。在细胞水平上，这种边界屏障显然是细胞膜。在整体水平上，肺与皮肤是处于最突出位置的边界屏障。因而《内经》诸篇把肺、皮肤及与之密切相关的内容归到了藏象肺的关联范围。临床上边界封闭性的增强需通过收敛的方法来实现，而酸、涩的药物通常显示收敛性，因此《内经》把酸、收作为补肺的方法。此外根据上文的分析，消化道黏膜、泌尿系统、免疫系统均与藏象的肺有密切关联，这种关联《内经》没有明确阐述，但中医临床上有或多或少的提示，有待学术界的进一步审视与研究。

第八节 人体热力学演化的综合分析

人体热力学演化的基本过程与环节

以上第三至第七节里，我们探讨了藏象的肾肝心脾肺与人体各层次水平上具体物质、结构、功能的关联。围绕人体物质基础的产生及其稳定性、特异性的保持，藏象的肾与蛋白质、DNA、细胞核、干细胞及其微环境、生殖系统、来自内分泌系统的生长激素系列和胰岛素等形成最为密切的关联。围绕人体有序结构的形成、有序功能联系的建立、协调统一能力的行使与应急能力的保持，藏象的肝与内质网、高尔基复合体、细胞骨架、细胞通讯体系、以肌肉为主的运动系统、神经系统的运动感觉应急等功能、来自内分泌系统的儿茶酚胺激素等形成最为密切的关联。围绕人体能量的代谢转化以及能量所驱动的功能活动，围绕人体生命活力的产生与维系，藏象的心与ATP、线粒体、循环系统、中枢神经系统（尤其是大脑皮层的精神思维功能）、来自内分泌系统的甲状腺激素等形成最为密切的关联。围绕人体对外来的或废弃的有序性物质进行无序化处理，围绕无序化产物的容纳、缓冲与清理，藏象的脾与溶酶体、泛素-蛋白酶体、过氧化物酶体、消化系统、脂肪组织、体液内环境以及来自内分泌系统的糖皮质激素等形成最为密切的关联。围绕人体的边界屏障，围绕人体独立性完整性的保持以及人体与外界的物质能量交流，藏象的肺与细胞膜、呼吸系统、皮肤、消化道黏膜、泌尿系统以及免疫系统等形成最为密切的关联。

肾肝心脾肺在功能上前后衔接，密切配合，使人体得以实现周而复始的热力学演化，实现有序过程的持续与循环。人体热力学演化从 DNA 遗传信息和体内基础物质开始（阴中之阴，肾，水），在能量支持下建立并发展有序的结构和功能联系（阴中之阳，肝，木），在此基础上能量释放驱动有序的运动变化，彰显生命活力（阳中之阳，心，火），而后进入自发或主动的无序化过程（阳中之阳，脾，土），废弃的无序化产物经边界排出，人体所需的基础物质和能源物质由边界进入（阳中之阴，肺，金），回到阴中之阴的起点状态，开启新一轮的有序过程，由此形成循环。

人体热力学演化的基本过程与环节，和热机这类简单的热力学系统相比有其共同性：①须以特定的物质条件为前提，以物质稳定的基础状态为有序过程的起点；②有一个引入外来能量的过程，在此过程中形成有序的物质能量分布，或有序的结构和功能联系；③在此基础上能量释放驱动有序的运动变化，实现热力学系统的功能能力；④能量释放、功能实现之后，有一个向无序转化的过程；⑤必须通过系统的边界排出无序化的能量，使系统回归基础状态，使有序过程得以持续。由此，它们共同遵循着以热力学第二定律为导向、用五行完整表达的热力学基本规律。

然而人体作为自然界连续有序过程的最高形式，作为高度复杂、高度严密的热力学系统，在热力学演化的各环节上又具有某些特殊的方面，需要我们进一步来讨论。

人体热力学演化各环节中需要着重讨论的问题

人体生命过程是无数微观有序过程的集合。人体生命的持续由无数有序过程前后衔接而来。有序过程的前后更替，生物学上称为新陈代谢。新陈代谢的热力学本质是旧有序过程的否定和新有序过程的展开。新陈代谢的重要特点，是包含了生物体主动的无序化处理。在人体，这种主动的无序化处理包括了在细胞水平上溶酶体、生物素-蛋白酶体以及过氧化物酶体的工作，在整体水平上脾脏对老化红细胞、血小板的清除，以及各系统器官中细胞的程序性老化凋亡。而另一项极重要的无序化处理是在消化系统，外来有序物质经无序化降解后选择性通过肠黏膜，成为体内的基础物质和能源物质。基础物质和能源物质不断从外界得到补充，而体内的结构性物质也通过无序化处理渐次回归为基础物质和能源物质。以稳定的DNA遗传信息和基础物质为起点，不断地修复和更新有序的结构和功能联系，推进有序的功能活动，由此形成循环。因此，人体生命过程从更大的视野来看，是无数的、前后接续的否定之否定的过程、量变与质变的过程、对立与统一的过程。

与其他热力学系统一样，在系统的无序化环节形成的热能等无序化产物最终须从系统的边界排出，这是热力学系统得以实现熵减小，使有序性得以持续的必经途径。地球、卡诺热机等热力学系统的熵减小都须通过热能的排出来实现，而人体热力学过程的无序化产物，除了热能外，还有二氧化碳、水以及其他物质。这些产物一般先为人体内环境容纳缓冲，参与了人体有序性所需背景物质能量的形成，而后有选择、有控制地经系统的边界排出。因此，系统边界的选择性开放是生命有序性得以持续的必备条件。反过来看，系统边界的适度的封闭性又是人体得以保持其独立性、完整性、特异性，成为有效的热力学系统的基本条件。适度封闭与选择性开放，共同成为人体边界完善的内涵。在这里，封闭性是边界成立的条件，选择性开放是边界完善的标志。人体的细胞膜、肺、皮肤、免疫系统等边界结构，是地球生命长期进化的产物，是系统边界的高度完善，封闭与开放形成完美的配合，并得到完美的调控。与其他热力学系统一样，能量的释放，有序运动的激发，对系统形成一种开放性的力量，即五行中“火”的环节导致系统开放性的增强、封闭性的削弱。而热能的排出，则使系统出现由表及里的能量降低和熵减小，由此形成阳中之阴的效应，使系统边界的封闭性增强而开放性减弱。因此肺、金所代表的阳中之阴环节，是与系统边界的封闭趋势相关联的。

在人体生命过程中起核心作用的物质是蛋白质，而蛋白质的特异与稳定则由DNA遗传信息来决定。这使藏象的肾所代表的物质稳定环节主要围绕

DNA遗传信息的保存、复制与传递来展开。DNA遗传信息的保存、复制与传递过程中，充分体现了肾水的静守、聚集、深藏、稳定等阴中之阴特征。而已合成的蛋白质等基础物质在生命活动过程中的特异和稳定，又需有一定内环境条件的配合，这与水环境、适当的离子浓度和酸碱度以及多种体液因素相关联。人体能量代谢时氢的氧化产生水，这使水成为人体无序化过程的产物之一。但与二氧化碳的情况不同，水是与蛋白质活性密切关联的基础物质，同时也是对热能、二氧化碳等代谢产物进行容纳、缓冲与疏散的载体物质，并参与了营养物质的输送任务，来自能量代谢的内生水远远赶不上人体对水的需求，人体还需大量地从外界引入水。因此正常含量的水是人体物质基础的组成部分，而与藏象的肾密切关联。仅在过量的水积蓄，或成为其他无序化产物的载体时，水才成为无序化产物的组成部分而急需予以排出。蛋白质是生命的基础物质，因而是与藏象的肾直接相关的代表性物质。蛋白质也是人体有序结构的基本构建材料，蛋白质合成是人体有序化过程的开始，即水生木过程的开始，反映了从肾到肝的对接，从而也与藏象的肝形成关联。

与其他热力学系统一样，人体有序结构和有序功能联系的建立是与能量的引入相关联的，是一种“阴中之阳”的过程，即在物质之中引入能量，以能量为驱动力实现物质能量的有序分布，实现有序物质结构和有序功能联系的建立与发展，使系统实现从阴向阳、从物质稳定向运动活跃的转化，为能量的释放和功能的实现做好前置准备。在热机和光合生物等相对简单的情形，能量直接以热能或光能形式进入系统，以内能或化学能形式在系统内储存，并引起系统内物质能量分布的有序化改变，在其后的过程里能量释放驱动有序的运动变化。人体是一种更高层次的系统，不直接依靠外来的热能或光能来驱动有序的生命过程，而是依靠摄入的营养物质中碳和氢的氧化获取能量。因此人体的有序化过程实际上引用了光合生物的有序化成果，使人体的能量摄取和应用途径得到简化，使有序性建立于较高的基础平台之上，从而能够支持更复杂、更高层次的生命活动。从这个角度看，薛定谔所说“秩序基础上的有序”（可参阅第二章第六节：自然界三对矛盾的相互关联）是可以成立的。不过光合生物的有序化成果只是提高了人体有序性的基础平台，人体有序性并非外来有序性的直接搬用，而是在提高的基础平台之上在能量支持下进一步建立人体自身的有序性，所达到的有序程度远远高于单糖、氨基酸等引入物质的有序程度。也就是说，人体有序结构和有序功能联系的建立过程中，尽管引用了光合生物的有序化成果，即自然界“水生木”的成果，起决定性作用的仍然是人体自身进一步的有序化发展，这种发展过程同样是在引入能量的基础上实现的，是一种阴中之阳的转化过程，也就是人体内在的“水生木”过程。

以有序的结构和功能联系为基础，能量释放驱动有序的运动变化，这是热力学系统展现其功能能力的环节，是经过系统内各环节的配合而最终实现的目标。在各种热机，这种功能能力就表现为有序的机械运动，人类制造热机就是为了实现这样的收获。人体作为高度复杂的系统，所释放的功能能力涉及运动、感觉、精神思维等众多方面。其中大脑皮层的精神思维能力是一种最高层次的能力，是运动、感觉等众多能力的统领者，也是已知自然界中最高级最复杂的物质运动形式。电脑、火箭等人造物品显现的能力，是人类能力的延伸。人类以这样的能力展现其非凡，影响于世界。因此藏象的心是人体生命的核心，是人体生命能力的最高表达。肾与肝为之提供了物质结构基础，脾与肺则使这样的能力可以持续。肾肝心脾肺的衔接与配合，使以精神意识为统领的复杂而有序的功能能力得以实现并持续。

实体结构在各热力学环节的分工与配合

经过前文的探讨，可以看到，人体细胞的各亚细胞结构、人体整体的各系统器官，都是在肾肝心脾肺所代表的热力学环节中起决定作用的功能要件，所有生命结构无不与热力学演化相关联。同时也可以看到，由于生命系统的复杂性，各热力学环节的任务往往需由多个生命结构分工完成。例如细胞内主动的无序化处理，有溶酶体、泛素-蛋白酶体、过氧化物酶体分工完成，其中过氧化物酶体使具有攻击性的能量释放为无序化的热能，泛素-蛋白酶体对不再需要的蛋白质进行高选择的无序化降解，溶酶体则对多种生物分子直至细胞器、细胞予以简捷而高效的降解处理。在整体水平上各系统器官的分工中，这种情况更为多见。例如肺所代表的边界屏障就涉及呼吸系统、皮肤、消化道黏膜、泌尿系统以及免疫系统等众多方面。此外还可以看到，一些生命结构承担的任务，涉及两个或多个热力学环节之间的过渡与衔接。例如内质网、高尔基复合体承担蛋白质等结构性物质的合成功能，从而反映了细胞内的“水生木”过程；线粒体的ATP合成是为能量的有序释放做好前期准备，实际上反映了“木生火”的转化过程；过氧化物酶体的作用包括了能量释放与无序化处理，从而涉及火与土两个环节；肾脏的作用涉及肺与肾；神经系统的功能涉及肝与心；消化系统和血液系统的功能涉及脾与肺，等等。

人体的各系统器官都是由多种组织、众多不同分化方向的细胞构成的复合体。每个系统器官中，都包含了推进生命过程各环节所需的生命结构。每个系统器官所承担的任务，都由多个热力学环节配合完成。例如，消化系统的主要热力学职责是对外来的有序性物质进行无序化处理，而无序化处理是“火生土”的过程，需要能量的参与。胃内酸环境、小肠碱环境、胃肠道温度环境、胃肠蠕动的搅拌与研磨等，都以能量释放为前提。小肠细菌的代谢产热和分解食物产热也参与了胃肠道温度环境的形成。经过消化系统的无序化降解产生的小分子物质，要经过胃肠道黏膜的边界屏障作用，有选择地进入血流成为人体需要的基础物质和能源物质，这样又经过了“土生金”和“金生水”的过程。而藏象的肝参与了胃肠道的蠕动和整个消化吸收过程的协调统一。胃肠道的干细胞使细胞、组织得到补充修复。因此消化系统功能能力的实现有肾肝心脾肺所代表的各热力学要素的共同参与。免疫系统与皮肤黏膜一起构建了人体有序性与外来或变异有序性之间的边界屏障。但免疫系统对外来或变异有序性的识别须以DNA遗传信息为依据，免疫系统对已识别的外来有序性物质和人体变异的有序性物质须进行无序化处理，后者为耗能过程，而免疫过程的各环节形成着高度的协调与统一，因此免疫系统的功能活动也涉及肾肝心脾肺的共同参与。在神经系统尤其是大脑皮层的功能活动中，更为典型地展示了物质基础、结构基础、功能能力与后续支持等环节的关联与配合，体现了肾肝心脾肺紧密配合实现复杂功能能力的状况。分析其他系统器官，也可以看到类似的情况。

对应于热力学演化的各个环节，人体的系统器官形成了肾肝心脾肺的藏象分工。而在各系统器官内部，仍有肾肝心脾肺的分工与配合。直至各细胞内的亚细胞结构，还有对应于肾肝心脾肺的藏象分工。甚至在分子水平，也存在物质基础、结构联系、功能释放、后续支持各环节的配合。与“阴阳之中复有阴阳”的情况相似，在生命结构的发展演化中显现了“肾肝心脾肺中复有肾肝心脾肺”的情形。这是一种“全息性”的情形，即每个人体、每个系统、每个器官、每个组织、每个细胞，都完整具备着代表所有热力学环节的内容与信息。与此同时，在每个层次水平上，各生命结构之间形成分工，分别侧重于行使某一热力学环节的功能，从而与特定的热力学环节形成最为密切的关联，成为特定热力学环节在相应层次水平的代表，这样又显现了“极向性”。人体生命结构与热力学环节的关系上，呈现出全息性与极向性的统一。这种全息性和极向性的统一，是对立统一规律在具体事物的表现，可见于自然和社会的许多情形，容待专题讨论。神经系统内有血管，循环系统内有神经，就是一种全息性和极向性统一的情形。

经以上各节的分析，可以看到，藏象的肾肝心脾肺作为热力学基本要素在人体生命过程的代表，从来源看具有虚拟的性质，但又与实体的物质、结构、功能有着密切的关联。在人体的各层次水平上都有某些具体的生命结构着重行使某一藏象器官的职能，成为该藏象器官在相应范围的代表性结构。实体生命结构既分工，又合作，以全息性和极向性统一的方式，构建了人体热力学演化的各环节。以实体生命结构为依托的各热力学环节的衔接与配合，使人体得以实现周而复始的热力学演化，实现有序过程的持续与循环，在新陈代谢中，在人体功能能力的展现中，不断演绎出新的状态、新的阶段。我们也可以从热力学演化的视角，了解到《内经》把各藏象器官与人体的具体结构、功能相联系的客观依据，例如肾与生殖生长发育、肝为罢极之本、心主神明、脾与消化道、肺与皮毛形成关联的依据等等。我们探讨的部分内容，例如各亚细胞结构与肾肝心脾肺的关联，是《内经》限于当时条件而无法涉及的；当我们在现代自然科学的基础上进一步研究和发展中医时，这一领域的探讨当会有所助益。各系统器官内部藏象关系的探讨是个无尽的课题，本节只有初步的涉及，它应是今后学术界可以深入研究的领域。这一领域的探讨将会有助于从中医学角度深入了解各系统器官的生理、病理、诊断、治疗，把成果体现到各系统器官疾病的临床上。

中医学的认识方式是从宏观认识微观，从整体深入局部。因此中医首先关注的，是阴阳五行所代表的自然界基本要素在生命整体的影响。这些要素的紧密配合，使人体得以实现有序而连续的生命过程。而这些要素之间相互关系的变化，也可以使整体呈现寒、热、燥、湿等物理状态的改变。中医临床上对于“证”的认识和针对“证”的处理，很大程度上围绕这类物理改变进行。为此我们仍可以从本章第二节的讨论开始，进一步探讨肾肝心脾肺之间的相互关联。

第九节 肾肝心脾肺的相互关联

物质与能量作为自然万物的构建者和决定力量，形成了对立统一的阴阳关系。物质与能量的转化、转移，引发了自然万物的发展演变，在此过程中显现了自然事物在运动中由有序向无序发展的自发趋势，被概括为热力学第二定律，由此引出了有序与无序、封闭与开放的矛盾关系，与物质能量一起共同形成广泛影响自然进程的三对矛盾。在热力学系统的发展演化中，伴随物质与能量关系的转变，物质、有序、能量（开放）、无序、边界及其封闭性依序展现其突出的性质，在中华古典文明中分别用水、木、火、土、金来表示，就构成五行。看似原始落后的五行，从数千年前的远古时代预告了我们现今的科学界尚未完全知晓的热力学全景规律，它也是自然界物质存在和物质运动普遍遵循的规律。人体生命过程遵循这一基本的自然规律，形成了对应于水木火土金的五个发展演化环节，分别用肾肝心脾肺五脏来表示，就构成藏象。藏象的肾肝心脾肺作为自然界基本要素在人体的代表，具有虚拟的性质，但在人体各层次水平上又都有具体的物质、结构、功能作为依据。实体生命结构以全息性和极向性统一的方式构建了人体热力学演化的各环节，构建了肾肝心脾肺。肾肝心脾肺代表着水木火土金，代表着物质、有序、能量（开放）、无序、边界封闭性诸要素，成为渗透于人体每个系统、每个器官、每个组织、每个细胞的功能要件。五行所体现的自然界基本要素之间的相互关联，包括其间形成的协同、拮抗关系，在人体通过肾肝心脾肺的关系而表现出来。

藏象的肾关联着人体热力学过程的阴中之阴——水的环节。在此环节，系统处于阴最强而阳最弱的状态，即能量最低或能量潜藏、运动和缓而物质稳定的状态，静守聚集的物质性特征突出显示。它是金所代表的边界封闭性趋势的持续，也是木所代表的有序性发展的起点。使人体的一切生命活动基于人体自身特异的、稳定的物质基础之上，是肾的功能要点。以此为起点，建立、发展、修复、更新人体有序的物质结构和功能联系，即人体的“水生木”。肾决定了人体物质结构功能的稳定性，肝决定了人体物质结构功能的有序性，两者形成协同的关系。肾使人体静守稳定，涉及能量释放的制约与运动变化的减缓，心使人体能量充沛和功能活跃，涉及物质消耗的加快和物质稳定性的减弱，两者在功能上可形成拮抗的关系。

藏象的肝关联着人体热力学过程的阴中之阳——木的环节。在此环节，系统的状态从阴向阳转化，即从低能量向高能量、从能量潜藏向能量释放转化。在此过程中有外来能量的引入，带来了系统有序性的发展，形成高度有序的结构和功能联系，系统的有序性特征突出显示。与此同时系统与外界的关系也从封闭向开放转化。使人体在结构和功能上形成高度的有序统一，是肝的功能要点。以有序的结构和功能联系为基础，能量释放实现有序的运动变化过程，即人体的“木生火”。肝决定了人体运动变化的有序性，心决定了人体运动变化的活跃性，两者形成协同的关系。肝使人体紧张急迫，物质能量的消耗与排出加快，脾使人体松弛和缓，物质与能量的储备增加，两者在功能上可形成拮抗的关系。

藏象的心关联着人体热力学过程的阳中之阳——火的环节。在此环节，系统处于阳最强而阴最弱的状态，即能量释放、运动活跃、物质消耗加快而物质稳定性减弱的状态，能量的躁动离散特征突出显示。能量释放驱动了有序的运动变化过程，系统与外界的关系也处于开放性最强的状态。使人体在充分能量支持下彰显旺盛的生命活力，是心的功能要点。在能量释放、完成有序的运动变化过程后，按照热力学第二定律自发地进入无序的环节，即人体的“火生土”。心决定着人体能量的释放过程，脾关联着人体能量的容纳、缓冲和保留，两者形成协同的关系。心使人体的开放性趋势增强，肺决定着系统边界朝封闭方向的转化，两者在功能上可形成拮抗的关系。

藏象的脾关联着人体热力学过程中阳中之阳环节的延伸与展开——土的环节。在此环节，系统仍处于能量释放后的高能量状态，但发生了从有序到无序的转化，系统的无序性特征突出显示。系统对自发形成的无序化产物如热能、二氧化碳等予以容纳和缓冲，使它们成为背景能量和酸碱平衡等内环境的组成部分。系统对人体不再需要的有序性物质进行无序化处理，以备新的有序过程中重新利用，同时通过消化系统的无序化过程为新的有序过程做好物质能量储备。系统延续了能量释放带来的开放状态，但开放性趋势得到缓冲，为封闭性的发展做了前期准备。在人体的无序化环节为新的有序过程准备物质能量，是脾的功能要点。经无序化处理和容纳缓冲，由系统的边界排出废弃的无序化产物，摄入或保留人体需要的能源物质和基础物质，即人体的“土生金”。脾关联着人体物质能量的容纳、缓冲和保留，肺决定着人体物质能量的选择性摄入、排出或保留，两者形成协同的关系。脾标志人体能量释放后的无序化环节，肾标志人体能量潜藏的有序化环节，两者在功能上可形成拮抗的关系。

藏象的肺关联着人体热力学过程的阳中之阴——金的环节。在此环节，系统的状态从阳向阴转化，即从高能量向低能量、从能量释放向能量潜藏转化。与其他热力学系统一样，从阳向阴的转化必须通过系统的边界以排出无序化能量的方式来实现，在此过程中系统边界的封闭性（收敛性）趋势增强，边界封闭性特征突出显示。系统也对无序化过程中产生的废弃物质予以排出，对已在体内的人体需要的物质能量予以保留，对来自外界的有害的物质能量予以识别和阻挡，让来自外界的人体需要的物质能量以基础状态加入到生命过程中，由此成为从无序回返有序的必经环节。通过选择性的物质能量交流使人体有序过程得以持续，是肺的功能要点。经以上过程，回归到人体的基础状态，回到有序过程的起点，即人体的“金生水”。肺通过选择性的物质能量交流使人体物质能量回归基础状态，肾使人体的物质能量稳定于基础状态，两者形成协同的关系。肺为阳中之阴，使人体从能量释放的躁动状态回归能量潜藏的基础状态，肝为阴中之阳，使人体从能量潜藏的基础状态转向能量释放、功能活跃的的状态，两者在功能上可形成拮抗的关系。

由于肾肝心脾肺是水木火土金在人体的代表，因此五行的“相生”在藏象的关系中体现出来，它表现为五脏在功能上的承接关系。这种承接关系是单向的，即只能是水生木、木生火、火生土、土生金、金生水，而不能是相反，这是由热力学第二定律决定的，驱动的位置在火生土这个环节。另外肾肝心脾肺之间也形成协同和拮抗的关系。拮抗关系应当不是单向的，如前一章所说，我们尚未找到五行“相克”单向性的依据（图 3-9-1）。

然而，肾肝心脾肺在概念上都属于人体器官，人体器官之间出现“相克”或拮抗是不可想象的。中医学术中没有“肺克肝”，也没有“心生脾”，只有“见肝之病，知肝传脾，当先实脾”。肾肝心脾肺对整体和局部的影响以及协

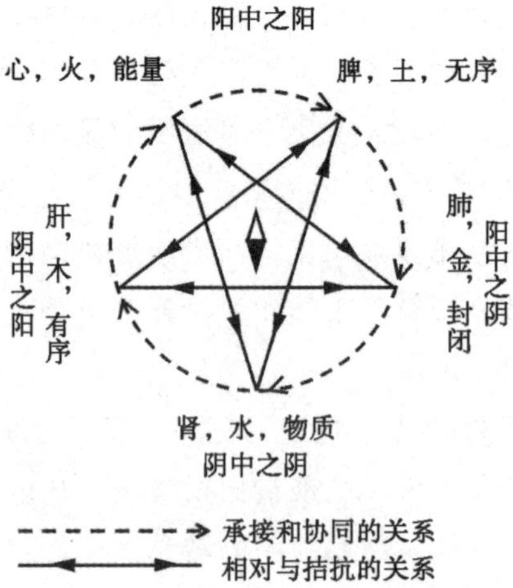

图 3-9-1　阴阳、五行、藏象的综合

同、拮抗关系，是通过它们的功能产物——血阴精气阳来实现的。气虚、血虚、阴虚、阳虚，是每个中医师最耳熟能详的术语，而阴虚与阳虚的迥别也是人所共知。

血阴精气阳是肾肝心脾肺功能活动的产物，它们输布全身，成为影响整体或局部功能状态的基本体质因素。血阴精气阳之间的关系，体现了五行之间协同和拮抗的关系。血阴精气阳的改变，涉及人体的寒、热、燥、湿、虚、实等物理状态的改变。血阴精气阳统领着人体基本体质状态的变化，即基本“证”的变化，进而影响到各种致病因素参与下的各种“证”的形成。阐明血阴精气阳改变导致的基本体质改变，建立规范完整的基本体质模型，即基本“证”的模型，是我国医学千百年来在临床实践提醒下逐渐趋近的目标。藏象物理意义的解读，可使我们加快到达目标。

第十节　基于热力学基本规律的医学发展路径

人体从社会科学角度看，是人类社会的基本构成单元，人的思维、运动、感觉等功能都与人的社会角色密切相关。人体从生物学角度看，是由生物大分子、亚细胞结构、细胞、组织、器官、系统逐级形成的完整的生物体，以DNA 遗传信息为核心实现遗传、应急、运动、代谢等各种生物学功能。人体从化学角度看，是在水溶性环境中以生物大分子为主体，有众多有机与无机小分子参加的复杂体系，可以实现各种复杂的酶促化学反应，可以实现受体、配体的识别与结合，分子之间互相形成紧密的关联。人体从物理学角度看，是涉及机械运动、热运动、电活动、辐射等物理运动形式的复杂个体，然而最重要的是：人体是个复杂完整的热力学系统。热力学是物理学中最具概括性的领域，它关联着整个自然界最基本的矛盾关系，也关联着自然界最普遍最基本的演变规律，从而涉及自然科学的最高层次，并与哲学最靠近。热力学第一定律即能量守恒和转化定律决定着事物发展的驱动力，反映了物质与能量即阴与阳的关系问题，而后者是自然界最基本的矛盾关系。热力学第二定律决定了事物发展的方向性，反映了有序与无序的矛盾关系，进而提示了与系统边界相关联的封闭与开放的矛盾关系。物质与能量，有序与无序，封闭与开放，形成了广泛影响自然进程的自然界三对矛盾。自然界三对矛盾的紧密配合，使自然事物得以实现从低度有序到高度有序，从有序到无序，再从无序回返有序的循环演化，这种循环演化在中华古典文明中概括为五行。人体作为复杂完整的热力学系统，充分体现了自然界三对矛盾及其紧密关联。人体的生物学过程、化学过程以及热、电、机械等物理过程，最终都可以概括为以物质为基础、以能量为驱动力、以完善边界为条件的连续有序过程。人的社会功能，人的思维、运动、感觉等功能，就是这种连续有序过程的产物。

物理、化学、生物、社会诸因素，都是与人体生命过程密切关联的因素。西方起源的现代医学以系统解剖为起点，从生物和化学的角度认识人体，并把多种物理方法用于诊断治疗，对社会心理因素也给予了日渐增多的关注，从而建立了相对完备的医学体系，取得了较大的成功。中医在其发展进程中并没有放弃同样的认识路径，中医和西医的方法有许多共通之处，但由于我国社会发展在南宋末年所受的重挫，历史没有为中医提供同样的自然科学根基，基于生物学和化学的医学发展没有在历史上的中国获得同样的成功。而以热力学基本规律也就是自然界物质存在和物质运动的普遍规律来认识人体，建立起诊断治疗的体系，是中医从发展早期开始就着重遵循的路径，迄今为止没有为西方起源的医学体系所重视。至此我们又想起了那位先驱者——著名的物理学家薛定谔，他率先把物理眼光引向生命科学，把生命问题视为热力学问题，把生命有序性的来源、发展与可持续问题提到了生命科学的日程上。尽管我们在前面的章节中对“秩序基础上的有序”提出异议，但我们的所有思考与感悟都来自前人的引领。倘若薛先生在天有知，他当不会在意我们的异议，因为他从事的是科学，科学是开放的学问，是发展的学问，异议将拓展思维，发展才能使前人的智慧绽放光华。

现在我们知道了，数千年前的中国土地上，也有一批先驱者产生过类似的构想。他们还找到了热力学系统到达无序化后的一条出路——很可能是唯一的出路。于是他们感悟到了如地球生物圈、如人体这样的热力学系统从低度有序到高度有序，从有序到无序，再从无序回返有序的循环往复的规律，把它阐述为阴阳与五行，进而建立了指导临床医学的藏象理论。然而，或者因为战乱，或者由于我们尚未知晓的原因，《内经》建立了藏象理论，确立了指导临床的原则与框架，却没有一部和它平行的药物治疗学书籍流传下来。中医临床诊疗体系是在其后的漫长年代里逐步建立、缓慢发展的，许多情况下依靠临床实践的提醒。而迄今为止，不能确定这一体系已经完备。现有的中医临床体系之上，仍有着云遮雾罩。

当我们用热力学的眼光认识了中医，认识了人体，一扇大门将会打开。我们会来到数千年前先哲们认识世界的原点。古代医学家通过自然界基本规律的分析而意图建立的临床诊疗体系，将会完整建立起来。数千年来经过长期的临床摸索而缓慢形成的“证”的体系将会加快发展而日臻完善。通过人体各层次水平上热力学过程的分析，现代自然科学的发展将为中医所用。而中医学的发展，也将为完整的现代医学的发展开启新的路径。中医不会永远是传统医学，它将成为人类医学的重要组成部分，行驶在现代自然科学的快车道上。

第十一节　藏象章小结

● “藏象”一词《内经》中仅见于六节《藏象论篇》，但其真实含义可从《金匮真言论篇》和《阴阳应象大论篇》得到提示。五脏具有阳中之阳、阳中之阴、阴中之阴、阴中之阳的属性区分，这是自然界阴阳演化在人体的反映，是与“天之阴阳”“相输应”的。自然万物包括人体的各种发展演变过程，都是阴阳演化的具体表现，是“应天之阴阳”的。而阴阳的存在及其作用，也必须通过自然万物包括人体的发展演变而表现出来。这种情况，就是“阴阳应象”。而所应之“象”，是自然界的阴阳演化之象。

●因此，“藏象”的“象”，是自然界阴阳演化之象，是由阴阳演化为阴中之阴、阴中之阳、阳中之阳、阳中之阴，演化为五行、五方、寒暑燥湿风等。人体器官以肾肝心脾肺五脏为代表，与自然界的阴阳演化形成对应，与反映自然界阴阳演化的水木火土金形成对应。因此，藏象是脏腑功能对应的自然界阴阳演化之象，是自然界阴阳五行规律在人体脏腑和各器官功能的表达；藏象学说是从自然界的阴阳演化入手，以阴阳五行学说为指导研究人体生理、病理和诊疗规律的学术体系，涉及《内经》众多篇章的内容。

●五行反映了自然事物由于物质能量的转移、转化而发生的从阴中之阴到阴中之阳到阳中之阳到阳中之阴再回返阴中之阴的发展演化，在此过程中物质、有序、能量与开放、无序、封闭依序展现其突出的性质，是自然事物包括人体热力学演化的基本规律。人体作为由物质与能量构成的、完成连续有序过程的、具有完善边界的热力学系统，必定遵循五行所代表的热力学规律。根据藏象与热力学演化各环节的关联，可以分析确定肾肝心脾肺各自的特征。

●肾是具有阴中之阴本质特征的藏象单元，是五行的水即自然界三对矛盾的物质方面在生命过程的代表。根据阴中之阴的含义和水的物质性特征，肾的存在使人体具有稳定的物质基础，使人体的一切生命活动在稳定的物质基础之上有控制有规律地进行，使人体的物质能量消耗尽可能地减少，人体的物质稳定性尽可能地保持。

●心是具有阳中之阳本质特征的藏象单元，是五行的火即自然界三对矛盾的能量方面在生命过程的代表。根据阳中之阳的含义和火的能量性特征，心的存在使人体具有充足的能量支持和活跃的运动变化能力，得以在有序的物质结构基础上实现有序而活跃的运动变化过程，在整体表现为生命活力的旺盛，即“神”的旺盛。

●肝是具有阴中之阳本质特征的藏象单元，是五行的木即自然界三对矛盾的有序性方面在生命过程的代表。根据阴中之阳的含义和木的有序性特征，肝的存在使人体具有协调有序的结构，具有集中力量和协调统一的能力，使人体得以保持充分的紧张度与敏感性，得以完成高度集中力量的运动，得以产生高度灵敏的感觉。

●肺是具有阳中之阴本质特征的藏象单元，是五行的金即自然界三对矛盾的封闭性方面在生命过程的代表。根据阳中之阴的含义和金的封闭性特征，肺的存在使人体具有完整的表层边界，使人体得以保持充分的独立性和完整性，得以抵御各种外来的侵扰，使人体通过选择性的物质能量交流实现从无序向有序的转化，使生命有序过程得以连续。

●脾是处在阳中之阳的心和阳中之阴的肺之间的藏象单元，是五行的土和自然界三对矛盾中的无序性在人体生命过程的代表。根据土在阴阳演化中所处的环节以及它的无序性特征，脾的存在使人体得以从紧张兴奋状态进入松弛和缓的状态，使人体得到营养补充和休整恢复，为各种有序的功能活动提供后勤保障，为生命有序性构建背景物质能量平台。

●藏象学说把物质运动的基本规律即阴阳五行规律用于分析人体，给解剖所见的肾肝心脾肺注入了新的内涵，使之分别成为水木火土金在生命整体的代表，由此构建了以物质运动基本规律为基础的生命物理模型。藏象的肝心脾肺肾作为这一物理模型中代表某一基本热力学要素的单元，具有了某种抽象或虚拟的性质。生命物理模型的建立，藏象虚拟器官的推出，使古代医学得以在相当程度上摆脱在解剖、生理、生化、病理研究等方面的时代限制，获得了一次跨越发展的机会。

●藏象虚拟器官作为基本热力学要素的代表，它的踪迹是渗透到每一个细胞、每一项功能活动中的。与此同时，基本热力学要素也不可避免地在热力学系统的结构演变中留下印迹。经过长期的进化发展，人体各层次水平上都形成了与基本热力学要素相关的结构、功能区分，都有某个或某些具体的结构着重行使着某一要素的功能。由此形成了藏象虚拟器官与人体各层次水平上具体物质、结构、功能的关系。

●蛋白质是人体最重要的基础物质。蛋白质的正常与稳定是由DNA遗传信息决定的。细胞核是DNA保存、转录、复制的主要的亚细胞结构。干细胞及其微环境在遗传物质的保存中起突出的作用。生殖系统在整体水平上执行生物个体增殖和遗传信息代际传递的功能。性激素、生长激素系列、胰岛素等对生殖系统乃至整体的发育成长老化以及对生命物质的稳定起支持和调控作用。肾脏等器官维持着生命基础物质稳定所需的环境条件。围绕着生命基础物质的稳定和生命功能的稳定，以上物质、结构与藏象的肾形成了最为密切的关联。

●人体有序化过程以DNA遗传信息为起点，通过蛋白质、聚糖和脂质双层等的合成、修饰、输送、装配，建立起有序的结构和功能联系。内质网和高尔基复合体是在此过程中起主要作用的亚细胞结构。细胞骨架和细胞信号转导通路使细胞内和细胞间在形态、结构、运动、运输、通讯等方面形成整体的、有序的联系。肝脏对整体的有序化过程起重要的支持和调控作用。肌肉、肌腱等维系着整体的结构及运动。神经系统使各系统器官形成有序统一。儿茶酚胺激素等参与了整体有序性的支持与调节。围绕生命有序结构的形成和生命整体的有序统一，以上物质、结构与藏象的肝形成了最为密切的关联。

●线粒体是专为生命过程提供能量的亚细胞结构。以心脏为主导的循环系统往全身各器官、组织、细胞输送能量，关联着各器官、组织、细胞乃至整体的存活状况。能量供应的充足、能量代谢的活跃，表现为各器官、组织、细胞功能的活跃，而在整体水平上又集中表现为中枢神经系统功能的活跃，即“神”的活跃。甲状腺对整体的能量代谢和功能活跃起支持和调控作用。围绕人体的能量代谢和功能活跃，以上物质、结构与藏象的心形成了最为密切的关联。

●人体能量代谢自发地朝无序发展。蛋白质等可因老化、损伤等而产生被动的无序化。人体对外来的、自体变异的或不再需要的有序性物质须进行主动的无序化处理。溶酶体和泛素-蛋白酶体是实现主动的无序化处理的专业性亚细胞结构。脾脏是对老化血细胞进行无序化处理的主要器官。消化系统是外来有序性的粉碎机，使外来物质降解为人体可以相容的小分子物质。脂肪储备反映运动减缓和营养增加。糖皮质激素与营养储备增加有密切关联。细胞内液、组织间液和血液对无序化的物质与能量进行容纳与缓冲，构建背景物质能量平台。围绕着人体的无序化过程，围绕旧有序过程的终结和新有序过程的准备，以上物质、结构与藏象的脾形成了最为密切的关联。

●细胞膜作为细胞整体的边界与外界实现选择性的物质能量信息交流，保持细胞的独立性、完整性。肺和皮肤与大气直接接触，参与体温和水的保持与调节。肺还担负了摄取氧气、排出二氧化碳的重要任务。多余热能和二氧化碳的排出是从无序回返有序的重要契机。消化道黏膜担负了营养物质摄入和部分废弃产物排出的任务。泌尿系统担负水、电解质和某些水溶性代谢产物的排出与调节。以上结构与免疫系统一起构成抵御外来侵袭的防线。围绕人体作为热力学系统的独立性和完整性，围绕人体和外界的物质能量交流，以上物质、结构与藏象的肺形成了最为密切的关联。

●人体热力学演化从 DNA 遗传信息和体内基础物质开始（阴中之阴，肾，水），在能量支持下建立并发展有序的结构和功能联系（阴中之阳，肝，木），在此基础上能量释放驱动有序的运动变化，彰显生命活力（阳中之阳，心，火），而后进入自发或主动的无序化过程（阳中之阳，脾，土），废弃的无序化产物经边界排出，人体所需的基础物质和能源物质由边界进入（阳中之阴，肺，金），回到阴中之阴的起点状态，开启新一轮的有序过程，周而复始形成循环。

●以上表明人体生命结构在各层次水平上形成了热力学的分工，分别与特定的藏象器官及其所代表的热力学环节形成最为密切的关联。但这种分工不是一对一的，可有多种生命结构参与同一个热力学环节的构成，而有的生命结构又可能参与了多个热力学环节的构成。而各生命结构在履行自己主要承担的任务、职责之时，又需要有多种生命结构的密切配合，有多种热力学要素的共同参与。与“阴阳之中复有阴阳”相似，在整体和各系统器官内部呈现“肾肝心脾肺之内复有肾肝心脾肺”的情形。

●藏象的肾肝心脾肺分别与人体热力学过程的阴中之阴、阴中之阳、阳中之阳、阳中之阴即水木火土金环节相关联，从各自的环节反映了物质与能量、有序与无序、封闭与开放的发展演化，形成了水生木、木生火、火生土、土生金、金生水的演化顺序与方向。肾与肝、肝与心、心与脾、脾与肺、肺与肾在功能上分别形成协同的关系，而肾与心、肝与脾、心与肺、脾与肾、肺与肝在功能上可形成拮抗的关系，这种关系通过肾肝心脾肺的功能产物——血阴精气阳而影响于中医临床。

●血阴精气阳是肾肝心脾肺功能活动的产物，它们输布全身，成为影响整体或局部功能状态的基本体质因素。血阴精气阳统领着人体基本体质状态的变化，即基本“证”的变化，进而影响到各种致病因素参与下的各种“证”的形成。阐明血阴精气阳改变导致的基本体质改变，建立规范完整的基本体质模型，即基本“证”的模型，是我国医学千百年来在临床实践提醒下逐渐趋近的目标。藏象物理意义的解读，可使我们加快实现目标。

●人体生命过程与物理、化学、生物、社会诸因素密切关联。由于社会历史的原因，中医在化学和生物学角度上没有取得与西方起源的现代医学同样的认识深度，但以自然界物质存在和物质运动的基本规律即基本热力学规律来认识人体的方法为中医所独有，迄今未为西方起源的医学体系所重视。阴阳五行藏象理论为认识人体、发展医学开辟了重要的途径，但在历史上没有充分投射于临床，中医发展很大程度上依靠实践经验。当我们用热力学的眼光认识了中医，认识了人体，中医将成为人类医学的重要组成部分，行驶在现代自然科学的快车道上。

参考文献

[1] 黄帝内经素问 [M]. 北京：人民卫生出版社，1963.

[2] 灵枢经 [M]. 北京：人民卫生出版社，1963.

[3] 李中梓. 内经知要 [M]. 北京：中国中医药出版社，1994.

[4] 孙广仁. 中医基础理论 [M]. 北京：中国中医药出版社，2008.

[5] 杨恬. 细胞生物学 [M]. 北京：人民卫生出版社，2010.

[6] 高英茂，李和. 组织学与胚胎学 [M]. 北京：人民卫生出版社，2010.

[7] 姚泰. 生理学 [M]. 北京：人民卫生出版社，2010.

[8] 贾宏禔，冯作化. 生物化学与分子生物学 [M]. 北京：人民卫生出版社，2010.

[9] 薛定谔. 生命是什么? [M]. 罗来欧，罗辽复，译. 长沙：湖南科学技术出版社，2007.

[10] 西伯斯马. 生物物理学引论 [M]. 沈淑敏，王大成，译. 北京：科学出版社，1979.